TNF－α拮抗剂治疗
类风湿关节炎

主编 李 博 钟 勇 谢 春

上海交通大学出版社

内容提要

　　类风湿关节炎(RA)是临床常见风湿病之一,是一种以侵犯关节滑膜为特征的自身免疫性疾病。肿瘤坏死因子α(TNF-α)是在RA发病中具有重要作用的一种细胞因子,现已研制出多种TNF-α拮抗剂用于RA患者。本书主要包括的内容有TNF-α是如何参与RA发病的,不同TNF-α拮抗剂在RA治疗中的疗效及不良反应,RA患者在感染或其他特殊情况下如何使用TNF-α拮抗剂等。书末附有多个国家关于TNF-α拮抗剂治疗RA的指南,希望通过本书的介绍能更好地帮助临床医生掌握TNF-α拮抗剂在RA中的应用。

图书在版编目(CIP)数据

　　TNF-α拮抗剂治疗类风湿关节炎/李博,钟勇,谢春主编.—上海:
上海交通大学出版社,2017
　　ISBN 978-7-313-14061-6

　　Ⅰ.①T…　Ⅱ.①李…②钟…③谢…　Ⅲ.①类风湿性关节炎-治疗
Ⅳ.①R593.220.5

　　中国版本图书馆CIP数据核字(2017)第022420号

TNF-α拮抗剂治疗类风湿关节炎

主　　编:李　博　钟　勇　谢　春
出版发行:上海交通大学出版社　　　　　　　　地　　址:上海市番禺路951号
邮政编码:200030　　　　　　　　　　　　　　电　　话:021-64071208
出 版 人:郑益慧
印　　制:凤凰数码印务有限公司　　　　　　　经　　销:全国新华书店
开　　本:787mm×1092mm　1/16　　　　　　　印　　张:14.25
字　　数:313千字
版　　次:2017年5月第1版　　　　　　　　　　印　　次:2017年5月第1次印刷
书　　号:ISBN 978-7-313-14061-6/R
定　　价:48.00元

编　委　会

许香广 深圳市龙华新区人民医院

杨　波 深圳市第三人民医院

尹志华 深圳市第四人民医院

詹又佳 深圳市龙华新区人民医院

张丽君 香港大学深圳医院

张　利 深圳市龙华新区人民医院

钟　勇 深圳市龙华新区人民医院

序

很高兴为李博医生等人编写的这本书作序。

世界及中国已经从工业化时代进入了市场经济及消费主义时代。任何国家及经济的健康均取决于其商品对消费者的吸引力。本书中所提及的这些 TNF-α 拮抗剂对世界经济的重要性表现在他们对市场的贡献。举个例子，美国史上销量最好的药物可能是立普妥和波立维。立普妥在 2006 年的销售总额为 136.96 亿美元，波立维在 2011 年的销售总额为 93.18 亿美元。在美国，以上两种药物均被广泛用于预防心血管相关性疾病。对风湿科医生来说，修美乐在 2012 年的销售总额达到了 92.65 亿美元，被福布斯列为销量第三的药物。除此之外，修美乐销售额的逐年递增率也是史上最高的。修美乐在 2013 年的销售额预计将达到 107 亿美元。因此，修美乐被福布斯列为长期以来最好销售的药物之一。

在美国，英夫利昔单抗及依那西普（恩利）在 2011 年的销售总额分别为 67.82 亿美元及 78.30 亿美元。依那西普（恩利）相对来说容易仿制生产。目前中国国内市场已经存在至少 3 种依那西普（恩利）类似产品，每种产品的每月药费均在 6 000～7 000 元，而进口的依那西普（恩利）的每月药费则需要 15 000 元左右。2011 年北京地区居民的月平均收入为 4 762 元，而甘肃地区居民的月平均收入仅为 2 742 元。2012 年中国人均 GDP 为 9 162 美元，在世界排名第 92 位。而美国在 2012 年人均 GDP 为 49 922 美元，在世界排名第 6 位。显而易见，大部分普通中国居民在有病时用不起以上提及的生物制剂。

现在让我们回过头再看看立普妥，立普妥是 2006 年美国销量最好的药品。立普妥通过降低血脂水平。被医生用于防治心血管病。根据学术界的治疗指南，医生在决定是否处方立普妥时，需要知道患者的血脂水平或其他临床资料以计算心血管病发病风险。然而实际情况并非如此。实际上，患者往往根据媒体广告的宣传要求医生处方立普妥。由此可见，一种特定药品是否能够赢得成功的市场决定于其对使用者的吸引力，而不是实际功效。立普妥在中国没有致力于广告宣传，其在中国的销量也远在前十名开外。

在生物制剂时代到来之前，除了非甾体类抗炎镇痛药（NSAIDs）及糖皮质激素之外，常用的治疗类风湿关节炎的药物还有甲氨蝶呤、来氟米特、柳氮磺胺吡啶及氯喹等改善病情的抗风湿药(DMARDs)。近期一项对照试验表明,3 种 DMARDs 联合使用对类风湿关节炎的疗效可以与多数临床试验中的生物制剂媲美。DMARDs 联合治疗的花费则肯定明显少于生物制剂。

由上述事实,我们提出以下这些问题:

(1) TNF－α 拮抗剂对类风湿关节炎的疗效到底如何?

(2) DMARDs 联合治疗对类风湿关节炎的疗效不如 TNF－α 拮抗剂吗?

(3) 以上两种治疗方案的花费/疗效对比孰优孰劣?

(4) 在中国及世界其他地方,除了药物的疗效之外,有没有其他因素影响医生及患者对是否使用该生物制剂的决定?

(5) 医生是否清楚什么是治疗终点、是否知道如何监测疾病的活动度及药物的不良反应? 知道以上问题的答案可以让医生更聪明地使用生物制剂。

以上问题既有社会-经济方面的,也有医学方面的。要回答以上问题,我们不仅要知道生物制剂的研发历史、分子结构、治疗的理论依据、其在随机双盲对照研究中的疗效、生物制剂相互之间的头对头比较、生物制剂与 DMARDs 联合治疗的比较,还要知道学术团体或政府机构有关如何使用上述生物制剂的指南。

以上提及的诸多问题,答案均可在李博医生等人编写的这本书中找到。李博医生是一位富有经验的风湿科医生,在收集、过滤及处理医学信息方面颇有天赋。

祝贺李博医生等人的此书出版。

DAVID YU

医学博士

医学名誉教授

美国加州大学洛杉矶分校

2013－6－22

(李博　译)

PREFACE

It is a pleasure for me to write a preface for Dr. Li Bo on his book on anti-TNF biologics.

The world and more recently China has emerged from an era based on industrialization to one based on market economy and consummerism. The health of the economy in any country and of any industry depends on appeals of their commodities to consummers. Of critical importance to world economies of these anti-TNF biologics is their contribution to the market. Take for example, the biggest selling drug ever is probably Lipitor (Plavix). In 2006, the total sale was USD $13,696 million (1 million = 100 万). Lipitor is closely followed by Plavix with a total sale of USD $9,318 million in 2011. Both drugs are widely used in the U. S. to prevent cardiovascular-related diseases. Significantly, for rheumatologists, the sale of Humira (Abbot) in 2012 is USD $9,265 million, listed by Forbes as the 3rd highest selling drugs. Not only that, its year-on-year increase is the highest ever. The projected sale in 2013 is 10.7 biollion (1 billion = 10 亿). Humira is listed by the Forbes as the best-selling drug of all times.

The sale of Humira is matched to a lesser extent by Remicade with USD $6,782 million in 2011 and Enbrel with USD $7,830 million also in 2011. Enbrel is probably easier to replicate as a biosimilar. At least two different versions of Chinese manufactured biosimilar are marketed in China. Each costs about 6,000 – 7,000 RMB per month, whereas the imported version would be 15,000 RMB per month. The 2011 published average monthly income of a Chinese ranged from 4,672 RMB in Beijing to 2,742 RMB in Gansu. This is reflected by the GDP per capita in China which is $9,162 in 2012, ranking 93rd in the world. The U. S. , also in 2012 ranked 6th with GDP per capita of $49,922. Clearly, these biologics are not affordable for almost all the "average" citizens of China.

Now if we go back to examine the best selling drug in 2006, that is Lipitor. Lipitor is prescribed for prevention of cardiovascular risk by lowering the serum lipids. According to academic guidelines, physicians need to use the serum lipids and other data to caculate the cardiovascular risk for each individual before deciding whether to prescribe Lipitor. This is in practice never carried out. As a matter of fact Lipitor will be demanded by the patients based on heresay and commercials in public media. In other words, whether a particular drug gains a successful market depends a great deal of its appeal to factors other than utility. Lipitor has not attempted to generate any commercials in China, and her sale is clearly not among the top ten of that country.

Before the era of the biologics, the commonly used drugs in RA besides NSAIDs and corticosteroids are methotrexate, leflunomide, sulfasalazine, plaquenil. A very recent controlled study showed that a combination of three of the DMARDs are as useful as the results in most trials with biologics. The combination is certainly much less expensive than biologics.

From all these, we need to ask the following questions:

1. How effective are the anti-TNF biologics?

2. Are combinations of DMARDs much less effective than the anti-TNF biologics?

3. What are the cost-effectiveness of the above two categories?

4. In China and in other parts of the world, what factors other than their therapeutic effects influence physicians to recommend these biologics, and patients to demand for them?

5. Do physicians in China know what are the endpoints of treatment, how to monitor disease activities, monitor for side-effects so that they are using the biologics intelligently?

To answer these questions, which are both social-economic as well as medical, we first need to know the history of these biologics, their structures, their theoretical basis, their usefulness in radomized controlled double blind studies, their head-to-head comparisons, or comparisons with combinations of DMARDs, and the guidelines published either by academic communities or the government on how these biologics should be prescribed.

All these are contained in this book by Li Bo, an experienced rheumatologists, with a talent for gathering information, filtering and managing them, and then presenting them with a convincing coherence.

I would like to congratulate him on this achievement.

David Yu, MD

Emeritus Professor of Medicine

University of California Los Angeles

June 22, 2013.

目 录

类风湿关节炎

类风湿关节炎(rheumatoid arthritis，RA)是临床最常见的风湿病之一，是一种全身性、自身免疫性疾病。RA 以对称性的关节滑膜炎为病理特征，关节滑膜炎反复发作可形成血管翳，导致关节内软骨和软骨下骨的破坏，最后引起关节畸形与功能障碍。RA 患者以女性多发，男女患病比例约1∶3。RA 可发生于任何年龄，以 30～50 岁为发病的高峰。我国大陆地区的 RA 患病率为0.2%～0.4%，低于世界平均水平(0.5%～1%)。

第一节 病因及发病机制

类风湿关节炎是一种与遗传、性激素、环境、细胞、病毒及神经精神状态等因素密切相关的疾病。RA 在某些家族中发病率高于普通人群。在控制了年龄和性别后，如果同卵双生子的一方患有 RA，则另一方患 RA 的相对危险性增加 8 倍，而异卵双胞胎患病的相对危险性仅增加 2～3 倍。有研究发现人类白细胞抗原 HLA - DR4 与 RA 发病有关，HLA - DRB 上的"共享表位"在 RA 的严重性方面具有重要作用。有研究还发现 70% 的 RA 患者中 HLA - DW4 呈阳性。还有研究发现一些细胞因子[重要的有肿瘤坏死因子 α(TNF - α)及白细胞介素-1(IL - 1)等]、炎症介质、趋化因子的基因多态性与 RA 相关。以上均提示遗传因素可能在 RA 发病中起重要作用。研究表明 RA 发病率男女之比为 1∶3，患 RA 的孕妇在妊娠的最后 3 个月 RA 病情会减轻，服避孕药的女性发病减少。有研究发现女性在生殖周期的不同阶段，从月经初潮到绝经期，患 RA 的相对危险性也是不同的。上述表明性激素在 RA 发病中可能起一定作用。尽管还没有一种特殊的暴露因素被确定为 RA 发病的主要致病因素，但大量的环境因素已被证明可能与 RA 的发病有关。寒冷、潮湿、劳累、感染、营养不良、创伤、精神因素等均可成为本病的诱发因素，但多数患者患病前无明显诱因可查。尽管某些饮食可能会减轻 RA 患者的关节炎症表现，例如以鱼油代替植物油，但没有研究显示饮食或食物添加剂是 RA 的潜在病因或预防因素。RA 的发病机制尚未完全明确，但认为 RA 是一种自身免疫性疾病的观点已被普遍承认。具有特定遗传体质者，对外界环境因素、精神及内分泌因素等方面的刺激具有较高的易感性。当外界刺激致病因子被机体内巨噬细胞识别时,便产生 T 细胞激活及一系列免疫介质的释放,因而产生免疫反应,最终使 B 细胞和浆细胞过度激活,产生大量免疫球蛋白和类风湿因子(RF)。免疫复合物形成并沉积在滑膜组织上,可激活补体,产生多种致敏毒素。局部由单核细胞、巨噬细胞产生的因子如白细胞介素 1(IL－1)、肿瘤坏死因子-α(TNF－α)和白三烯等,能刺激多形核白细胞移行进入滑膜。局部产生的前列腺素 E2 的扩血管作用也能促进炎症细胞进入炎症部位,能吞噬免疫复合物及释放溶酶体,包括中性蛋白酶和胶原酶,破坏胶原弹力纤维,使滑膜表面及关节软骨受损。

第二节　病　理　表　现

　　滑膜炎是类风湿关节炎的基本病理改变。滑膜炎急性期表现为滑膜充血、水肿及大量炎症细胞浸润,有时会覆有纤维素样沉积物,关节腔内会有包含中性粒细胞的渗出物积聚。滑膜炎的进一步发展使血管翳形成,其中除增生的成纤维细胞和毛细血管使滑膜绒毛变粗大外,还有淋巴滤泡形成,滑膜细胞也随之增生。血管翳可自关节软骨边缘处的滑膜逐渐向软骨面延伸,被覆于关节软骨面上,一方面阻断软骨和滑液的接触,影响其营养供给,另一方面,血管翳中释放某些水解酶,对关节软骨、软骨下骨、韧带和肌腱中的胶原基质具有侵蚀作用,使关节被破坏,关节功能逐渐丧失。研究还发现,基质金属蛋白酶是 RA 关节破坏的关键介质,而核因子 κB 受体活化因子配体(RANKL)在关节破坏过程中具有重要的调节作用。值得注意的是,先前的研究表明在 RA 的起始阶段,关节滑膜就会表现出明显的异常。但后来的研究发现,无论在临床症状的哪一期,RA 的组织学表现都相似。对早期或晚期 RA 无症状的关节的组织活检也可发现淋巴细胞浸润。上述研究提示,目前利用症状持续时间来定义的早期 RA 实际上已经是一种慢性疾病。因此,如需要对 RA 真正的早期病变进行评价,可能的话应在患者症状出现很早以前就开始评估。重症联合免疫缺陷(SCID)小鼠缺乏具有功能的免疫系统,可用于评价 RA 滑膜炎的生物学特点。TNF－α 是具有多种生物学活性的细胞因子,是 RA 中重要的致炎细胞因子,可在 RA 患者的关节滑液及血清中检出。通过原位杂交及免疫组化方法,研究发现 TNF－α 在 RA 中主要是由滑膜巨噬细胞所产生;动物实验也支持 TNF－α 在炎性关节炎发病中具有重要作用;TNF－α 拮抗剂对 RA 治疗的有效性进一步证实了 TNF－α 在 RA 发病中的重要作用。

　　血管炎是 RA 除关节外所表现的病理基础,可发生在任何组织,累及中、小动脉和/或静脉,急性期用免疫荧光法可见免疫球蛋白及补体沉积于病变的血管壁。血管壁还可有淋巴细胞浸润、纤维素沉着,血管内膜增生可导致血管腔的狭窄或堵塞。类风湿结节是血管炎的一种特殊表现,见于 10%～20% 病例。常在受压或摩擦部位的皮下或骨膜上出现。类风湿结节的中心为纤维素样坏死组织,周围有上皮样细胞浸润,在外则为浸润着单核细胞的纤维肉芽组织。少数患者类风湿结节出现在内脏器官中。

第三节 临床表现

一、起病

有研究表明,部分 RA 患者在关节症状出现之前,血清中类风湿因子(RF)即可呈阳性。RA 的起病在冬天比在夏天多见。

55%～65%的患者通常在几周至几个月内隐袭缓慢起病,最初可能仅表现为无寒战的低热、疲劳、不适、全身疼痛等非特异性症状,之后出现关节表现。除了关节症状外,RA 的早期表现还可能会有受累关节周围的肌肉萎缩,导致患者开门、爬楼梯或进行重复动作时感觉无力。

少数患者还可以表现为在数天内即出现明显发热、关节肿痛及晨僵等症状的急性起病方式。与隐袭起病方式相比,急性起病的患者的全身症状与关节不对称性常表现得更为明显。值得注意的是,老年患者的类风湿关节炎(EORA)更容易急性起病,常以肩关节等大关节受累为首发表现,且多伴有发热、全身不适等症状。对急性发病患者的诊断应注意与感染相鉴别。

二、关节表现

典型的关节表现是受累关节出现关节晨僵、疼痛及肿胀等,受累关节常呈对称性。晨僵多在关节疼痛之前,与静止时炎症组织水肿液的积聚有关,活动可以促进血管及淋巴管吸收渗出的组织液,从而可以使晨僵症状得到缓解。RA 患者中的晨僵现象常至少持续 30 min 以上,以此可以与骨关节炎(OA)相鉴别。有研究表明关节对称性受累可能与关节末梢神经终端释放的神经肽有关,例如 P 物质等。应注意的是,虽然多数患者表现为受累关节对称性,但关节不对称的表现在临床也并不少见。风湿热中的游走性关节炎现象在 RA 中非常少见。

RA 最常受累的关节是掌指关节(MCPJ)、近端指间关节(PIPJ)和腕关节。受累关节在早期表现为肿胀,RA 最典型的表现之一即为 PIPJ 的梭形肿胀。病情的进一步发展可以引起关节畸形。RA 中,最常见关节累及的几种畸形是 MCPJ 的尺侧偏斜、手指的"天鹅颈"样畸形及"纽扣花"样畸形。RA 手部最严重的病变是吸收性关节病,表现为指骨变短,皮肤皱褶增多,手指可以被无痛性的拉长或压缩,出现"望远镜"畸形。除了关节症状外,手指及腕部的腱鞘炎表现在 RA 也很常见。进行手部的握力检查常能发现,RA 早期的手指及腕部被累及,此时患者最常见的表现是无力,伴或不伴疼痛。腕部病变的发展可造成腕关节的关节间隙减少或消失,腕关节被破坏变强直。腕部关节破坏程度可以通过腕-掌比例(C/MC ratio,即腕骨长度与第三掌骨长度的比值)来定量。随着疾病的进展,C/MC 呈线性下降。

使用 MRI 检查可以早期发现腕骨受累。

RA 患者其他关节(例如膝关节、肩关节、踝关节、肘关节、髋关节、颞颌关节及胸锁关节等)的受累较以上 3 处关节相对少见。RA 患者大关节通常在小关节之后出现症状,解剖学的观点认为这与大关节的滑膜与透明软骨的面积较大有关,从而可以使大关节的滑膜炎的无症状时间更长。有研究认为滑膜与软骨的比值最高的关节是 RA 最容易受累的关节。

其他特殊关节的累及还包括:

1. 肩关节

RA 肩关节累及时不仅会影响到盂肱关节的滑膜,还会影响到锁骨远端的 1/3 及肩袖。RA 前外侧肩部软组织的明显肿胀常是由于肩缝下慢性滑膜炎所致,而非盂肱关节的渗出物所引起。肩袖的作用是把肱骨头固定在关节盂内,被累及时可以引起关节向上半脱位。肩袖的病变是 RA 致残的原因之一。在罕见的情况下,肩关节可以断裂,出现类似于手臂静脉回流受阻的症状。RA 肩关节受累时常规的放射学检查显示为远端锁骨的侵蚀、肩关节的破坏及向上半脱位。肩关节腔造影或核磁共振(MRI)检查可以显示有无肩袖撕裂等更多的信息。

2. 肘关节

肘关节累及见于 20%～65% 的 RA 患者,还算是比较常见的。由于肘关节是一个稳定的铰链关节,所以即使是被累及时也很少有严重的疼痛。随着病变的进展,会逐渐出现肘关节伸展受限。由于肘关节部分功能被肩关节所代偿,肘关节伸展受限常不被患者所重视。病情的进一步发展可以造成肘关节的侧方稳定性丧失,引起严重的畸形。

3. 髋关节

与幼年 RA 患者相比,成年 RA 患者早期较少出现髋关节被累及。髋关节累及时常表现为髋部的疼痛及髋关节内旋受限。半数以上的患者会出现放射学改变,例如股骨头囊性变、塌陷或吸收、髋臼变形前突等。

4. 膝关节

RA 膝关节累及时常表现为膝部肿胀及膝关节伸展受限。屈曲畸形的膝关节腔内可以出现大量的渗出物,引起关节腔内压力显著升高,容易形成腘窝囊肿(也叫 Baker 囊肿)。腘窝囊肿可以压迫表浅静脉使之回流受阻,引起静脉曲张和(或)肿胀。腘窝囊肿破裂时液体多流入腓肠肌,少数情况还可以进入大腿前侧,引起液体流入部位的发热、疼痛、肿胀及白细胞升高,B 超或 MRI 检查可以发现腘窝囊肿。

5. 踝关节和足

踝关节累及常见于较严重的 RA,表现为踝部肿胀,进一步发展可以导致关节结构的破坏,出现足内旋和外翻畸形。跟腱累及在 RA 也可出现,最常见的是在跟腱部位出现类风湿结节。但当跟腱出现弥漫性肉芽肿性炎症时,跟腱可发生自发性的断裂。约 1/3 的 RA 患者会出现足部症状。跖趾关节(MTPJ)最常被累及。由于疼痛,患者的行走步态常会因此而发生改变。MTPJ 的累及常会引起跖骨头向下半脱位,造成近端趾间关节的畸形。RA 患者的远端趾间关节一般不被累及。RA 患者足部疼痛的另一原因是跗管综合征所致。

6. 颞颌关节

RA 患者颞颌关节(TMJ)累及比较常见,常表现为张口时疼痛,偶尔会表现为急性疼痛或闭口困难。对 RA 患者进行体格检查时应注意触诊 TMJ 有无压痛,听诊有无摩擦音。通过 CT 或 MRI 检查有时会发现下颌骨的囊肿形成和侵蚀性病变。

7. 脊椎

颈椎的椎间关节累及在 RA 并不少见。与胸锁关节和耻骨联合等非滑膜关节相比,RA 颈部的椎间关节累及时常有骨软骨的破坏,在颈部侧位片上表现为关节间隙狭窄。颈椎的椎间关节累及时,常有颈部明显疼痛的症状,但只要没有颈部肌肉的痉挛,颈部的活动在早期尚不受限。随着病情的进展,可以出现颈椎半脱位。颈椎半脱位时最早和最常见的症状是向枕部放射性痛,其他症状还包括缓慢进展的痉挛性四肢麻痹及椎动脉受压引起的一过性脊髓功能障碍。患者常会出现双手痛觉消失,头部活动时出现双肩和双手麻木。颈椎半脱位多见于手足关节有侵蚀性改变的患者。一旦出现颈髓受压症状,脊髓病损将迅速进展,半数左右患者将在一年内病亡。这部分患者在进行麻醉插管时,需给予颈围以增加颈部的稳定性。RA 患者脊柱的胸、腰及骶段病变很少见。

8. 其他

RA 患者出现环杓关节累及时会引起声音嘶哑、喉痛及吸气困难。因此,对有喉部疾病症状的 RA 患者应行喉镜或 CT 检查。部分 RA 还会累及听小骨引起听力下降。

三、关节外并发症表现

1. 皮肤

RA 最常见的皮肤病变是类风湿结节,见于 $20\%\sim35\%$ 的 RA 患者。类风湿结节为皮下结节,表现为可活动的不定型的软组织包块,亦可为附着于骨膜上的坚硬块状物。早期的类风湿结节不到 4 mm 大小。组织学研究表明,结节的出现是由小动脉病变引起的补体激活和末端血管炎所导致。局部创伤可诱发类风湿结节出现,因此结节的常见部位是受压处,例如鹰嘴突和近端尺骨伸侧。成熟的类风湿结节中央为坏死组织,边缘为呈栅栏状排列的成纤维细胞,最外层形成胶原囊覆盖,并伴有穿透血管的慢性炎性细胞浸润。非常见部位的类风湿结节常不容易诊断。骶骨处的类风湿结节常被误认为是压疮,长期卧床的患者类风湿结节常出现在枕部。其他可能出现的部位还包括声带、心脏、肺部、巩膜、软脑膜及椎体。有类风湿结节的 RA 患者类风湿因子(RF)多呈阳性。在罕见的情况下,类风湿结节也可在无明显关节炎的情况下存在。应注意的是,有临床报道在使用 MTX 治疗 RA 的过程中,有时滑膜炎已被成功控制,但已有的类风湿结节却扩大形成新的结节,可能机制与 MTX 的使用相关。类风湿结节应注意与以下情况相鉴别:①环形肉芽肿。位于皮内,可以缓慢消失,组织学特点同类风湿结节,但与其他疾病没有相关性;②黄瘤病。通常为淡黄色,患者多伴有血浆脂蛋白和胆固醇水平升高,不累及骨骼;③痛风石。多见于痛风患者,用偏振光显微镜可以发现典型的针状结晶;④其他结节。多中心网状组织细胞增多症的结节包含富脂质的巨噬细胞。非性病性梅毒、雅司病和麻风病均有类似结节,临床应注意鉴别。RA 其他的皮肤表现还包括手指的皮肤变薄萎缩、掌侧红斑、雷诺现象、网状青斑、紫癜样皮疹及色素脱失等。

2. 肌肉与骨骼

在活检标本中,RA 患者 II 型肌纤维的萎缩是最常见的。病情活动的患者还会出现肌炎及肌坏死,尤其是滑膜炎较轻而红细胞沉降率过高的患者。在一些 RA 患者的肌肉活检中发现淋巴细胞可以合成分泌 IgM 型 RF。RA 患者常会合并骨量减少或骨质疏松症,尤其是使用了糖皮质激素的患者,因此导致了 RA 患者长骨应力性骨折的发生率较高。腓骨是最常见的骨折部位。对于瘦弱、年老的患者出现急性腿痛,即使是无外伤史,也应注意检查有无应力性骨折发生。

3. 眼

目前认为所有 RA 的眼部症状均可被认为是 RA 的并发症。与 RA 直接相关的是巩膜炎及巩膜外层炎,见于不到 1‰ 的 RA 患者。干燥性角膜结膜炎常是继发性干燥综合征的一种表现。

4. 血液系统

大部分 RA 有轻度的贫血,贫血程度与红细胞沉降率升高和病情活动性一致。RA 贫血的原因有很多,以下几点有助于贫血原因的分析:①缺铁性贫血患者体内促红细胞生成素的水平较高,RA 患者对促红细胞生成素的反应下降;②慢性疾病性贫血患者的血清铁明显升高,并且红细胞沉降率升高和血红蛋白浓度呈反比;③叶酸和维生素 B_{12} 缺乏往往会掩盖缺铁的表现。RA 还常存在嗜酸性粒细胞增多和血小板增多。有研究发现,血小板增多与 RA 关节外表现及疾病活动度明显相关。RA 中有一部分患者的外周血、骨髓及肝脏中大颗粒淋巴细胞数目增加。有研究发现,在大颗粒淋巴细胞综合征的患者中,约 1/3 患者患有 RA。还有部分 RA 患者会出现副蛋白血症(paraproteinemia),即单克隆 γ 球蛋白血症,是 RA 预后不佳的指标,提示 RA 向淋巴瘤或骨髓瘤恶性转化的频率增高。

5. 呼吸系统

RA 的呼吸系统累及至少有 6 种表现形式,即胸膜疾病、间质性肺病、结节性肺病、支气管炎、肺动脉高压及小气道病变。鉴于一些治疗 RA 的药物也能导致肺部病变,例如 MTX、来氟米特及 TNF-α 拮抗剂等,因此在一些病例中,很难区别是与 RA 相关的肺部纤维化,还是因 MTX 等药物导致的肺部毒性反应。

胸膜炎通常在 RA 患者的尸检中发现,而少有临床症状。部分患者表现为胸部疼痛或由于大量渗出物所引起的呼吸困难。值得注意的是,RA 患者由于胸腔渗出液会出现糖降低,因为除此之外,感染是唯一可引起糖降低的情况*。血糖向胸膜转运的机制受损可能是

---

* RA 患者胸腔学出液常表现为糖降低,低浓度的糖应引起注意,因为除此之外,感染(尤其是结核病)是唯一可引起胸腔积液中如此低糖水平的境况。

——引自于《凯利风湿病学》

渗出液中糖降低的原因。

　　间质性肺病出现时,患者起初往往表现为活动后气促,体格检查肺部听诊时可闻及高调、弥散的干啰音,放射学检查双肺呈弥散性网状或网状结节样改变,逐步进展为 X 线片检查呈蜂窝状改变及高分辨率 CT 检查呈特征性的网格状改变。肺功能检查提示气体弥散功能下降。病理发现单核细胞浸润呈现弥漫性纤维化。肺泡支气管灌洗发现,即使是在胸片轻微异常和肺功能正常的患者中,灌洗液中仍有淋巴细胞明显增多。间质性肺病可以持续进展为肺泡支气管炎,进一步发展可致呼吸衰竭直至死亡,但临床上很少见。

　　结节性肺病时的肺部结节可以是单发也可以成簇状聚集。结节可形成腔洞,引起支气管胸膜瘘。若发现较大的肺部结节时可考虑行细针活检,而不用开胸。在一些病例中,RA患者肺部孤立的结节被证实为类风湿结节与支气管肺癌共存。由于矿工工作条件的改善,类风湿尘肺(Caplan 综合征)目前已很罕见。Caplan 综合征是尘肿和 RA 相互协同作用产生明显的成纤维细胞反应伴闭塞性肉芽肿纤维化。

　　RA 患者中肺动脉高压很常见,非创伤性超声心动图提示轻度的肺动脉高压可见于30％以上的 RA 患者,这些患者多数无临床症状。

　　小气道病变表现为最大呼气中期流速和最大呼气流速减少到只有功能肺活量的 50％,有研究发现 RA 中小气道病变很常见,而有的研究未发现 RA 小气道病变。

　　6. 心血管系统

　　RA 心血管系统累及的临床表现形式多样,包括有心包炎、心肌炎、心内膜炎、传导阻滞、冠状动脉炎、肉芽肿性主动脉炎和瓣膜疾病。通过病史和体征很难发现心包炎,而尸检发现 50％的 RA 患者患有心包炎。还有研究显示约 30％的 RA 患者在 B 超下能发现患有心包积液。

　　7. 血管炎

　　RA 血管炎可以表现为肢体远端动脉炎、外周神经病变、皮肤溃疡、内脏动脉炎、皮肤可触及紫癜等,在男性患者中多见,多伴有高滴度的类风湿因子(rheumatoid factor, RF)。系统性类风湿血管炎作为 RA 最严重的并发症,在近十年已很少见,这可能与治疗手段的进步有关。

　　8. 恶性肿瘤

　　有研究发现所有 RA 患者患恶性肿瘤的危险性是增加的,例外的是消化道肿瘤在 RA 患者中发生概率下降。RA 患者发生淋巴瘤和白血病的危险性是正常人的 2～3 倍。

四、实验室及影像学检查

　　RA 患者可有轻至中度贫血,红细胞沉降率(ESR)增快、C 反应蛋白(CRP)和血清 IgG、IgM、IgA 升高,多数患者血清中可出现 RF、抗 CCP 抗体、抗修饰型瓜氨酸化波形蛋白(MCV)抗体、抗 P68 抗体、抗瓜氨酸化纤维蛋白原(ACF)抗体、抗角蛋白抗体(AKA)或抗核周因子(APF)等多种自身抗体。这些实验室检查对 RA 的诊断和预后评估有重要意义。

　　双手、腕关节以及其他受累关节的 X 线片对 RA 的诊断有重要意义。早期 X 线表现为关节周围软组织肿胀及关节附近骨质疏松;随病情进展可出现关节面破坏、关节间隙狭窄、关节融合或脱位。根据关节破坏程度可根据X线改变分为4期(见表1-1)。MRI在显示早期关节病变方面优于X线,近年已越来越多地应用到RA的早期诊断中。MRI可显示关节炎性反应初期出现的滑膜增厚、骨髓水肿和轻度关节面侵蚀,有益于RA的早期诊断。高频超声能清晰显示关节腔、关节滑膜、滑囊、关节腔积液、关节软骨厚度及形态等,彩色多普勒血流显像(CDFI)和彩色多普勒能量图(CDE)能直观地检测关节组织内血流的分布,反映滑膜增生的情况,并具有很高的敏感性。超声检查还可以动态判断关节积液量的多少和距体表的距离,用以指导关节穿刺及治疗。

表1-1　RA的X线分期

Ⅰ期(早期)	1* X线检查无骨质破坏性改变 2　可见骨质疏松
Ⅱ期(中期)	1* X线显示骨质疏松,可有轻度的软骨破坏,伴或不伴有轻度的软骨下骨质破坏 2* 可有关节活动受限,但无关节畸形 3　关节邻近肌肉萎缩 4　有关节外软组织病变,如结节或腱鞘炎
Ⅲ期(严重期)	1* X线显示有骨质疏松伴软骨或骨质破坏 2* 关节畸形,如半脱位、尺侧偏斜或过伸,无纤维性或骨性强直 3　广泛的肌肉萎缩 4　有关节外软组织病变,如结节或腱鞘炎
Ⅳ期(终末期)	1* 纤维性或骨性强直 2　Ⅲ期标准内各条

注:各期标准的必备条件(引自JAMA,1949,140:659-662)。

第四节　诊　断

RA的诊断必须依据详细的病史、体格检查及实验室检查的结果,并排除其他诊断。迄今没有任何一个单一的特征或实验室检查可以确诊RA。目前临床上最常采用的RA诊断标准为美国风湿病学会(ACR)在1987年制定的RA分类标准,如表1-2所示。应注意的是,不应该过早地将自限性滑膜炎诊断为RA,因此诊断标准中需要有至少持续6周滑膜炎的客观证据。但是为了防止关节的不可逆性损害,RA的诊断应该在滑膜炎开始后的2个月内确定或排除。

表1-2　1987年ACR修订的RA分类标准

标准	定　义
1. 晨僵	关节内和关节周围的晨僵在最大改善之前至少持续1 h
2. 3个或更多区域的关节炎	由医生观察到14个关节区[包括(左或右)近端指间关节、掌指关节、腕关节、肘关节、膝关节、踝关节、跖趾关节]至少3个关节区同时有软组织肿胀或积液(不包括骨性肥厚)

（续表）

标准	定义
3. 手关节炎	在近端指间关节、掌指关节、腕关节中至少一个关节区出现肿胀
4. 对称性关节炎	同一区域的关节左右两侧同时受累（近端指间关节、掌指关节或腕关节双侧受累，但非绝对对称）
5. 类风湿结节	由医生观察到的位于骨突、伸肌表面、关节旁的皮下结节
6. 血清类风湿因子	任何方法检查显示血清类风湿因子含量异常，该检查方法在正常人群中的阳性率不超过5%
7. 放射学改变	腕和手指关节出现典型的RA放射性改变，其中必须包括骨侵蚀或肯定的局限性脱钙或受累关节旁的明显脱钙（不包括单纯的骨关节炎改变）

注：满足7条中的4条则可诊断为RA，诊断标准中1～4条必须持续至少6周。

RA的早期诊断已成为临床迫切需要，上述的分类标准不能达到早期诊断的目的，而且分类标准不等于诊断标准。因此后来ACR和欧洲抗风湿病防治联盟（EULAR）联合制定的新的RA分类标准，即患者如果按下列标准评分6分或以上，则可明确诊断为类风湿关节炎。

（1）受累关节：1个中大关节（0分）；2～10个中大关节（1分）；1～3个小关节（2分）；4～10个小关节（3分）；超过10个小关节（5分）。

（2）血清学：RF和抗环瓜氨酸肽（CCP）抗体阴性（0分）；两个测试至少有一项是低滴度阳性。低滴度定义为超过正常上限，但不高于正常值上限3倍（2分）；至少有一个试验高滴度阳性，如滴度超过正常值上限3倍（3分）。

（3）滑膜炎持续时间：少于6周（0分）；6周或更长的时间（1分）。

（4）急性期反应物：C-反应蛋白和红细胞沉降率均正常（0分）；C反应蛋白或红细胞沉降率异常（1分）。新标准除关节压痛和肿胀等常用指标外，纳入了更多的血液学指标，如抗CCP抗体、C反应蛋白和红细胞沉降率，以帮助临床医生在患者关节出现不可逆性破坏前做出早期确诊。新标准发布后，多个国家先后对其进行了验证，结果显示新标准对RA的诊断效力和准确性（以病程2年内患者为著）显著优于旧标准。值得注意的是，临床诊治RA患者应更多地依靠医生的临床经验，而不是所谓的分类标准。对于未满足该标准的患者，亦可以尝试给予积极的治疗。另外，还须对患者的病情进行密切监测，即使首诊时不符合分类标准，但在随访中也可能满足标准而获得确诊。

在诊断RA时，要注意与相关疾病做鉴别。表1-3列出了需进行鉴别的相关疾病。

表1-3　相关疾病与RA鉴别要点

症状或体征	可能诊断
体温超过40℃	成人Still病，细菌性关节炎，系统性红斑狼疮
发热先于关节炎	病毒性关节炎，莱姆病，反应性关节炎，成人Still病，细菌性心内膜炎
游走性关节炎	风湿热，淋球菌血症，淋球菌脑膜炎，病毒性关节炎，系统性红斑狼疮，急性白血病，Whipple病

（续表）

症状或体征	可 能 诊 断
渗出大于疼痛(不成比例)	结核性关节炎,细菌性心内膜炎,炎性肠病,巨细胞动脉炎,莱姆病
疼痛大于渗出(不成比例)	风湿热,家族性地中海热,急性白血病,AIDS
类风湿因子阳性	RA,病毒性关节炎,结核性关节炎,细菌性心内膜炎,系统性红斑狼疮,结节病,系统性血管炎
晨僵	RA,风湿性多肌痛,成人Still病,一些病毒反应性关节炎
对称性的小关节滑膜炎	RA,系统性红斑狼疮,病毒性关节炎
白细胞增高($>15\times10^9$/L)	细菌性关节炎,细菌性心内膜炎,成人Still病,系统性血管炎,急性白血病
白细胞减少	系统性红斑狼疮,病毒性关节炎
反复发作	莱姆病,晶体性关节炎,Whipple病,地中海热,成人Still病,系统性红斑狼疮

第五节 治 疗

　　RA的治疗目前在国内外仍是一个医学难题,迄今为止尚无根治的方法,而且治疗相关的不良反应与疾病一样令人头痛。目前RA治疗的主要目的是:尽快控制病情活动、恢复和维持受累关节与脏器的功能、改善患者生活质量及尽可能使疾病处于长期缓解状态。治疗时应强调早期治疗、联合用药及个体化治疗的原则。目前可供选择的治疗手段主要包括一般治疗、药物治疗及手术等其他一些治疗方法。

一、一般治疗

　　一般治疗主要指的是对患者进行有关RA知识的全面教育。RA患者在刚被确诊后常会有两种截然不同的反应,一种反应是没有认识到RA的严重性而感觉无所谓,没能引起足够的重视;而另一种反应则由于过分担心残疾而出现焦虑或抑郁等心理问题。这两种对疾病的反应都是不对的。众多研究已表明,患者及其家人对疾病的正确认识可以影响到治疗的持续性及最终疗效。因此,医生一定要帮助患者及其家人正确认识RA,使其既要认识到RA是一种反复发作性的自身免疫性疾病,要接受患病事实并做好与之长期斗争的思想准备;也要认识到通过适当的治疗,大部分的RA还是可以控制的,从而使患者及其家人避免背上过重的心理负担,并配合医生做积极的治疗。解决了患者的思想问题,医生还要教会患者及其家人一些战胜RA的生活技巧及注意事项:在疾病活动期间,要多休息,避免情绪应激、劳累及受凉;要保证饮食营养均衡,饮食最好是低脂肪及高维生素,避免在疾病活动期间剧烈运动或过多劳动;在疾病缓解期间,不要太严格限制患者的活动,而应鼓励其适当参与力所能及的锻炼及集体活动。

二、药物治疗

治疗 RA 的常用药物主要包括肾上腺皮质激素(以下简称激素)、非甾体类抗炎镇痛药(NSAIDs)、改善病情抗风湿药(DMARDs)、生物制剂及中药等。

1. 激素

激素能迅速改善关节肿痛和全身症状。在重症 RA 伴有心、肺或神经系统等受累的患者,可给予短效激素,其剂量依病情严重程度而定。针对关节病变,通常为小剂量激素(泼尼松≤7.5 mg/d),仅适用于少数 RA 患者。激素治疗可用于以下几种情况:①伴有血管炎等关节外表现的重症 RA;②不能耐受 NSAIDs 的 RA 患者作为"桥梁"治疗;③其他治疗方法效果不佳的 RA 患者;④伴局部激素治疗指征(如关节腔内注射)。激素治疗 RA 的原则是小剂量、短疗程。使用激素必须同时应用 DMARDs。在激素治疗过程中,应补充钙剂和维生素 D。关节腔注射激素有利于减轻关节炎症状,但过频的关节腔穿刺可能增加感染风险,并可发生类固醇晶体性关节炎。

2. 非甾体类抗炎药(NSAIDs)

NSAIDs 主要通过抑制环氧化酶(COX)的活性以减少前列腺素的合成而具有解热抗炎镇痛的效果,是临床最常用的治疗 RA 的药物。NSAIDs 对减轻关节肿痛与全身症状具有重要作用,其主要不良反应是胃肠道刺激、肝脏及肾脏毒性与心血管不良事件。根据现有的循证医学证据和专家共识,NSAIDs 使用中应注意以下几点:①注重 NSAIDs 的种类、剂量和剂型的个体化;②尽可能用最低有效量、短疗程;③一般先选用一种 NSAID。应用数日至 1 周无明显疗效时应加到足量。如仍然无效则应换用另一种制剂,避免同时服用 2 种或 2 种以上 NSAIDs;④对有消化性溃疡病史者,宜用选择性 COX - 2 抑制剂或其他 NSAID 加质子泵抑制剂;⑤老年人可选用半衰期短或较小剂量的 NSAID;⑥心血管高危人群应谨慎选用 NSAID,如需使用,建议选用对乙酰氨基酚或萘普生;⑦肾功能不全者应慎用 NSAIDs;⑧注意血常规和肝肾功能的定期监测。NSAIDs 的外用制剂(如双氯芬酸二乙胺乳胶剂、酮洛芬凝胶、吡罗昔康贴剂等)以及植物药膏剂等对缓解关节肿痛有一定作用,不良反应较少,应提倡在临床上使用。治疗 RA 的常用 NSAIDs 如表 1 - 4 所示。

表 1 - 4　治疗 RA 的常用 NSAIDs

分　　类		半衰期/h	最大剂量/(mg/d)	每次剂量/mg	服药次数/(次/d)
丙酸类	布洛芬(ibuprofen)	1.8	2 400	400~800	3
	洛索洛芬(loxoprofen)	1.2	180	60	3
	精氨洛芬(ibuprofen arginine)	1.5~2	1.2	0.2	3
	酮洛芬(ketoprofen)	3	200	50	3
	萘普生(naproxen)	13	1 500	250~500	2
苯乙酸类	双氯芬酸(diclofenac)	2	150	25~50	3

（续表）

分　　类		半衰期/h	最大剂量/（mg/d）	每次剂量/mg	服药次数/（次/d）
	吲哚乙酸类（indometacin）	4.5	150	25～50	3
	舒林酸（sulindac）	18	400	200	2
	阿西美辛（acemetacin）	3	180	30～60	3
吡喃羧酸类	依托度酸（etodolac）	7.3	1 200	200～400	3
非酸性类	奈丁美酮（nabumetone）	24	2 000	1 000	1
昔康类	吡罗昔康（piroxicam）	50	20	20	1
	氯诺昔康（lornoxicam）	4	16	8	2
	美洛昔康（meloxicam）	20	15	7.5～15	1
磺酰苯胺类	尼美舒利（nimesulice）	2～5	400	100～200	2
昔布类	塞来昔布（celecoxib）	11	400	100～200	2
	依托考昔（etoricoxib）	22	120	120	1

3. 非生物制剂（DMARDs）

和 NSAIDs 相比，改善病情抗风湿非生物制剂 DMARDs 起效较慢，常需 1～6 个月，因此也被称为慢作用抗风湿药。这类药物不具备抗炎镇痛的效果，但可以延缓或阻止 RA 的病情进展与关节破坏。常用于治疗 RA 的非生物制剂 DMARDs 详见表 1-5。临床上对于 RA 患者应强调早期应用 DMARDs。病情较重、有多关节受累、伴有关节外表现或早期出现关节破坏等预后不良因素者应考虑 2 种或 2 种以上 DMARDs 的联合应用。主要联合用药方法包括：MTX、来氟米特、硫酸羟基氯喹及柳氮磺胺吡啶中任意 2 种或 3 种药物联合使用，亦可考虑环孢素 A、青霉胺等与上述药物联合使用。具体应根据患者的病情及个体情况选择适合的联合用药方法。

表 1-5　常用于治疗 RA 的非生物制剂 DMARDs

药物	起效时间/月	常用剂量/mg	给药途径	毒　性　反　应
甲氨蝶呤	1～2	7.5～20 mg/周	口服、肌内注射、静脉注射	胃肠道症状、口腔炎、皮疹、脱发、骨髓抑制、肝脏毒性、偶有肺间质病变
柳氮磺吡啶	1～2	500～1 000 mg，每日3次	口服	皮疹、胃肠道反应、偶有骨髓抑制。对磺胺过敏者不宜服
来氟米特	1～2	10～20 mg，每日 1 次	口服	腹泻、瘙痒、转氨酶升高、脱发、皮疹
氯喹	2～4	250 mg，每日 1 次	口服	头晕、头痛、皮疹、视网膜毒性、偶有心肌损害，禁用于窦房结功能不全、传到阻滞者
羟氯喹	2～4	200 mg，每日 2 次	口服	偶有皮疹、腹泻、视网膜毒性
金诺芬	4～6	3 mg，每日 2 次	口服	口腔炎、皮疹、腹泻、骨髓抑制、偶有蛋白尿
硫唑嘌呤	2～3	50～150 mg	口服	胃肠道症状、肝功能异常、骨髓抑制
青霉胺	3～6	250～750 mg	口服	皮疹、口腔炎、味觉障碍、蛋白尿

（续表）

药物	起效时间/月	常用剂量/mg	给药途径	毒 性 反 应
环孢素 A	2～4	1～3 mg·kg^{-1}·d^{-1}	口服	胃肠道反应、高血压、肝肾功能损害、齿龈增生及多毛等
环磷酰胺	1～2	1～2 mg·kg^{-1}·d^{-1} 400 mg/2～4 周	口服 静脉注射	恶心、呕吐、骨髓抑制、肝功能损害、脱发、性腺抑制等

4. 生物制剂

可治疗 RA 的生物制剂主要包括 TNF-α 拮抗剂、白细胞介素(IL)-1 拮抗剂、抗 CD20 单抗以及 T 细胞共刺激信号抑制剂等。有关 TNF-α 拮抗剂治疗 RA 的内容详见本书后面的相关章节。阿那白滞素(anakinra)是目前唯一被批准用于治疗 RA 的 IL-1 拮抗剂。推荐剂量为 100 mg/d,皮下注射。其主要不良反应是与剂量相关的注射部位反应及可能增加感染概率等。利妥昔单抗(rituxiaⅢb)的推荐剂量和用法是:第一疗程可先予静脉输注 500～1 000 mg,2 周后重复 1 次。根据病情可在 6～12 个月后接受第 2 个疗程。每次注射利妥昔单抗之前的半小时内先静脉给予适量的甲泼尼龙。利妥昔单抗主要用于 TNF-α 拮抗剂疗效欠佳的活动性 RA。常见的不良反应是输液反应,静脉给予糖皮质激素可使输液反应的发生率和严重度降低。其他不良反应包括高血压、皮疹、瘙痒、发热、恶心、关节痛等,可能增加感染概率。阿巴西普(abatacept)用于治疗病情较重或 TNF-α 拮抗剂反应欠佳的患者。根据患者体质量不同,推荐剂量分别是:500 mg(<60 kg)、750 mg(60～100 kg)、1 000 mg(>100 kg),分别在第 0、2、4 周经静脉给药,每 4 周注射 1 次。主要的不良反应是头痛、恶心,可能增加感染和肿瘤的发生率。目前被普遍接受的做法是,对于中、重度 RA,在患者经济情况允许的条件下,并且没有相关的禁忌证,治疗可首选生物制剂。TNF-α 拮抗剂是目前国内使用最多的治疗 RA 的生物制剂,其疗效与安全性已经得到充分的验证。

5. 植物药制剂

雷公藤对缓解关节肿痛有效,是否减缓关节破坏尚乏研究。一般给予雷公藤多苷 30～60 mg/d,分 3 次,饭后服用,主要不良反应是性腺抑制,导致男性不育和女性闭经,一般不用于生育期患者;其他不良反应包括皮疹、色素沉着、指甲变软、脱发、头痛、纳差、恶心、呕吐、腹痛、腹泻、骨髓抑制、肝酶升高和血肌酐升高等。白芍总苷对减轻关节肿痛有效,常用剂量为 600 mg,每日 2～3 次,其不良反应较少,不良反应主要有腹痛、腹泻、食欲缺乏等。青藤碱可减轻关节肿痛,服用方法为每次 20～60 mg,每日 3 次,主要不良反应有皮肤瘙痒、皮疹和白细胞减少等。

6. 外科治疗

RA 患者经过积极内科正规治疗,病情仍不能控制,为纠正畸形,改善生活质量可考虑手术治疗。但手术并不能根治 RA,故术后仍需药物治疗。常用的手术主要有滑膜切除术、人工关节置换术、关节融合术以及软组织修复术。对于经积极正规的内科治疗仍有明显关节肿胀及滑膜增厚,X线显示关节间隙未消失或无明显狭窄者,为防止关节软骨进一步破坏可考虑滑膜切除术,但术后仍需正规的内科治疗。对于关节畸形明显影响功能,经内科治疗无效,X线显示关节间隙消失或明显狭窄者,可考虑人工关节置换术。该手术可改善患者的日常生活能力,但术前、术后均应有规范的药物治疗以避免复发。随着人工关节置换术的成功应用,近年来,关节融合已很少使用,但对于晚期关节炎患者、关节破坏严重、关节不稳者可行关节融合术。此外,关节融合术还可作为关节置换术失败的挽救手术。RA患者除关节畸形外,关节囊和周围的肌肉、肌腱的萎缩也是造成关节畸形的原因。因此,可通过关节囊剥离术、关节囊切开术、肌腱松解或延长术等改善关节功能。腕管综合征可采用腕横韧带切开减压术。肩、髋关节等处的滑囊炎,如经保守治疗无效,需手术切除。腘窝囊肿偶需手术治疗。类风湿结节较大,有疼痛症状,影响生活时可考虑手术切除。

7. 其他治疗

对于少数经规范用药疗效欠佳,血清中有高滴度自身抗体、免疫球蛋白明显增高者可考虑免疫净化,如血浆置换或免疫吸附等治疗。但临床上应强调严格掌握适应证以及联合应用DMARDs等治疗原则。此外,自体干细胞移植、T细胞疫苗及间充质干细胞治疗对RA的缓解可能有效,但仅适用于少数患者,仍需进一步的临床研究。

第六节　病情活动性评估及缓解标准

1. 病情活动性评估

用于评估RA病情活动性的尝试有很多。最简单的方法就是根据患者的临床症状变化(例如疲劳的程度、晨僵持续的时间、关节肿胀及疼痛的数目等)并结合部分实验室检查结果。其中能反映RA病情活动性的实验室检查包括ESR、CRP、血常规中的血小板及嗜酸粒细胞计数、RF及抗CCP抗体水平等。临床上还可采用DAS28[*]等标准判断病情活动程度,具体定义为DAS28≤2.6为疾病缓解;DAS28＞2.6为病情有活动。此外,RA患者就诊时应对影响其预后的因素进行分析。这些因素包括病程、躯体功能障碍(如HAQ评分)、关节外表现、血清中自身抗体和HLA－DR1/DR4是否阳性,以及早期出现X线提示的骨破坏等。

2. 缓解标准

判断RA的缓解标准有多种。表1－6列出了ACR提出的RA临床缓解的标准,但有活动性血管炎、心包炎、胸膜炎、肌炎和近期因RA所致的体重下降或发热,则不能认为临床缓解。ACR联合EULAR于2010年发布的最新的RA缓解标准定义为:肿胀和压痛关节数不超过1个、CRP≤1 mg/dL及患者评估的疾病总体状况评分不超过1。

---

[*] DAS28评测:类风湿关节炎疾病活动分数计算器。DAS28评分,其中"疾病活动评分"。

表 1-6 ACR 提出的 RA 临床缓解的标准

符合以下 6 项中 5 项或 5 项以上,持续时间至少 2 个月,达到临床缓解
1　晨僵时间低于 15 min
2　无疲劳感
3　无关节疼痛
4　无关节压痛或活动时无关节痛
5　软组织或腱鞘无肿胀
6　ESR(魏氏法)女性<30 mm/h,男性<20 mm/h

注:引自 Arthritis Rheum,1981,24:1308-1315。

第七节　病死率及预后

一、病死率

已有研究发现 RA 患者的预期寿命中位数低于正常人群,男性患者中位寿命缩短约 7年,女性缩短 3 年。有研究前瞻性地观察了 805 例患者 12 年,在研究中发现 RA 患者的生存率只有健康人的 50%,RA 患者病死率的升高非常显著。还有研究发现,具有皮肤溃疡、血管炎性皮疹、神经病变和巩膜炎的 RA 患者的病死率高于病变局限于关节的 RA 患者。其他,有研究报道,感染、胃肠道出血、心血管疾病、肾脏病变和呼吸衰竭是引起 RA 病死率增加的原因。应注意的是,RA 患者心血管病变的增加独立于传统的危险因素,例如性别、年龄、吸烟、糖尿病、高血压、高胆固醇血症和肥胖等。超声检查发现 RA 患者的颈动脉壁和股动脉壁比健康人厚,病情与糖皮质激素的使用无关,而与 RA 的严重性和病程相关。免疫复合物介导的血管内皮损伤、C 反应蛋白(CRP)、炎症细胞因子等被认为可能与 RA 患者动脉粥样硬化的发生有关。目前已经发现相当一部分的 RA 治疗药物会使 RA 患者动脉粥样硬化的形成。一些血管功能不良的患者可以通过在饮食中补充不饱和脂肪酸,早期应用 HMG-COA 还原酶抑制剂,避免使用环孢素 A、减轻体重及戒烟等方法以减少心血管不良事件的发生。

二、影响预后的因素

RA 患者的预后与病程长短、病情程度及治疗有关。有研究发现年轻女性、具有多关节受累、关节外表现重、血清中有高滴度自身抗体和 HLA-DRI/DR4 阳性的 RA 患者预后相对较差,对这部分患者应给予积极的治疗。

(李　博　钟　勇)

参 考 文 献

[1] 中华医学会风湿病学分会. 类风湿关节炎诊断及治疗指南[J]. 中华风湿病学杂志,2010,14(4):265 - 270.

[2] Smolen J S, Landewé R, Breedveld F C, et al. EULAR recommendations for the management of rheumatoid arthritis with synthetic and biological disease-modifying antirheumatic drugs [J]. Ann Rheum Dis, 2010,69(6):964 - 975.

[3] Josef S Smolen, Daniel Aletaha, Johannes W J Bijlsma, et al. Treating rheumatoid arthritis to target: recommendations of an international task force [J]. Ann Rheum Dis, 2010,69(4):631 - 637.

[4] Firestein G. S, Zvaifler N. J. How important are T cells in chronic rheumatoid synovitis? Ⅱ. T cell-independent mechanisms from beginning to end [J]. Arthritis Rheum, 2002,46:298.

[5] Nepom G. T, Byers P, Seyfried C, et al. HLA genes associated with rheumatoid arthritis: Identification of susceptibility alleles using specific oligonucleotide probes [J]. Arthritis Rheum, 1989, 32:15.

[6] Weyand C. M, Hicok K. C, Conn D. L, et al. The influence of HLA-DRB1 genes on disease severity in rheumatoid arthritis [J]. Ann Intern Med, 1992,117:801.

[7] Boki K. A, Drosis A. A, Tzioufas G. A, et al. Examination of HLA-DR4 as a severity marker for rheumatoid arthritis in Greek patients [J]. Ann Rheum Dis, 1993,52:517.

[8] Hameed K, Bowman S, Kondeatis E, et al. The association of HLA-DRB genes and the shared epitope with rheumatoid arthritis in Pakistan [J]. Br J Rheumatol, 1997,36:1184.

[9] Calin A, Elswood J, Klouda P. T. Destructive arthritis, rheumatoid factor, and HLA-DR4: Susceptibility versus severity, a case control study [J]. Arthritis Rheum, 1989,32:1221.

[10] Kirschmann D. A, Duffin K. L, Smith C. E, et al. Naturally processed peptides from rheumatoid arthritis and non-associated HLA-DR alleles [J]. J Immunol, 1995,155:5655.

[11] van der Helm-van Mil A. H, Verpoort K. N, Breedveld F. C, et al. The HLA-DRB1 shared epitope alleles are primarily a risk factor for anti-cyclic citrullinated peptide antibodies and are not an independent risk factor for development of rheumatoid arthritis [J]. Arthritis Rheum, 2006,54:1117.

[12] Jawaheer D, Li W, Graham R. R, et al. Dissecting the genetic complexity of the association between human leukocyte antigens and rheumatoid arthritis [J]. Am J Hum Genet, 2002,71:585.

[13] Kang C. P, Lee K. W, Yoo D. H, et al. The influence of a polymorphism at position - 857 of the tumour necrosis factor alpha gene on clinical response to etanercept therapy in rheumatoid arthritis [J]. Rheumatology (Oxf), 2005,44:547.

[14] Rodriguez M. R, Nunez-Roldan A, Aguilar F, et al. Association of the CTLA4 3 -′ untranslated region polymorphism with the susceptibility to rheumatoid arthritis [J]. Hum Immunol, 2002,63:76.

[15] Suzuki A, Yamada R, Chang X, et al. Functional haplotypes of PADI4, encoding citrullinating enzyme peptidylarginine deiminase 4, are associated with rheumatoid arthritis [J]. Nat Genet, 2003, 34:395.

[16] Barton A, Bowes J, Eyre S, et al. A functional haplotype of the PADI4 gene associated with rheumatoid arthritis in a Japanese population is not associated in a United Kingdom population [J]. Arthritis Rheum, 2004,50:1117.

[17] Begovich A. B, Carlton V. E, Honigberg L. A, et al. A missense single-nucleotide polymorphism in a gene encoding a protein tyrosine phosphatase (PTPN22) is associated with rheumatoid arthritis [J]. Am J Hum Genet, 2004,75:330.

[18] Lang T. J. Estrogen as an immunomodulator [J]. Clin Immunol, 2004,113:224.

[19] Yan Z, Lambert N. C, Ostensen M, et al. Prospective study of fetal DNA in serum and disease activity during pregnancy in women with inflammatory arthritis [J]. Arthritis Rheum, 2006,54:2069.

[20] Nelson J. L, Hughes K. A, Smith A. G, et al. Maternal-fetal disparity in HLA class Ⅱ alloantigens and the pregnancy-induced amelioration of rheumatoid arthritis [J]. N Engl J Med, 1993,329:466.

[21] Brennan P, Barrett J, Fiddler M, et al. Maternal-fetal HLA incompatibility and the course of inflammatory arthritis during pregnancy [J]. J Rheumatol, 2000,27:2843.

[22] Linn-Rasker S. P, van der Helm-van Mil A. H, van Gaalen F. A, et al. Smoking is a risk factor for anti-CCP antibodies only in rheumatoid arthritis patients who carry HLA-DRB1 shared epitope alleles [J]. Ann Rheum Dis, 2006,65:366.

[23] Doran M. F, Pond G. R, Crowson C. S, et al. Trends in incidence and mortality in rheumatoid arthritis in Rochester, Minnesota, over a forty-year period [J]. Arthritis Rheum, 2002,46:625.

[24] Doran M. F, Pond G. R, Crowson C. S, et al. Trends in incidence and mortality in rheumatoid arthritis in Rochester, Minnesota, over a forty-year period [J]. Arthritis Rheum, 2002,46:625 -631.

[25] Wong J. B, Ramey D. R, Singh G. Long-term morbidity, mortality and economics of rheumatoid arthritis [J]. Arthritis Rheum, 2001,44:2746 - 2749.

[26] van Aken J, van Dongen H, le Cessie S, et al. Comparison of long term outcome of patients with rheumatoid arthritis presenting with undifferentiated arthritis or with rheumatoid arthritis: An observational cohort study [J]. Ann Rheum Dis, 2006,65:20 - 25.

[27] van der Helm-van Mil A. H, Verpoort K. N, le Cessie S, et al. The HLA-DRB1 shared epitope alleles differ in the interaction with smoking and predisposition to antibodies to cyclic citrullinated peptide [J]. Arthritis Rheum, 2007,56:425 - 432.

[28] Nell V. P, Machold K. P, Stamm T. A, et al. Autoantibody profiling as early diagnostic and prognostic tool for rheumatoid arthritis [J]. Ann Rheum Dis, 2005,64:1731 - 1736.

[29] Maldonado I, Eid H, Rodriguez G. R, et al. Rheumatoid nodulosis: Is it a different subset of rheumatoid arthritis? [J]. J Clin Rheumatol, 2003,9:296 - 395.

[30] Pascual V, Allantaz F, Arce E, et al. Role of interleukin-1 (IL-1) in the pathogenesis of systemic onset juvenile idiopathic arthritis and clinical response to IL-1 blockade [J]. J Exp Med, 2005,201: 1479 - 1486.

[31] Jacobsson L. T, Turesson C, Nilsson J. A, et al. Treatment with TNF-blockers and mortality risk in patients with rheumatoid arthritis [J]. Ann Rheum Dis, 2007,66:670 - 675.

[32] Genovese M. C, Bathon J. M, Martin R. W, et al. Etanercept versus methotrexate in patients with early rheumatoid arthritis: Two-year radiographic and clinical outcomes [J]. Arthritis Rheum, 2002, 46:1443 - 1450.

[33] Lipsky P. E, van der Heijde D. M, St Clair E. W, et al. Infliximab and methotrexate in the treatment of rheumatoid arthritis: Anti-tumor necrosis factor trial in rheumatoid arthritis with concomitant therapy study group [J]. N Engl J Med, 2000,343:1594 - 1602.

[34] Kremer J. M, Genovese M. C, Cannon G. W, et al. Concomitant leflunomide therapy in patients with active rheumatoid arthritis despite stable doses of methotrexate: A randomized, double-blind, placebo-controlled trial [J]. Ann Intern Med, 2002,137:726 - 733.

[35] St Clair E. W, van der Heijde D. M, Smolen J. S, et al. Active-controlled study of patients receiving infliximab for the treatment of rheumatoid arthritis of early onset study group: Combination of infliximab and methotrexate therapy for early rheumatoid arthritis: A randomized, controlled trial [J]. Arthritis Rheum, 2004,50:3432 - 3443.

[36] O'Dell J. R, Elliott J. R, Mallek J. A, et al. Treatment of early seropositive rheumatoid arthritis: Doxycycline plus methotrexate versus methotrexate alone [J]. Arthritis Rheum, 2006. 54:621 - 627.

[37] Lehman A. J, Esdaile J. M, Klinkhoff A. V. METGO Study Group, et al: A 48-week, randomized double-blind, double-observer, placebo-controlled multicenter trial of combination methotrexate and intramuscular gold therapy in rheumatoid arthritis: Results of the METGO study [J]. Arthritis Rheum, 2005,52:1360 - 1370.

［38］ Cohen S. B, Emery P, Greenwald M. W, et al. Rituximab for rheumatoid arthritis refractory to anti-tumor necrosis factor therapy: Results of a multicenter, randomized, double-blind, placebo-controlled, phase Ⅲ trial evaluating primary efficacy and safety at twenty-four weeks ［J］. Arthritis Rheum，2006,54:2793－2806.

［39］ Aletaha D, Smolen J. The Simplified Disease Activity Index (SDAI) and the Clinical Disease Activity Index (CDAI): A review of their usefulness and validity in rheumatoid arthritis ［J］. Clin Exp Rheumatol，2005,23:S100－S108.

［40］ Puolakka K, Kautiainen H, Mottonen T. FIN-RACo Trial Group, et al. Early suppression of disease activity is essential for maintenance of work capacity in patients with recent-onset rheumatoid arthritis: Five-year experiencee from the FIN-FACo trial ［J］. Arthritis Rheum，2005,52:36－41.

［41］ Quinn M. A, Conaghan P. G, O'Connor P. J, et al. Very early treatment with infliximab in addition to methotrexate in early, poor-prognosis rheumatoid arthritis reduces magnetic resonance imaging evidence of synovitis and damage, with sustained benefit after infliximab withdrawal: Results from a twelve-month randomized double-blind, placebo-controlled trial ［J］. Arthritis Rheum，2005,52:27－35.

［42］ Smolen J. S, Van Der Heijde D. M, St Clair E. W. Active-Controlled Study of Patients Receiving Infliximab for the Treatment of Rheumatoid Arthritis of Early Onset (ASPIRE) Study Group, et al. Predictors of joint damage in patients with early rheumatoid arthritis treated with high-dose methotrexate with or without concomitant infliximab: Results from the ASPIRE trial ［J］. Arthritis Rheum，2006,54:702－710.

［43］ Turesson C, Jacobsson L. T, Sturfelt G, et al. Rheumatoid factor and antibodies to cyclic citrullinated peptides are associated with severe extra-articular manifestations in rheumatoid arthritis ［J］. Ann Rheum Dis，2007,66:59－64.

［44］ Dohn U. M, Ejbjerg B. J, Court-Payen M, et al. Are bone erosions detected by magnetic resonance imaging and ultrasonography true erosions? A comparison with computed tomography in rheumatoid arhritis ［J］. Arthritis Res Ther，2006,8:R110.

第二章

细胞因子与类风湿关节炎

第一节 概 述

机体内存在着 3 种主要的细胞外信号系统,可以使多细胞生物体成为一个多器官协同作用、快速对外界环境进行反应的整体。神经系统携带神经传递素在前行的路上作用于带有相对应受体的细胞。内分泌系统通过血液循环将特定分泌细胞产生的激素远距离运送到靶细胞上。神经系统和内分泌系统与其靶器官的联系相对来说范围较广,距离较长。相反,免疫和炎症系统中细胞之间的信息通信则包含着一系列的短距离蛋白介质,也就是细胞因子。细胞因子由机体内多种细胞分泌,大部分由血细胞分泌产生,在分泌细胞和靶细胞之间以数个细胞直径的距离弥散。第一个细胞因子最早在 20 世纪 80 年代被命名,目前已知有150 多个细胞因子,大约还有 150 个细胞因子有待于进一步确认。

广义的细胞因子包括一些与经典分泌型细胞因子密切同源的细胞表面分子(如与分泌型三聚 LTα 相关的膜三聚 LTαβ),当然还包括一些已知的分子如白细胞介素、干扰素、单核因子、淋巴因子和集落刺激与生长因子。

许多细胞因子是根据其功能命名。例如主要的炎症细胞因子有白细胞介素-1(IL-1)、肿瘤坏死因子 α(tumour necrosis factor α, TNF-α)、干扰素 γ(interferon γ, IFN-γ)和 IL-6。重要的抗炎细胞因子有 IL-4、IL-10 和转化生长因子 β(transforming growth factor β, TGF-β)。造血过程中重要的集落刺激因子包括粒细胞巨噬细胞集落刺激因子(granulocyte-macrophage colony stimulating factor, GM-CSF)和巨噬细胞集落刺激因子(macrophage colony stimulating factor, M-CSF)。GM-CSF 和 M-CSF 也是重要的炎性细胞因子,这一类细胞因子对不同类型的细胞有不同的作用。化学因子是一类最大的细胞因子家族,蛋白分子量小,约 10 kDa,在募集白细胞到不同的炎性和免疫部位发挥着重要的作用。

与激素和生长因子不同,炎性细胞因子的一个关键特征是它们不是持续产生的,而是在受到外界不同压力时才分泌,比如说细菌或病毒感染和紫外线照射。炎性细胞因子可以在数小时内有序地分泌,TNF-α 最快分泌,1 小时内就会产生,IL-1 和 IL-6 在数小时内产生。在脂多糖刺激的小鼠模型中,发现阻断 TNF-α 可以减少 IL-1 和 IL-6 的血清水平,说明这是细胞因子的级联效应,TNF-α 可以参与其他细胞因子的产生。

第二节　细胞因子与类风湿关节炎

细胞因子能在 pg 或 ng 水平发挥效应是因为有高亲和力的细胞因子受体的存在。一般来说,细胞因子受体是多链复合体,可以通过与细胞因子结合传递细胞间信号。许多受体的细胞因子结合链(比如 TNF 受体,IL-6 受体,IFN-γ 受体)还可以从细胞表面剪切下来,释放细胞外结合片段,从而形成可溶性细胞因子抑制剂。细胞因子受体激活通常涉及配体诱导受体交联,然后受体从细胞表面脱离,从而使细胞的能力被激发。

随着细胞因子 cDNA 的克隆,这些蛋白单体形式的表达,很明显地看出促炎性细胞因子比如 IL-1 和 TNF-α 可以诱导产生急性炎性疾病如类风湿关节炎等的许多临床特征。因此,许多实验室对类风湿关节炎中的细胞因子的表达和调控感兴趣,并进行了深入研究。

在 20 世纪 80 年代,基于免疫学历史和与自身免疫疾病(比如 RA)相关的 HLA Ⅱ类分子的作用,有学者提出了 CD4$^+$T 细胞在 RA 的发病机制中起着主要作用的观念。CD4$^+$T 细胞被认为可以启动疾病过程,这也被一系列治疗性动物试验成功证实。这些动物试验应用了各种各样不同的抗体,包括抗 CD4,抗 TCR,抗 IL-2R 和抗 MHC Ⅱ类分子。然而将溶解的抗 CD4 单抗用于 RA 的数个临床型试验没能成功,虽然它们也使血中 CD4$^+$T 细胞计数很低,甚至在终止治疗后数年里依旧保持较低计数。随后这些结果被复制,用不同的抗 CD4 单抗,只有很少例外,有些非溶解性抗 CD4 单抗可以看到有一定的效果。最终,没有一种抗 CD4 单抗完成了临床试验。

Feldmann 等在 20 世纪 80 年代早期就试图解释在许多人类自身免疫性疾病中与抗原提呈到 CD4$^+$T 细胞有关的 HLA Ⅱ类分子上调的现象。在一些疾病中(如 Grave's 自身免疫性甲亢)上调的 MHC Ⅱ类分子甚至延伸到一些在正常情况下不表达 MHC Ⅱ类分子的细胞上,如胸腺上皮细胞。在 RA,内皮细胞和纤维细胞 HLA Ⅱ类分子表达阳性,可以作为抗原提呈能力增强的证据。当时知道的能上调 MHC Ⅱ类分子表达的唯一信号就是细胞因子,如 IFN-γ。因此推测细胞因子表达和抗原提呈功能增强在自身免疫疾病的发病机制中很重要。这就提示研究人员要寻找在 RA 的发病过程中哪种细胞因子可能很重要,从而可以成为治疗靶标。

细胞因子 cDNA 克隆使得很多新检测方法出现,可以用来检测细胞因子是否在类风湿性滑膜中表达。这些方法包括 Northern 杂交,缝隙杂交和原位杂交检测细胞因子 mRNA。而检测细胞因子蛋白表达,可以用抗重组和纯化细胞因子的单克隆和多克隆抗体采用 ELISA 和免疫组织化学的方法检测。当这些实验在 20 世纪 80 年代中期启用时,只有一小部分细胞因子已经定义下来了,如干扰素,IL-1,IL-2,TNF-α,LT-α,因此当时认为这项工程很快就能完成。然而,定义的细胞因子数量惊人地增长,已经有 150 种了。甚至细胞因子的定义也改变了。细胞因子最开始定义为分泌型蛋白,直到后来发现细胞因子有膜型和分泌型两种形式。例如,TNF - α 可以通过 TNF - α 转化酶(TACE)从细胞表面脱落下来,TACE 还可以裂解 TNF - α 的受体。其他 TNF 超家族成员(根据其保守序列定义)如 CD40 配体(CD154)更多地表现为膜蛋白形式。

应用许多不同的技术在活动性类风湿关节炎的滑膜组织中可以检测到大部分已知的细胞因子。而最少检测到的细胞因子之一就是 IL - 4,IL - 4 已知在 Th2 T 细胞的发育中起着重要的作用,这就可以解释 RA 是向 Th1 倾斜的。很多研究发现,许多细胞因子在 RA 滑膜中都有过度表达的现象,意味着任何一个细胞因子作为好的治疗靶标不是那么容易的。

RA 关节滑膜产生的细胞因子有一定程度的一致性,在几乎所有病例中大多数促炎性细胞因子都存在,不管是早期病例通过针刺活检的还是晚期病例通过关节置换的关节滑膜样本。然而,在不同的样本中,不同的细胞因子在量上有显著的不同。还有另外重要的一点是,在疾病过程中随机获取的绝大多数样本都可以检测到促炎性细胞因子,而正常情况下,这些细胞因子只是短暂表达。对这样一致的表达现象最简单的假说就是不像正常组织,在 RA 关节滑膜组织中促炎性细胞因子是持续产生的。为了检测这个可能性,收集类风湿关节炎患者的滑膜组织的所有细胞进行短期培养,在没有外来刺激的情况下检测上清液中细胞因子的产生。

RA 滑膜组织由复杂混合的细胞组成,包括约 30% 的淋巴细胞,30%～40% 的巨噬细胞和 10% 的纤维细胞,还有内皮细胞,浆细胞,B 淋巴细胞和树突状细胞。RA 滑膜培养研究了很多年。然而,在大多数早期研究中,为了简单化,常常是黏附性细胞(主要是纤维细胞)传代 3～4 次后才检测。这个程序有一优点就是简单化,只分析 1 种细胞类型—滑膜细胞。但正如上面所说的,类风湿滑膜纤维细胞在 RA 活动期只代表一小部分滑膜组织上的细胞,被分离培养就有可能表现出与细胞混合在一起时不一样的特性。在缺乏免疫和炎性细胞环境中研究的 RA 滑膜纤维细胞并不能反映体内的真实状态,因此,建立了一个培养体系,培养的细胞包含全部或大多数存在于 RA 滑膜组织中的细胞。

解离的 RA 滑膜组织细胞在培养基中很快就重新聚集起来,这可能是因为有许多高水平的黏附因子和化学因子的表达。同时,可以在细胞培养液中检测出自发表达的许多细胞因子,细胞因子抑制子和基质金属蛋白酶,与体内 RA 滑膜表达的模式一致。这些因子在培养 6～7 天内持续产生,而后随着淋巴细胞丢失,细胞成分有显著改变,细胞因子的产生发生变化。由 RA 滑膜组织细胞自发产生细胞因子的培养体系提供了一个很有用的研究 RA 发病中细胞因子产生机制的体外模型。

在体外细胞培养中,巨噬细胞/单核细胞只要受少量 LPS(脂多糖)刺激就可很快产生促炎性细胞因子如 TNF - α 和 IL - 1。因此,也可以推测在滑膜培养(含有巨噬细胞和单核细胞)中检测到的促炎性细胞因子可能不能反映体内真实状态,而是混合细胞分离过程中的人工仿制品,尤其是可能受体普遍存在的 LPS 的污染。而这种可能性可以通过检测活检或手术取出来的快速冷冻标本的细胞因子的表达而被排除,在这个过程中,滑膜从体内取出还没有足够的时间让细胞因子在体外能产生。应用免疫组织化学和原位杂交技术都证实在滑膜组织有细胞因子和细胞因子受体表达,特别是在滑膜内层大量表达。

研究表明滑液中的蛋白能破坏关节的软骨和骨组织。Fell 和 Jubb 称这种蛋白为"降解产物",已被 Saklatvala 纯化出来并发现与 IL－1 一样。后续研究首次发现在 RA 滑膜上 IL－1α 和 IL－1β mRNA 高水平表达。而且,不像正常血细胞被 LPS 诱导产生的 mRNA 水平,在 RA 滑膜细胞培养中,IL－1α 和 IL－1β mRNA 的高水平表达可以维持 5～7 天。滑膜细胞培养还可以产生 IL－1 蛋白,可以用胸腺细胞增殖实验检测到 IL－1 的高水平的生物活性。

RA 滑膜含有许多介质可以诱导 IL－1 的产生,包括 TNF－α, LT－α, GM-CSF,免疫复合物和 IFN－γ。阐明 IL－1 的调控机制又是一个难题。最简单的方法就是应用抗体去阻断各种介质的活性来检验涉及 IL－1 产生的因素。很惊讶的是,将抗 TNF－α 抗体加入培养液中可以完成阻断 IL－1 的生物活性。相反,对照组骨关节炎滑膜只产生少量生物活性的 IL－1,而且不会被抗 TNF－α 抗体阻断。同样,应用抗 TNF－α 抗体发现 TNF－α 能诱导 RA 滑膜组织产生很多种其他的促炎性细胞因子,包括 GM-CSF, IL－6 和 IL－8。

IL－1 和 TNF－α 有着相似的生物学特性,在许多实验中已证实它们有协同作用。那么,在滑膜培养中,阻断 IL－1 是否和阻断 TNF－α 一样对其他促炎性细胞因子有影响呢? IL－1 有两种异构体 IL－1α 和 IL－1β,它们都是通过相同的受体 IL－1RI 传递信号。IL－1 受体拮抗剂(IL－1Ra)竞争性阻断 IL－1 受体,可以用来评价 IL－1 阻断效应。结果发现阻断 IL－1,其下游细胞因子如 IL－6 和 IL－8 的产生会减少,而 TNF－α 的产生不会减少。这就证实 TNF－α 在炎症级联效应中是在 IL－1 的上游调控的。在小鼠和人体系统体内和体外激发后得到的 TNF－α 产生的比其他因子更早出现的动力学表现支持这一观点。

TNF－α 依赖的细胞因子也在其他实验系统中报道。例如,小鼠注射 LPS 后,血清中 TNF－α 出现比 IL－1 和 IL－6 早,用抗 TNF－α 抗体治疗后可以降低血清中 IL－1 和 IL－6 的水平,与 TNF－α 依赖的促炎性细胞因子级联效应同步。

很明显,在 RA 发病过程中,TNF－α 是 IL－1 重要的诱导因子,但由 IL－1 介导或者由 TNF－α 和 IL－1 协同作用介导的 RA 的病理过程还不是很清楚。Kollias 和他同事建立了一种 TNF－α 过表达的转基因小鼠(人 β 球蛋白基因 3' 端未翻译区替换 3'AU 富集区导致的失控),这种转基因小鼠可以发展成破坏性的多关节炎,与 RA 相似,有时还有内脏和皮肤炎症。正如预期一样,用抗人 TNF－α 抗体可以阻止 huTNF－α 转基因小鼠发生多关节炎。而且,用阻断 IL－1 受体 I 型的多克隆抗体也可以起到保护作用,这就支持这样一种观点:就是 huTNF－α 转基因小鼠的 TNF－α 的效应是通过 IL－1 介导或 IL－1/TNF－α 协同介导的。

细胞因子系统中既有促炎症又有抑制炎症的成分,而在 RA 中可能就缺乏炎症抑制因子的表达。但是,事实并非如此,在 RA 滑膜组织中也有许多炎症抑制因子显著上调,包括 IL－10、IL－11、可溶性 TNF 受体、IL－1Ra 和 TGF－β。这些炎症抑制因子在培养上清液中高浓度存在,更重要的是,中和这些因子可以导致促炎症介质如 IL－1 和 TNF－α 的升高;这就提示:在 RA 中各种细胞因子表达失衡时,促炎性细胞因子明显多于炎症抑制因子从而导致慢性炎症的发生。

如果将 TNF-α 阻断是否对炎症抑制因子的产生有影响?研究证实确实如此,TNF-α 阻断导致 IL-10、可溶性 TNF 受体、IL-1Ra 的减少。提示 TNF-α 能同时调控促炎和炎症抑制介质的表达,TNF-α 阻断的不良反应就是有可能降低内源性的自我平衡能力。

阻断 TNF-α 可以影响许多细胞因子的产生这个事实引发这样一个观点——TNF-α 依赖的细胞因子级联效应。提示 TNF-α 可能是一个治疗靶点,尽管不排除在 RA 滑膜的慢性炎症中还有其他的重要成分在起作用。其他重要的相互作用包括直接的细胞与细胞之间接触介导的信号通路,比如 T 细胞和巨噬细胞之间,T 细胞和抗原提呈树突状细胞之间,T 细胞和纤维细胞之间,巨噬细胞和纤维细胞之间。而且,TNF-α 阻断的结果并不排除其他细胞因子如 IL-1、IL-17、IL-18、IL-12、VEGF 及其他可能的细胞因子在 RA 中的重要作用。

Ⅱ型胶原是关节透明软骨含量最丰富的蛋白,注射弗氏完全抗原乳化的Ⅱ型胶原可以通过诱发 B 和 T 细胞反应使易感动物发生多关节炎。DBA/1 小鼠诱导出来的胶原性关节炎的发病过程与人类 RA 发病过程相似,包括在关节滑膜/骨/软骨侵蚀部位的定位。

胶原诱导的关节炎被广泛作为实验性治疗干预模型,Feldmann 研究团队也利用此模型来评价 TNF-α 阻断的效应。利用抗鼠 TNF-α 单抗来评价 TNF-α 阻断是否可以在疾病初发时改善关节进展。实验证明如此,抗 TNF-α 治疗可以减轻疾病严重度,其效应呈剂量依赖性,每周 2 次用量 50 μg 无效,当用量达到 300 μg 或 500 μg 可以控制疾病严重度。对已做治疗的小鼠关节炎标本进行组织病理分析发现治疗过的关节细胞浸润明显减少,关节破坏也减少。而且软骨细胞的凋亡也减少,软骨表面没那么粗糙,在软骨/骨/滑膜连接处侵蚀也不多。

这些结果与其他研究小组的结果一致。Thorbecke 等和 Piguet 等也进行了类似的研究,也证明了 TNF-α 阻断可治疗胶原诱导性关节炎。其他关节炎模型也有类似的结果,同时还发现过表达 huTNF-α 的转基因小鼠可自发地出现关节炎。1991 年 3 个独立的实验让人们确信利用抗 TNF-α 抗体治疗那些严重的、药物治疗控制不佳的 RA 患者的合理性。

对严重活动性难治性的 RA 患者进行抗 TNF-α 抗体的临床实验很成功。英夫利昔单抗(Infliximab),一种嵌合型的抗 TNF-α 单抗(商品名 Remicade,Centocor/J and J/Schering Plough),Celltech's 人源化的抗 TNF-α 抗体,CDP571 和 Abbott's 人源性抗 TNF-α 抗体,Humira 都被证实有效。相似地,基于 TNF 受体的抑制子,如 p75TNF 受体-Fc 融合蛋白 Etanercept(商品名 Enbrel),Roche's p55 TNF 受体 Fc 融合蛋白 lenercept 和 Amgen's p55 TNF 受体也被证实有效。所有这些 TNF-α 拮抗剂已被临床证实可以控制炎症,保护关节,与临床前试验结果一致。

1992 年,长达 10 年的英夫利昔单抗成功治疗活动性和难治性 RA 的试验一经报道,即掀起了安慰剂对照试验验证 TNF-α 对 RA 治疗的重要性的一阵风暴。随后,相关的慢性炎性疾病诸如青少年类风湿关节炎,克罗恩(Crohn's disease,CD)病,银屑病关节炎和强直性脊柱炎也被证实用抗 TNF－α 抗体治疗有效。

抗 TNF－α 抗体治疗的发展过程：首先基于实验室的发现，然后提出理论概念，最终成为一个已验证有效的治疗模式，这是一个很好的实例，对于一种新治疗手段的合理发展来说，了解分子机制是很重要的一环。然而，抗 TNF－α 抗体治疗不是一种根治手段。很遗憾的是，研究病因学的分子原理（例如疾病的病因）比研究发病机制更困难。因此，研究的长期目标就是更深入地了解病因和发病机制，最终达到治愈的目的，接着就是预防疾病的发生。

（白晓苏　谢　春）

参 考 文 献

[1] Astry B, Harberts E, Moudgil K. D. A cytokine-centric view of the pathogenesis and treatment of autoimmune arthritis [J]. Interferon Cytokine Res, 2011,31:927 - 940.

[2] Locksley R M, Killeen N, Lenardo M. J. The TNF and TNF receptor superfamilies: Integrating mammalian biology [J]. Cell, 2001,104:487 - 501.

[3] Williams R O. Paradoxical effects of tumour necrosis factor-α in adjuvant-induced arthritis [J]. Arthritis Res. Ther. 2008,10:113.

[4] Venkatesha S H, Dudics S, Acharya B, et al. Cytokine-modulating strategies and newer cytokine targets for arthritis therapy [J]. Int J Mol Sci. 2014,16(1):887 - 906.

[5] Clark I A. How TNF was recognized as a key mechanism of disease [J]. Cytokine Growth Factor Rev, 2007,18:335 - 343.

[6] Braun Andrea, Takemura Seisuke, Vallejo Abbe N, et al. Lymphotoxin [beta]-Mediated Stimulation of Synoviocytes in Rheumatoid Arthritis [J]. Arthritis & Rheumatism, 2004,50(7):2140 - 2150.

[7] Zhang Chao, Zhao Meng-Qin, Liu, et al. Association of lymphotoxin alpha polymorphism with systemic lupus erythematosus and rheumatoid arthritis: a meta-analysis [J]. International Journal of Rheumatic Diseases, 2015,18(4):398 - 407.

[8] Coulthard L R, Geiler J, Mathews R J, et al. Differential effects of infliximab on absolute circulating blood leucocyte counts of innate immune cells in early and late rheumatoid arthritis patients [J]. Clin Exp Immunol, 2012,170(1):36 - 46.

[9] Chovel-Sella A, Karplus R, Sella T, et al. Clinical efficacy and adverse effects of golimumab in the treatment of rheumatoid arthritis [J]. Isr Med Assoc J, 2012,14(6):390 - 394.

[10] Aaltonen K J, Virkki L M, Malmivaara A, et al. Systematic review and meta-analysis of the efficacy and safety of existing TNF blocking agents in treatment of rheumatoid arthritis. PLoS One, 2012,7(1): e30275.

[11] Thompson A E, Rieder S W, Pope J E. Tumor necrosis factor therapy and the risk of serious infection and malignancy in patients with early rheumatoid arthritis: a meta-analysis of randomized controlled trials [J]. Arthritis Rheum, 2011,63(6):1479 - 1485.

[12] Cañete J D, Albaladejo C, Hernández M V, Clinical significance of high levels of soluble tumour necrosis factor-α receptor-2 produced by alternative splicing in rheumatoid arthritis: a longitudinal prospective cohort study [J]. Rheumatology (Oxford), 2011,50(4):721 - 728.

[13] van der Heijde D, Breedveld F C, Kavanaugh A, et al. Disease activity, physical function, and radiographic progression after longterm therapy with adalimumab plus methotrexate: 5-year results of PREMIER [J]. J Rheumatol, 2010,37(11):2237 - 2246.

[14] Kremer J, Ritchlin C, Mendelsohn A, et al. Golimumab, a new human anti-tumor necrosis factor alpha antibody, administered intravenously in patients with active rheumatoid arthritis: Forty-eight-

week efficacy and safety results of a phase Ⅲ randomized, double-blind, placebo-controlled study [J]. Arthritis Rheum, 2010,62(4):917 - 928.

[15] Bejarano V, Quinn M, Conaghan P G, et al. Effect of the early use of the anti-tumor necrosis factor adalimumab on the prevention of job loss in patients with early rheumatoid arthritis [J]. Arthritis Rheum, 2008,59(10):1467 - 1474.

[16] Alonso-Ruiz A, Pijoan J I, Ansuategui E, et al. Tumor necrosis factor alpha drugs in rheumatoid arthritis: systematic review and metaanalysis of efficacy and safety [J]. BMC Musculoskelet Disord, 2008,9(3):252 - 262.

[17] Wolfe F, Michaud K. The effect of methotrexate and anti-tumor necrosis factor therapy on the risk of lymphoma in rheumatoid arthritis in 19,562 patients during 89,710 person-years of observation [J]. Arthritis Rheum, 2007,56(5):1433 - 1439.

[18] Emery P, Sebba A, Huizinga T W. Biologic and oral disease-modifying antirheumatic drug monotherapy in rheumatoid arthritis [J]. Ann Rheum Dis, 2013,72(12):1897 - 1904.

[19] Bae S C, Gun S C, Mok C C, et al. Improved health outcomes with etanercept versus usual DMARD therapy in an Asian population with established rheumatoid arthritis [J]. BMC Musculoskelet Disord, 2013,(1):1 - 8.

第三章

TNF‑α 拮抗剂发展史

第一节 概 述

在过去的 30 年里,细胞因子的复杂网络及其在炎症性疾病发病机制中的作用的阐明对自身免疫性疾病的靶向生物治疗进展起到了关键的促进作用。生物制剂的应用使针对慢性炎症性疾病,如类风湿关节炎(RA),克罗恩病及银屑病等的治疗药物有了很大的变革。

19 世纪 80—90 年代期间的细胞和分子水平的研究表明,免疫细胞(如 T 淋巴细胞、巨噬细胞)和通常不被认为参与免疫应答的细胞(如角质形成细胞、成纤维细胞)在免疫应答过程中,产生一系列广谱的细胞因子。细胞因子是小分子糖蛋白或小分子多肽,作为细胞内信号分子,在宿主防御、组织生长、修复和肿瘤调控等一系列进程中发挥作用。由于每一种细胞因子都可以以自分泌和旁分泌的方式调控自身和其他细胞因子的表达,炎症反应常通过瀑布式信号事件介导被放大,因此,这一过程必须经过紧密调控。其中一个例子是前炎性因子白介素-1 和干扰素-γ 的共同产生,同时增强了炎症反应和抗炎症因子 IL-1 受体拮抗剂,IL-4 的作用,以限制前炎性反应的时间和强度,维持动态平衡。

尽管许多慢性炎症性疾病的原因尚不明晰,大部分是以细胞因子网络的失调为特征的,通常导致前炎性细胞因子过量产生,打破前炎性细胞和抗炎细胞因子之间的平衡。细胞因子网络中最重要的是肿瘤坏死因子-α(TNF‑α),后者通过促进其他前炎性因子的合成在炎症应答中作为主要启动者。自 19 世纪 80 年代 TNF‑α 被克隆以来,它的生物化学和生物特性已被深入研究。这些研究表明,人 TNF‑α 是一种 26 kDa 的膜蛋白,主要由单核细胞/巨噬细胞产生,随后其细胞内区域被 TNF‑α 转化酶(TACE)切割,以释放成熟的 17 kDa 的可溶性 TNF 单体。TNF‑α 的活性形式是一与其广泛存在的同源受体 TNFRs(p55 和 p75)结合的同型三聚体。TNFRs 也能被 TACE 切割以产生可溶性的 TNFRs,后者为 TNF 活性的调控因子。

TNF‑α 最开始被认为兼具两种特性,在体内导致肿瘤出血坏死,在体外显示抗肿瘤活性,现称为程序性细胞死亡或凋亡。正因为 TNF－α 能在一些癌性或转化的细胞系诱导凋亡,TNF－α 被认为是肿瘤治疗的潜在药物。但人们逐渐认识到它的抗肿瘤活性微不足道,在某些恶性疾病的研究中 TNF－α 对患者并无益处,并增加了严重不良反应的发生率。随着 TNF－α 和同源基因 LT－α(也称为 TNF－β)被克隆,以及 TNF 的其余 19 种配体和包括 TNF 相关的凋亡诱导配体 TRAIL 在内的 29 种 TNFRs 被发现,人们认识到 TNF 家族成员在许多细胞过程中有多效性作用,包括程序性细胞死亡(或凋亡),炎症和血管形成。一些成员,如 TRAIL,是肿瘤细胞毒性的强诱导因子,但对正常组织没有毒性,表明这些细胞因子对肿瘤治疗可能优于 TNF－α。

后来认为,肿瘤坏死因子的命名可能并不恰当,因为 TNF－α 在免疫中的作用并非初发肿瘤的免疫监督,而是炎性反应的早期和主要策划者。基于这一理解,重组的 TNF－α 在临床试验中被证实极具毒性就不足为怪了。这一细胞因子的应用很可能导致免疫系统超速运作,类似于休克。很快人们就清晰地认识到 TNF－α 生成增多可以驱动自身免疫疾病的慢性炎症,而抑制 TNF－α 的生成可能对治疗有价值。这一想法被研究进一步证实,多种感染和炎症性疾病以及脓毒综合征相关的其他免疫疾病和获得性免疫缺陷综合征(AIDS)的组织或血浆中 TNF－α 水平升高。TNF－α 的临床研究随即转向炎症性和自身免疫性疾病。在本章中,将阐述对两种不同类别的 TNF－α 拮抗剂包括全人源,可溶性 p75 TNF－α 受体[Enbrel(Etanercept)]和两种 TNF－α 单克隆抗体[Remicade(Infliximab)和 Humira(Adalimumab)]的发展历史。然而,不能孤立地看待 TNF－α 拮抗剂的发展,必须把它作为一种抗细胞因子治疗手段这一更大的背景下来看待。而抗细胞因子治疗的不同策略,亦是抗-TNF 治疗成功的结果。

第二节　早期的实验研究

鉴于 TNF－α 在细胞因子级别中的突出地位,靶向 TNF－α 成为治疗炎症性疾病的合理选择。然而,TNF－α 仅是包括 IL－1 和 IL－6 在内的众多细胞因子之一,在疾病组织表达显著升高。而且,细胞因子过剩使人们开始怀疑阻断一种细胞因子是否会产生任何生物效应。经过长期的深入研究,TNF－α 最终演变成治疗靶点并为 TNF－α 拮抗剂用于治疗炎症性疾病的发现奠定基础。

TNF－α 可能作为一个好的治疗靶点的最初线索来源于一些观察研究:①在炎症应答过程中,TNF－α 是巨噬细胞最早产生的细胞因子;②TNF－α 是包括 IL－1 在内的其他细胞因子的主要诱导因子。IL－1 也参与了 RA 的发病机制,这一理论强有力地表明,TNF－α 对理解 RA 的分子病理非常关键。可溶形式 TNFRs 的发现和克隆对 TNF 抑制在 RA 这一类病理性环境的临床价值的探索而言及时而重要。

模拟人类 RA 的啮齿目动物模型为 TNF－α 拮抗剂的前景提供了强有力的证据。完全弗氏佐剂中甲基化的小牛血清白蛋白(mBSA)免疫的 Lewis 大鼠与 mBSA 抗衡在膝关节诱发抗原诱导关节炎。相似的，在遗传易感 DBA－1 家族小鼠中诱发的胶原蛋白Ⅱ关节炎与人类 RA 共享许多组织病理特征，在疾病过程中均有高水平 TNF－α。在这些模型中，外源性注射 TNF－α 使疾病恶化。在 Lewis 大鼠和 CIA 小鼠中注入通过可溶性单聚体或二聚体形式的 TNF－α 受体 Fc 融合蛋白构建的 TNF－α 阻抗剂，可以降低关节炎的程度和严重性以及关节部位的细胞浸润。其中二聚体形式的 TNF－α 阻抗剂效应显著。

TNFRs 在炎症应答中的重要性随后在转基因小鼠中得以证实。过表达修饰的人类 TNF－α 转基因的遗传改建的小鼠自发产生 RA 样病损，继而导致进展性的炎症，细胞增生和骨侵蚀。滑膜 TNF、IL－1 和 IL－6 表达水平升高。另外，仅表达一种细胞相关形式能抵抗 TACE 进程的 TNF－α 转基因小鼠也自发产生 RA 样表型。当这些小鼠回交杂种为 TNFRp55 或 p75 家族敲除小鼠，关节炎的严重性下降，表明 TNF 受体对增强疾病活动性起重要作用。

在小鼠和大鼠模型中抑制炎症应答，减轻关节炎体征和症状的可溶性 TNFR Fc 融合蛋白的成功，表明了抑制单——个前炎性细胞因子如 TNF－α，就可以阻断一个复杂的细胞因子网络失调的发生，是炎症性疾病的有用的治疗选择。这一理论为抗 TNF 治疗在人类 RA 和其他炎症性疾病中的发展提供了动力。很快，直接靶向 TNF－α 的单克隆抗体随之也产生了，在关节小鼠模型中对减低关节炎严重性也有相似作用。

第三节　阻断 TNF－α 的不同方法

一系列研究表明，可以通过不同方法阻断 TNF 通路，如阻断 TNF－α mRNA 合成（通过磷酸二酯酶、前列腺素类化合物，反应停或反义寡核苷酸），翻译后加工（通过 TACE 和其他金属蛋白酶抑制剂），或通过阻断 TNF－α 活化的其他受体（通过单克隆抗体或可溶性受体）。后者被证实是治疗中重度 RA、银屑病关节炎和中重度银屑病的有效而安全的手段。

尽管 TNF 抑制剂可溶性受体和单克隆抗体都能改变在 RA 和炎症性疾病中保持炎症应答的细胞因子瀑布，它们在产生以及作用机制都有着本质区别。目前，3 种 TNF 抑制剂被批准用于人类：英夫利昔单抗（Infliximab）、阿达木单抗（Aadalimumab）和依那西普（Etanercept）。

一、单克隆抗体

英夫利昔单抗是一种嵌合的抗人 TNF－α IgG1 κ 抗体，与鼠源的抗人 TNF－α 抗体的可变区域相联结。它从杂种瘤细胞获得，它的产生基于单克隆抗体在关节炎小鼠模型的成功。它同时与可溶性及膜结合的 TNF－α 相合，能介导补体依赖的对 TNF 表达细胞的杀伤。然而，英夫利昔单抗会诱发中和人抗嵌合抗体（HACA）的产生，进而降低它的疗效。因此，英夫利昔单抗必须与能抑制 HACA 产生的甲氨蝶呤同时使用。

阿达木单抗是一种全人源 IgG 的抗 TNF－α 单克隆抗体,最初通过噬菌体伸展产生,潜在免疫源性低于英夫利昔单抗。但是,在体外阿达木单抗,同时与可溶性及膜结合的 TNF－α 结合,作为一种抗体,当补体存在时,它能导致 TNF 表达细胞表面的细胞溶解。像英夫利昔单抗一样,阿达木单抗也是由杂种瘤细胞产生。在一部分接受这些抗 TNF－α 治疗的患者中观察到针对英夫利昔单抗和阿达木单抗的中和抗体,后者可能与疗效降低有关。

二、可溶性受体

如前所述,啮齿目动物模型表明了可溶性形式的 TNFR 能够抑制 TNF－α 介导的关节病变。依那西普是一种人 p75TNF－α 受体细胞外部分针对 IgG1 的 Fc 片段设计的二聚体,从中国仓鼠卵巢(CHO)的哺乳细胞产生。Smith 和他的同事们证实这一基因通过人肺成纤维细胞方库筛选直接表达编码人 p75 受体。由于配体是三聚体,这些研究者们假设最佳的 TNF 抑制剂应该以二价形式,如 TNFR Fc 融合蛋白这种形式存在。这一重要设计较单聚体而言,增加了亲和力和血半衰期。

依那西普同时与 TNF－α 和淋巴毒素 α 结合,后者是 TNF 细胞因子家族相关成员,也能通过 TNFRs 激活炎性通路。依那西普不会导致中和抗体形成,不会介导抗体依赖的细胞溶解。尽管所有的抗 TNF 试剂抑制 TNF 通路,每一抑制剂的作用机制可能彼此迥异。例如,英夫利昔单抗治疗克罗恩病有效,但依那西普对这一适应证治疗效果不明显。这些治疗方法的差别还体现在依那西普和单克隆抗体感染率的差异上。这些差异也可以解释为什么当使用一种抗 TNF－α 单克隆抗体治疗失败的患者转为用依那西普治疗仍有显著临床疗效,反之也一样。

第四节　细胞因子阻断剂的生物手段

TNF 拮抗剂治疗炎症性疾病的成功促进了其他抗细胞因子治疗的发展。和免疫抑制剂以及其他传统治疗通过意外发现不同,阻断细胞因子信号通路试剂,如 TNF－α 拮抗剂,是基于对免疫介导的炎症性疾病的病理生理的理解发展的,代表了一种推理的治疗手段。然而,由于在多种疾病组织炎症过程中上调的细胞因子过多,确定靶向为哪一个细胞因子或细胞因子受体面临很大的难题。靶向细胞因子阻断剂的免疫治疗的生物手段很大程度上集中于疾病特异性的细胞因子。目前有不同的策略,大部分以阻止细胞因子-受体信号活化为目标,包括可溶性受体、免疫调节细胞因子、受体拮抗剂及单克隆抗体的使用。

一、可溶性受体

理论上,针对特异性细胞因子的高亲和力可溶性受体能够用于竞争性结合细胞因子和使其从内源性受体分离。这一方法在治疗 TNF 介导的慢性疾病中应用最为成功。TNF－α 的研究证明，在生理条件下，TNFRs 在体液中仅以极低的浓度存在，并作为 TNF－α 信号的抑制剂。鉴于可溶性 TNFRs 的内在抑制特性，它的过量产生会被早期识别，能被用作治疗的潜在形式。因此，人们开始测试研究具有 TNF－α 高亲和力的 p75 和 p55TNFR Fc 融合蛋白。依那西普首先在脓毒症患者临床试验评估，但未被证实有治疗效果。然而，从那时开始，依那西普被成功地用于治疗一些风湿和皮肤疾病，包括中重度 RA、幼年型 RA、强直性脊柱炎和银屑病关节炎。一种 p55TNFR，lenercept，在动物模型中有效，但在 RA 患者治疗中无临床疗效，无效可能是由于 lenercept 在体内的免疫原性。

其他的可溶性受体，如 IL－4R 和 IL－5R，目前正在尝试用于治疗哮喘和过敏性气道高反应性，而可溶性 IFN－γR 正被发展用于治疗自身免疫性糖尿病患者。

二、免疫调节细胞因子

在炎症性疾病中，前炎症细胞因子的过量产生可以在抗炎症细胞因子（如 IL－10、IL－11 和 IFN－β）的存在下使炎症持续。因此，抗炎症细胞因子的过量产生，负性调控前炎症应答，可能维持这两类细胞因子的平衡。在临床试验中，IL－1 的应用与安慰剂相比，在 RA 患者中无效。然而，重组人 IL－10 和 IL－11 治疗可改善银屑病患者皮肤疾病。重组 IFN－γ 治疗连续异位性皮炎 2 年以上有效。另外，重组 IFN－β 使用使多发性硬化（MS）发病频率显著降低，是这一适应证的目前的标准治疗。

三、受体拮抗剂

受体拮抗剂是一类负性调控细胞因子信号活性的天然物质。其中研究最深入的是 IL－1 受体拮抗剂（IL－1Ra），附着于 IL－1R 并阻断与 IL－1 的结合。基于动物研究和 RA 滑膜细胞的研究，与 TNF－α 相似，IL－1 参与 RA 的发病机制和病理。实际上，IL－1 和 TNF－α 被认为共享生物作用，能够相互诱导产生。尽管两者之间功能可能有重叠，IL－1 注射于小鼠，较 TNF－α 而言，可刺激蛋白多糖，是骨和软骨降解的强诱导剂，显示出更强的作用。因此，IL－1 和 IL－1Ra 之间的平衡对 RA 患者很重要。

在 RA 关节，内源性 IL－1Ra 不足以对抗过量产生的 IL－1。在小鼠模型中，重组 IL－1Ra 应用显示出很强的中和 IL－1α 和 IL－1β，以及合成蛋白多糖的作用。这些研究表明，抗 IL－1 治疗值得引起关注，导致了 anakinra（Kineret），一种重组非糖基化 IL－1Ra 的发展，被批准用于 RA 的治疗。

四、细胞因子或受体的单克隆抗体

至今为止，缘于它们针对靶点的高特异性，单克隆抗体是最广泛使用的抗细胞因子治疗形式。尽管单克隆抗体靶向细胞因子或受体阻断信号活性均可行,但目前大部分治疗都倾向于靶向细胞因子。直接导向 IL-4、IL-5、IL-6、IL-10 和 IFN-α 的单克隆抗体正在被发展用于大范围炎症性疾病系列的不同临床阶段,包括 RA,哮喘和系统性红斑狼疮(SLE)。有前景的 RA 靶点还包括 IL-15 和 IL-18,这些应用治疗尚处于早期发展阶段。

与可溶性 TNF-α 非常相似,基于单克隆抗体的靶向 TNF-α 相似,也显示出临床疗效。英夫利昔单抗被批准用于中重度 RA、强直性脊柱炎、银屑病关节炎和克罗恩病的治疗。阿达目单抗是最近被批准用于治疗中重度 RA 的 TNF 拮抗剂。

五、小结

抗细胞因子治疗自身免疫性疾病的进展预示着自身免疫性疾病治疗新纪元的到来。从 TNF 拮抗剂的发展中获取的经验为其他抗细胞因子治疗自身免疫性疾病的发展铺好道路,其他抗细胞因子治疗自身免疫性疾病目前正处于临床试验的不同阶段。TNF 拮抗剂治疗一些炎症性疾病的成功加深我们对这些疾病潜在的病理机制的理解,并使我们对中重度 RA 和银屑病这些疾病的长期缓解和控制的潜能充满期望。正因为这些进展,抗 TNF-α 治疗,目前在其他慢性疾病,包括充血性心力衰竭、血管炎、白塞病、肝炎和皮肌炎患者中应用被深入研究。

(黄进贤　刘志梅)

参 考 文 献

[1] Andreakos E T, Foxwell B M, Brennan F M, et al. Cytokines and anti-cytokine biologicals in autoimmunity: present and future [J]. Cytokine Growth Factor Rev, 2002, Aug-Oct, 13(4-5): 299-313.

[2] Feldmann M, Maini R N. Anti-TNF alpha therapy of rheumatoid arthritis: what have we learned? [J] Annu Rev Immunol, 2001,19:163-196.

[3] Feldmann M, Maini R N. Discovery of TNF-alpha as a therapeutic target in rheumatoid arthritis: preclinical and clinical studies [J]. Joint Bone Spine, 2002, Jan, 69(1):12-18.

[4] Borish L C, Steinke J W. 2. Cytokines and chemokines [J]. J Allergy Clin Immunol, 2003, Feb, 111 (2 Suppl):S460-475.

[5] van den Berg W B. Anti-cytokine therapy in chronic destructive arthritis [J]. Arthritis Res, 2001,3 (1):18-26.

[6] Aggarwal B B, Aiyer R A, Pennica D, et al. Human tumour necrosis factors: structure and receptor interactions [J]. Ciba Found Symp, 1987,131:39-51.

[7] Haranaka K, Carswell E A, Williamson B D, et al. Purification, characterization, and antitumor activity of nonrecombinant mouse tumor necrosis factor [J]. Proc Natl Acad Sci U S A. 1986 Jun, 83 (11):3949-3953.

[8] Pennica D, Hayflick J S, Bringman T S, Palladino M A, Goeddel D V. Cloning and expression in Escherichia coli of the cDNA for murine tumor necrosis factor [J]. Proc Natl Acad Sci U S A, 1985, Sep, 82(18):6060-6064.

［9］ Kriegler M, Perez C, DeFay K, Albert I, Lu S D. A novel form of TNF/cachectin is a cell surface cytotoxic transmembrane protein: ramifications for the complex physiology of TNF ［J］. Cell, 1988, Apr 8,53(1):45 - 53.

［10］ Moss M L, Jin S L, Milla M E, et al. Cloning of a disintegrin metalloproteinase that processes precursor tumour-necrosis factor-alpha ［J］. Nature, 1997, Feb 20,385(6618):733 - 736.

［11］ Olsson I, Lantz M, Nilsson E, et al. Isolation and characterization of a tumor necrosis factor binding protein from urine ［J］. Eur J Haematol, 1989, Mar, 42(3):270 - 275.

［12］ Seckinger P, Isaaz S, Dayer J M. A human inhibitor of tumor necrosis factor alpha ［J］. J Exp Med, 1988, Apr 1,167(4):1511 - 1516.

［13］ Heim M E, Siegmund R, Illiger H J, et al. Tumor necrosis factor in advanced colorectal cancer: a phase II study. A trial of the phase I/II study group of the Association for Medical Oncology of the German Cancer Society ［J］. Onkologie, 1990, Dec, 13(6):444 - 447.

［14］ Lenk H, Tanneberger S, Müller U, Ebert J, Shiga T. Phase II clinical trial of high-dose recombinant human tumor necrosis factor ［J］. Cancer Chemother Pharmacol, 1989,24(6):391 - 392.

［15］ Locksley R M, Killeen N, Lenardo M J. The TNF and TNF receptor superfamilies: integrating mammalian biology ［J］. Cell, 2001, Feb 23,104(4):487 - 501.

［16］ Smith C A, Farrah T, Goodwin R G. The TNF receptor superfamily of cellular and viral proteins: activation, costimulation, and death ［J］. Cell, 1994, Mar 25,76(6):959 - 962.

［17］ Wiley S R, Schooley K, Smolak P J, Din W S, et al. Identification and characterization of a new member of the TNF family that induces apoptosis ［J］. Immunity, 1995, Dec, 3(6):673 - 682.

［18］ Folks T M, Clouse K A, Justement J, et al. Tumor necrosis factor alpha induces expression of human immunodeficiency virus in a chronically infected T-cell clone ［J］. Proc Natl Acad Sci U S A. 1989 Apr, 86(7):2365 - 2368.

［19］ Tracey K J, Fong Y, Hesse D G, et al. Anti-cachectin/TNF monoclonal antibodies prevent septic shock during lethal bacteraemia ［J］. Nature, 1987, Dec 17 - 23,330(6149):662 - 664.

［20］ Kaushansky K, Broudy V C, Harlan J M, Adamson J W. Tumor necrosis factor-alpha and tumor necrosis factor-beta (lymphotoxin) stimulate the production of granulocyte-macrophage colony-stimulating factor, macrophage colony-stimulating factor, and IL - 1 in vivo ［J］. J Immunol, 1988, Nov 15,141(10):3410 - 3415.

［21］ Smith C A, Davis T, Anderson D, Solam L, et al. A receptor for tumor necrosis factor defines an unusual family of cellular and viral proteins ［J］. Science, 1990, May 25;248(4958):1019 - 1023.

［22］ soluble cytokine receptors as potential therapeutic antagonists.

［23］ Butler D M, Malfait A M, Mason L J, et al. DBA/1 mice expressing the human TNF - alpha transgene develop a severe, erosive arthritis: characterization of the cytokine cascade and cellular composition ［J］. J Immunol, 1997, Sep 15,159(6):2867 - 2876.

［24］ Alexopoulou L, Pasparakis M, Kollias G. A murine transmembrane tumor necrosis factor (TNF) transgene induces arthritis by cooperative p55/p75 TNF receptor signaling ［J］. Eur J Immunol, 1997, Oct, 27(10):2588 - 2592.

［25］ Piguet P F, Grau G E, Vesin C, et al. Evolution of collagen arthritis in mice is arrested by treatment with anti-tumour necrosis factor (TNF) antibody or a recombinant soluble TNF receptor ［J］. Immunology, 1992, Dec, 77(4):510 - 514.

［26］ Thorbecke G J, Shah R, Leu C H, et al. Involvement of endogenous tumor necrosis factor alpha and transforming growth factor beta during induction of collagen type II arthritis in mice ［J］. Proc Natl Acad Sci U S A, 1992, Aug 15,89(16):7375 - 7379.

［27］ Williams R O, Feldmann M, Maini R N. Anti-tumor necrosis factor ameliorates joint disease in murine collagen-induced arthritis ［J］. Proc Natl Acad Sci U S A, 1992, Oct 15,89(20):9784 - 9788.

［28］ Semmler J, Wachtel H, Endres S. The specific type IV phosphodiesterase inhibitor rolipram suppresses tumor necrosis factor-alpha production by human mononuclear cells [J]. Int J Immunopharmacol, 1993, Apr, 15(3):409 - 413.

[29] Sinha B, Semmler J, Eisenhut T, Eigler A, Endres S. Enhanced tumor necrosis factor suppression and cyclic adenosine monophosphate accumulation by combination of phosphodiesterase inhibitors and prostanoids [J]. Eur J Immunol, 1995, Jan, 25(1):147 - 153.

[30] Moreira A L, Sampaio E P, Zmuidzinas A, et al. Thalidomide exerts its inhibitory action on tumor necrosis factor alpha by enhancing mRNA degradation [J]. J Exp Med, 1993, Jun 1;177(6):1675 - 1680.

[31] Aggarwal B B, Schwarz L, Hogan M E, Rando R F. Triple helix-forming oligodeoxyribonucleotides targeted to the human tumor necrosis factor (TNF) gene inhibit TNF production and block the TNF - dependent growth of human glioblastoma tumor cells [J]. Cancer Res, 1996, Nov 15,56(22):5156 - 5164.

[32] Williams L M, Gibbons D L, Gearing A, et al. Paradoxical effects of a synthetic metalloproteinase inhibitor that blocks both p55 and p75 TNF receptor shedding and TNF alpha processing in RA synovial membrane cell cultures [J]. J Clin Invest, 1996, Jun 15,97(12):2833 - 2841.

[33] Knight D M, Trinh H, Le J, et al. Construction and initial characterization of a mouse-human chimeric anti-TNF antibody [J]. Mol Immunol, 1993, Nov, 30(16):1443 - 1453.

[34] Lorenz H M, Antoni C, Valerius T, et al. In vivo blockade of TNF - alpha by intravenous infusion of a chimeric monoclonal TNF - alpha antibody in patients with rheumatoid arthritis. Short term cellular and molecular effects [J]. J Immunol, 1996, Feb 15,156(4):1646 - 1653.

[35] Scallon B J, Moore M A, Trinh H, et al. Chimeric anti-TNF - alpha monoclonal antibody cA2 binds recombinant transmembrane TNF - alpha and activates immune effector functions [J]. Cytokine, 1995, Apr, 7(3):251 - 259.

[36] Elliott M J, Maini R N, Feldmann M, et al. Randomised double-blind comparison of chimeric monoclonal antibody to tumour necrosis factor alpha (cA2) versus placebo in rheumatoid arthritis [J]. Lancet, 1994, Oct 22,344(8930):1105 - 1110.

[37] Moreland L W. Soluble tumor necrosis factor receptor (p75) fusion protein (ENBREL) as a therapy for rheumatoid arthritis [J]. Rheum Dis Clin North Am, 1998, Aug, 24(3):579 - 591.

[38] Targan S R, Hanauer S B, van Deventer S J, et al. A short-term study of chimeric monoclonal antibody cA2 to tumor necrosis factor alpha for Crohn's disease. Crohn's Disease cA2 Study Group [J]. N Engl J Med, 1997, Oct 9,337(15):1029 - 1035.

[39] Sandborn W J, Hanauer S B, Katz S, et al. Etanercept for active Crohn's disease: a randomized, double-blind, placebo-controlled trial [J]. Gastroenterology, 2001, Nov, 121(5):1088 - 1094.

[40] Dinarello C A. Differences between anti-tumor necrosis factor-alpha monoclonal antibodies and soluble TNF receptors in host defense impairment [J]. J Rheumatol Suppl, 2005, Mar, 74:40 - 47.

[41] Haraoui B, Keystone E C, Thorne J C, et al. Clinical outcomes of patients with rheumatoid arthritis after switching from infliximab to etanercept [J]. J Rheumatol, 2004, Dec, 31(12):2356 - 2359.

[42] Fisher C J Jr, Agosti J M, Opal S M, et al. Treatment of septic shock with the tumor necrosis factor receptor: Fc fusion protein. The Soluble TNF Receptor Sepsis Study Group [J]. N Engl J Med, 1996, Jun 27,334(26):1697 - 1702.

[43] Davis J C Jr, Van Der Heijde D, Braun J, et al. Enbrel Ankylosing Spondylitis Study Group. Recombinant human tumor necrosis factor receptor (etanercept) for treating ankylosing spondylitis: a randomized, controlled trial [J]. Arthritis Rheum, 2003, Nov, 48(11):3230 - 3236.

[44] Klareskog L, van der Heijde D, de Jager J P, et al. TEMPO (Trial of Etanercept and Methotrexate with Radiographic Patient Outcomes) study investigators. Therapeutic effect of the combination of etanercept and methotrexate compared with each treatment alone in patients with rheumatoid arthritis: double-blind randomised controlled trial [J]. Lancet, 2004, Feb 28,363(9410):675 - 681.

[45] Lovell D J, Giannini E H, Reiff A, et al. Etanercept in children with polyarticular juvenile rheumatoid arthritis. Pediatric Rheumatology Collaborative Study Group [J]. N Engl J Med. 2000 Mar 16,342 (11):763-769.

[46] Mease P J, Kivitz A J, Burch F X, et al. Etanercept treatment of psoriatic arthritis: safety, efficacy, and effect on disease progression [J]. Arthritis Rheum, 2004, Jul, 50(7):2264-2272.

[47] Lesslauer W, Tabuchi H, Gentz R, et al. Recombinant soluble tumor necrosis factor receptor proteins protect mice from lipopolysaccharide-induced lethality [J]. Eur J Immunol, 1991, Nov, 21(11): 2883-2886.

[48] Fernandez-Botran R. Soluble cytokine receptors: novel immunotherapeutic agents [J]. Expert Opin Investig Drugs. 2000 Mar, 9(3):497-514.

[49] Moreland L, Gugliotti R, King K, et al. Results of a phase-Ⅰ/Ⅱ randomized, masked, placebo-controlled trial of recombinant human interleukin-11 (rhIL-11) in the treatment of subjects with active rheumatoid arthritis [J]. Arthritis Res, 2001,3(4):247-252. Epub 2001 Apr 10.

[50] Asadullah K, Döcke W D, Ebeling M, et al. Interleukin 10 treatment of psoriasis: clinical results of a phase 2 trial [J]. Arch Dermatol, 1999 Feb, 135(2):187-192.

[51] Trepicchio W L, Ozawa M, Walters I B, et al. Interleukin-11 therapy selectively downregulates type I cytokine proinflammatory pathways in psoriasis lesions [J]. J Clin Invest, 1999, Dec, 104(11): 1527-1537.

[52] Stevens S R, Hanifin J M, Hamilton T, et al. Long-term effectiveness and safety of recombinant human interferon gamma therapy for atopic dermatitis despite unchanged serum IgE levels [J]. Arch Dermatol, 1998, Jul, 134(7):799-804.

[53] Panitch H, Miller A, Paty D, Weinshenker B. North American Study Group on Interferon beta-1b in Secondary Progressive MS. Interferon beta-1b in secondary progressive MS: results from a 3-year controlled study [J]. Neurology, 2004, Nov 23,63(10):1788-1795.

[54] Dinarello C A, Cannon J G, Wolff S M, et al. Tumor necrosis factor (cachectin) is an endogenous pyrogen and induces production of interleukin 1 [J]. J Exp Med, 1986, Jun 1,163(6):1433-1450.

[55] Horai R, Saijo S, Tanioka H, et al. Development of chronic inflammatory arthropathy resembling rheumatoid arthritis in interleukin 1 receptor antagonist-deficient mice [J]. J Exp Med, 2000, Jan 17, 191(2):313-320.

[56] van den Berg W B, Joosten L A, van de Loo F A. TNF alpha and IL-1 beta are separate targets in chronic arthritis [J]. Clin Exp Rheumatol, 1999, Nov-Dec, 17(6 Suppl 18):S105-1014.

[57] Beck J T, Hsu S M, Wijdenes J, et al. Brief report: alleviation of systemic manifestations of Castleman's disease by monoclonal anti-interleukin-6 antibody. N Engl J Med. 1994 Mar 3,330(9): 602-605.

[58] Gringeri A, Santagostino E, Cusini M, et al. Absence of clinical, virological, and immunological signs of progression in HIV-1-infected patients receiving active anti-interferon-alpha immunization: a 30-month follow-up report [J]. J Acquir Immune Defic Syndr Hum Retrovirol, 1996, Sep, 13(1): 55-67.

[59] Hart T K, Blackburn M N, Brigham-Burke M, et al. Preclinical efficacy and safety of pascolizumab (SB 240683): a humanized anti-interleukin-4 antibody with therapeutic potential in asthma [J]. Clin Exp Immunol, 2002, Oct, 130(1):93-100.

[60] Leckie M J, ten Brinke A, Khan J, et al. Effects of an interleukin-5 blocking monoclonal antibody on eosinophils, airway hyper-responsiveness, and the late asthmatic response [J]. Lancet, 2000, Dec 23-30,356(9248):2144-2148.

[61] Llorente L, Richaud-Patin Y, García-Padilla C, et al. Clinical and biologic effects of anti-interleukin-10 monoclonal antibody administration in systemic lupus erythematosus [J]. Arthritis Rheum, 2000, Aug, 43(8):1790-1800.

［62］Lodolce J P，Burkett P R，Koka R M，et al. Regulation of lymphoid homeostasis by interleukin‐15 ［J］. Cytokine Growth Factor Rev，2002，Dec，13(6)：429‐439.

［63］Plater-Zyberk C，Joosten L A，Helsen M M，et al. Therapeutic effect of neutralizing endogenous IL‐18 activity in the collagen-induced model of arthritis ［J］. J Clin Invest，2001，Dec，108(12)：1825‐1832.

［64］St Clair E W，van der Heijde D M，Smolen J S，et al. Active-Controlled Study of Patients Receiving Infliximab for the Treatment of Rheumatoid Arthritis of Early Onset Study Group. Combination of infliximab and methotrexate therapy for early rheumatoid arthritis：a randomized，controlled trial ［J］. Arthritis Rheum，2004，Nov，50(11)：3432‐3443.

［65］Weinblatt M E，Keystone E C，Furst D E，et al. Adalimumab，a fully human anti-tumor necrosis factor alpha monoclonal antibody，for the treatment of rheumatoid arthritis in patients taking concomitant methotrexate：the ARMADA trial ［J］. Arthritis Rheum，2003，Jan，48(1)：35‐45.

第四章

TNF－α 拮抗剂的药理学

第一节 肿瘤坏死因子家族

肿瘤坏死因子(tumor necrosis factor，TNF)超家族成员可活化多种信号通路，包括细胞生存、死亡和分化、调控淋巴细胞、乳腺、神经和外胚层组织的发育、器官化和自我平衡。TNF 超家族蛋白包括一些可溶性细胞因子和膜蛋白，它们有序列同源性，有相似的折叠三聚结构可以与结构类似的受体相结合。TNF 家族成员中的 TNF－α 和淋巴毒素(曾命名为TNF-β)在 T 细胞效应功能中起着重要作用。所有 TNF 家族成员的特征性三聚结构及其配体诱导的受体的三聚结构似乎对介导 TNF 效应很关键。TNFs 在免疫和炎性反应中的多效功能提示它们在许多疾病中是很重要的介导因子。

一、淋巴毒素

淋巴毒素-α(Lymphotoxin－α，LT－α)是一种与 TNF－α 结构同源的多功能细胞因子，是活化淋巴细胞表达的可溶性同三聚体或者与 LT－β 结合的膜型异三聚体。可溶形式的 LT－α 可以与 TNF 受体Ⅰ(TNFR1，即 p55)或 TNF 受体Ⅱ(TNFR2，即 p75)以同等结合力结合。膜型 LT－α 通过与膜 TNF 蛋白 LT－β 结合成异三聚体。LT－α 和 LT－β 的复合物 LT－α1β2 是一种异三聚体不能与 TNFRⅠ或Ⅱ结合，但能专一地通过 LT－β 受体(LT-βR)介导信号。LT－α1β2－LTβR 的联系在次级淋巴器官发育及功能中扮演很重要的角色。另外，LTα1β2 在淋巴器官形成和 Va14i 自然杀伤 T 细胞(NKT)的分化中起关键作用。Va14i 自然杀伤 T 细胞是有重要调控特性的淋巴亚群。

LT－α 与 TNF－α 相似，能活化 T 和 B 淋巴细胞，诱导纤维细胞和内皮细胞中的炎性细胞因子的释放。这些效应在 LT－α 与 TNFR1 或 TNFR2 结合后产生。与 TNF－α 比较，LT－α 在疾病发生发展过程中的作用还未阐明。尽管 LT－α 被认为在银屑病中发挥作用，尽管 RA

患者关节滑膜组织中LT－α水平增高,但LT－α在RA中的确切作用还有待于证实。LT－α在银屑病关节炎中的作用也未完全确定,因此LT－α在银屑病关节炎中的重要性也不确定。

二、TNF－α

TNF－α是一种同三聚体的促炎细胞因子,在急性炎症时主要由巨噬细胞和T淋巴细胞活化。TNF－α以转膜蛋白和可溶性蛋白两种形式存在。26 kDa膜型TNF－α被TNF－α转换酶(TACE)裂解释放出17 kDa的可溶性蛋白形式。

尽管两种形式的TNF－α都是功能型的,但可溶形式被认为能更有活力与TNFR1和TNFR2结合来发挥其作用。TNFR1和TNFR2镶嵌在巨噬细胞,淋巴细胞,角化细胞和内皮细胞的表面。当TNF－α与它们结合可以促使核转录因子NF－κB进入细胞核内,诱导细胞因子基因转录引发炎症级联反应。

对于膜镶嵌受体来说,可溶性受体如p75天然存在,作为竞争性的抑制因子抑制TNF－α结合到细胞表面受体上。但这些受体的活性和数量还不足以阻断TNF－α在疾病发病过程中介导的炎性级联结反应。

TNF－α在许多慢性炎性疾病中扮演关键性角色。在克罗恩(Crohn's disease, CD)病、银屑病、银屑病性关节炎和RA中都可见TNF－α水平的升高,提示TNF－α在这些疾病发生发展中的作用。尽管TNF－α在先天性和获得性免疫中发挥关键作用,由于慢性炎症和组织损害,免疫反应的持续性和TNF－α的不合理产生可出现不同的病理过程。表4-1显示不同细胞类型过度分泌TNF－α产生的效应。

表4-1　不同细胞类型过度分泌TNF－α产生的效应

细胞类型	TNF－α的作用	效　应
巨噬细胞	促进促炎性细胞因子的产生 促进化学因子的产生	炎症增强 关节肿胀
角化上皮细胞	促进增生	剥落和增厚
内皮细胞	促进黏附分子产生 促进VEGF*产生	皮肤和关节中淋巴细胞浸润增强 促进血管形成和红斑产生 Auspitz征
肝细胞	促进急性时相反应	CRP升高
滑膜细胞 (纤维样细胞)	促进基质金属蛋白酶合成	关节软骨降解
T淋巴细胞	促进促炎性细胞因子的产生 增强核转录因子活化 T细胞激活	炎症增强
树突状细胞	促进促炎性细胞因子的产生 树突状细胞成熟 促进树突状细胞由皮肤迁移到淋巴结 T细胞激活和分化	炎症增强

* VEGF:血管内皮生长因子。

在皮肤,TNF-α的出现促进增生,减少角化上皮细胞的破坏导致表皮的过度增生。TNF-α在真皮中可使巨噬细胞向这个区域聚集,诱导促炎细胞因子和化学因子的分泌。皮肤中 TNF-α的水平升高可以导致 IL-6、IL-8、IL-1 等细胞因子水平的升高,这些细胞因子也可促进角化上皮细胞的增殖。而由 TNF-α介导的角化细胞凋亡和细胞周期的减少可以使角化细胞破坏减少而进一步促进细胞的增殖。

有证据表明 TNF-α在炎性皮肤进展中发挥作用,在银屑病皮肤损害处可以检测到 TACE mRNA 的表达上调。TACE 是一种基质金属蛋白酶可以使膜镶嵌 TNF-α受体的细胞外区域裂解释放为可溶性的形式。在银屑病皮损处 TACE 水平的增高可认为是肥大细胞产生 TNF-α的结果。而 TACE 水平的升高又可作为潜在的 TNF-α的来源从而参与银屑病的发病过程。

TNF-α在炎性关节破坏中介导关键性的发病过程。特别是,TNF-α能诱导前列腺素 E2 和白三烯的合成,已知这两种分子可以促进关节炎中的骨吸收和软骨退化。更多的关节破坏则通过 TNF-α和 IL-1 的协同作用,它们能促进基质金属蛋白酶产生,基质金属蛋白酶是一种锌依赖的肽酶参与细胞外基质的降解和重建。

皮肤和关节维持不正常的炎性反应是由于 TNF-α诱导的黏附分子的表达和血管内皮生长因子(vascular endothelial growth factor,VEGF)的产生,前者可以使炎性细胞因子迁移,后者则促使血管形成。

在 CD 中 TNF-α也发挥作用。有缺陷的 T 细胞凋亡在 CD 患者炎症发展过程中发挥作用。由于凋亡缺陷引起的活化的 lamina propia T 淋巴细胞不受控制的增殖导致慢性黏膜炎症和促炎性细胞因子如 TNF-α的过量表达。另外,TNF-α在炎性疾病进展诸如 CD 中对于黏膜屏障功能失调也有一定的作用。

第二节　药理学干涉对抗 TNF-α

各种证据表明促炎性细胞因子 TNF-α在许多疾病的发生发展和维持中起着重要的作用,比如 CD、银屑病、银屑病关节炎和 RA。这就提供了抗 TNF-α治疗的基本原理。目前,有两类药物可以降低 TNF 的生物活性:可溶性 TNF 受体(Etanercept)和 TNF 结合单克隆抗体(Infliximab 和 Adalimumab)。通过阻断 TNF-α达到改善病情,控制疾病进展,主要针对一些 TNF-α不正常增高的疾病。接下来的章节将会探讨这些药物的药理学。

一、结构

1. 可溶性 TNF 受体(Etanercept)

Etanercept 是一种人融合蛋白,将人 p75TNF 受体的两个可溶区与 I 型人 IgG1 的 Fc 片段融合。Etanercept 不仅可以与膜型和可溶型 TNF-α结合,也可与 LT-α结合,因此,可以阻断这三种介导物介导的生物效应。Etanercept 是在中国仓鼠卵巢哺乳动物细胞表达系统通过重组 DNA 技术产生的，由 934 个氨基酸组成，分子量约 150 kDa。

2. TNF 结合单克隆抗体（Adalimumab）

Adalimumab 是重组人 IgG1 单克隆抗体，由两个 kappa 轻链和两个 IgG1 重链组成。通过噬菌体展示技术产生的 Adalimumab，含有全长的人类重链和轻链可变区域和人 IgG1 重链和 kappa 轻链序列，从而产生与人 IgG1 不能区别的分子。Adalimumab 能与膜型和可溶型 TNF－α 结合，但不能结合 LT－α 或中和 LT－α。

Adalimumab 由 1 330 个氨基酸组成，分子量约 148 kDa。是由重组 DNA 技术在一哺乳动物表达系统中生产并通过一个特定的病毒灭活和去除步骤得到纯化。

3. 英夫利昔单抗（Infliximab）

英夫利昔单抗是一种嵌合型的抗 TNF－α 单克隆抗体，将人 IgG1 的恒定区与鼠源抗原结合的可变区连接产生。Infliximab 能特异性地与膜型和可溶型 TNF－α 结合，但不能结合 LT－α 或阻断 LT－α 的活性。

Infliximab 分子量约 149 kDa。通过持续灌注培养重组细胞系产生。也需要一系列步骤，包括灭活和移除病毒来纯化 Infliximab。

二、结合特性

与 Etanercept 比较，单克隆抗体在免疫复合物形成时相对地有动态性，可能它们有形成更大数量的免疫复合物的潜力。由于 TNF－α 的三聚体结构和 Infliximab 和 Adalimumab 的二价特性，可以形成各种各样的免疫复合体，包括数个 IgGs 的交联形式。相反，TNF∶Fc 融合分子由于受到空间限制，不能形成许多 TNF－α 三聚体的交联。

形成大批免疫复合物的潜力使得形成相对较大的免疫复合物的可能性增大，这些大的免疫复合物可能很快从体内清除。举例说，Adalimumab 可以形成很多不同分子量的免疫复合物，最终会形成一种热量稳定的含有 3 个交互的 Adalimumab 和 TNF－α 分子形成的环状结构，分子量约 598 kDa。这么大的分子将会很快地从体内清除掉。这就使得 Adalimumab 能非常快地在血液中结合和清除 TNF－α。

尽管免疫沉淀机制可能在单克隆抗体和可溶性受体之间不同，但对于 Etanercept、Infliximab 和 Adalimumab 三者来说结合的亲和力是相似的。亲和力是抗体抗原之间可逆转的单价联系。亲和力以摩尔抗原解离常数 KD 表示，KD 越小代表亲和力越大。亲和力是一定抗体结合抗原浓度的决定因素，因此它也常是治疗剂量的重要决定因素。

据报道，Adalimumab 结合 TNF－α 的亲和力相对较高，KD 值变动范围为 7.05×10^{-11} M 到 1.0×10^{-10} M。Etanercept 和 Infliximab 也与 TNF－α 结合，但谁有更大的亲和力还存在争议。Scallon 和他的同事们认为 Infliximab 的 KD 值为 4.5×10^{-10} M，比 Etanercept 的 1.15×10^{-9} M 要略低一点。Infliximab 与 TNF－α 结合有更大的亲和力可能是 TNF－α/Infliximab 复合物有更高稳定性的结果。

相反,也有资料表明 Etanercept 与 TNF－α 结合的亲和力比 Infliximab 要高。Smith 和他的同事得到 Etanercept 和 Infliximab 的 KD 值分别为 2.35×10^{-11} M 和 1.17×10^{-10} M。Etanercept 的高亲和力与其配体结合的快速率有关。

需要更深入研究 Etanercept 和 Infliximab 的结合特性已确定每种药物的专一的 KD 值。

三、免疫原性

所有的生物性 TNF－α 拮抗剂都是外来蛋白,因此,有潜在的免疫原性。由免疫原性引发的潜在的临床不良反应包括严重的过敏或过敏反应或由内源性蛋白诱导的自身免疫性反应。从药理学角度来讲,针对治疗性蛋白产生的免疫反应可以削弱治疗性抗体的靶向性,同时加速清除,减少抗体的血清水平。

在对银屑病、RA 和充血性心力衰竭(CHF)患者的研究中发现,Etanercept 仅有较低的免疫原性。临床上观察 RA、CHF 和银屑病患者用 Etanercept 治疗后抗 Etanercept 抗体的产生率分别为 2%、0.6% 和 0%。应用不同的方法检测出不同的免疫原性,因此需要选择合适的方法来检测 Etanercept 的免疫原性。

治疗药物的结构不同,是一种药物免疫原性的主要影响因素,当比较各种生物制剂的免疫原性时需检测其结构的不同。由于 Adalimumab 化学组成类似人 IgG1,且不含有非人类序列,所以与 Etanercept 和 Infliximab 比较而言,Adalimumab 的免疫原性要低。临床证据也表明抗 Adalimumab 抗体的形成相对少于 Infliximab。接受 Infliximab 治疗的患者可以检测到抗 Infliximab 抗体形成率为 8%~68%,而接受 Adalimumab 治疗的患者的抗 Adalimumab 抗体形成率仅为 6%~12%。生物制剂联合甲氨蝶呤治疗可以降低抗体的发生率。

从已有的数据资料来观察 Adalimumab 和 Infliximab 的免疫原性,我们必须认识到有其局限性,因此不能直接下结论。不同的受试人群(RA versus CD)及方法(双夹心酶连免疫吸附法)缺乏标准化,这些都是比较各种生物制剂免疫原性的困难之处。

四、药物动力学

1. TNF 抑制剂药物动力学和药效学的概念模型

应用 TNF－α 拮抗剂的治疗目标是清除血中和炎症部位过剩的 TNF－α,TNF－α 降低不能太过,不能影响正常的免疫活性。

Nestorov 描述了一种概念模型,从 TNF－α 拮抗剂应用到由药物产生临床反应的交互作用,TNF－α 作为 TNF－α 拮抗剂的配体,由体内组织或体液中的免疫细胞合成和表达,TNF－α 拮抗剂一经给予并从给予点吸收,血和组织/体液中就有一系列交互作用出现。这些交互作用描述的就是一个药物的药物代谢动力学。一到达靶点位置,TNF－α 拮抗剂就与可溶性 TNFs 和各种细胞表面表达的 TNF 结合触发药理作用,这个过程就是药效学。Nestorov 的模型论证了药物动力学是在治疗效应之前发生的,当药物产生相似的反应时不能区别时可以检测其药物动力学。

2. 给药方式和吸收

FDA 批准的治疗性生物制剂给药方式主要为静脉注射或皮下注射。常用方法是静脉注射,因为静脉注射没有吸收前降解,允许完全的系统吸收,快速地将药物带到系统循环中并获得高浓度。当然,静脉注射也有它的缺点,不便利,而且没有一个合适的药-时曲线。

可得到比较平稳的药-时曲线的给药方案就是急性给药方案,能在稳态下得到比较大的峰谷浓度比。静脉注射药物以一定速度持续灌注可得到急性的高峰低谷的药-时曲线,尤其是当一次给予剂量很大时。高浓度可以结合过剩的 TNF－α,但接下来可能会降低器官的防御感染的潜在能力。而相反地,低谷则使药物浓度只能达到亚治疗剂量。

Infliximab 第 0、2 和 6 周静脉注射,每次持续静脉滴注 2 h,4～8 周可以在体内达到一个均衡的药物浓度。银屑病患者接受 5 mg/kg 剂量的 Infliximab,第二次静脉滴注后血药浓度最高达到 165±42 mg/mL。在第一个 26 周内的给药方案每 0、2 和 6 周静脉注射 5 mg/kg,银屑病患者的平均药物浓度为 27 mg/mL。按以上的给药方案报道的最低血药浓度为 8.3±11.9 mg/mL。尽管对于稳态药物动力学来说资料有限,但一些文献数据表明在 0、2 和 6 周静脉注射 3～10 mg/kg 剂量的 Infliximab,没有更多的累积作用。

对于一个 70 kg 的成人来说,6 周内 630～2 100 mg 的负荷剂量和相对较高的维持剂量 210～700 mg,可出现急性高峰低谷的药-时曲线。药物浓度的显著变化比,如浓度过高可能会使患者易于感染,浓度过低又有可能达不到治疗的效果。

Etanercept 和 Adalimumab 都是通过皮下注射,因此吸收较缓慢。尽管皮下注射吸收很缓慢,但其药-时曲线比较均衡,尤其是当药物清除缓慢,有中等的维持剂量时。Etanercept 1 周 2 次或 1 周 1 次重复给药;Adalimumab 每周或每 2 周重复给药。

皮下注射给药,药物分子既可以通过血管又可以通过淋巴管进入系统循环中。由淋巴管吸收的比例与药物的分子量呈线性相关。分子量大于 16 kDa 的基本上进入淋巴管道,而分子量在 1 kDa 以下的大多从血管系统中吸收。

Etanercept 和 Adalimumab 的分子量均在 150 kDa 左右,因此,主要通过淋巴管道吸收。淋巴管道最终也会导入血管系统中,所以药物吸收需要持续数小时。银屑病患者每周接受 2 次 50 mg 的皮下注射 Etanercept,69±48 h 后可达到最高血药浓度 4.9±2.5 mg/mL。接受同一给药方案治疗的银屑病患者平均血药浓度为 3.67±2.0 mg/mL,最低血药浓度为 1.21±0.7 mg/mL。

接受 Adalimumab 治疗的银屑病患者血药浓度,至今还没人报道。但 RA 患者接受 Adalimumab 治疗的血药浓度有报道,每 2 周接受 1 次 40 mg 的皮下注射 Etanercept,90±48 h 后可达到最高血药浓度 7.7±3.4 mg/mL,平均血药浓度为 5.5±2.5 mg/mL,最低血药浓度为 3.8±2.1 mg/mL。

Etanercept 和 Adalimumab 的药物动力学表明它们都有相同的药-时曲线。皮下注射缓慢吸收率、缓慢清除率和合适的给药频率结合在一起有助于这两种药物产生药-时曲线。

生物制剂吸收的程度取决于抗体进行系统前被蛋白水解酶降解的程度。通常,通过皮下或肌内注射抗体或生物制剂,其生物利用度为50％～100％。Etanercept和Adalimumab的生物利用度也在此范围中。皮下注射40 mg的Adalimumab其平均绝对生物利用度为64％,而皮下注射10 mg的Etanercept的平均绝对生物利用度为58％。

与传统的小分子药物不同的是,生物制剂口服效果不佳。口服后常常生物利用度很低,因为在胃肠道里有蛋白水解酶,在胃的酸性环境中可以降解生物制剂。同时,胃肠道黏膜进一步降低生物利用度,因为它有一层主要的吸收屏障可以屏障水溶性多肽和蛋白的吸收。

3. 分布容积

药物动力学中描述药物分布特性是指稳态下的分布容积。一种药物的分布容积大部分由它的生化特性决定的,如电负荷和亲油性-蛋白结合,所依赖的转运过程。作为分子量大的结果,生物制剂表现分布容积通常较小,受限于细胞间空间是因为其通过生物膜迁移时受限。

Infliximab的分布容积为3～5 L。稳态下的分布容积首先在血管系统中,仅有很少部分到炎症组织中。Adalimumab的分布容积稍大一点4.7～6.0 L。相对Adalimumab和Infliximab来说,Etanercept稳态下分布容积最大,有12±6 L。但Etanercept血管外的分配体积还是很小。分析血清外TNF－α拮抗剂的结合力和建立不同靶组织生物制剂浓度的数据有助于了解分布容积的不同。TNF－α拮抗剂血清外浓度资料很少,一项5例RA患者的临床试验表明,关节滑膜液中Adalimumab的浓度是血清中的31％～96％。

4. 清除

检测Adalimumab,Etanercept和Infliximab的清除率较精确的方法还有待于研究。目前,根据Etanercept与TNF－α结合推测,复合物通过肽和蛋白代谢通路经胆汁和尿液的回收或清除途径进行代谢的。Etanercept的清除率约为160±80 ml/h,半衰期为4.25±1.25天。IgG1的Fc段可以稳定Etanercept,使它的半衰期延长了3倍。

还没有一个正式的研究去检测Adalimumab的代谢及排泄,但一般会认为Adalimumab的代谢及排泄和其他的IgG分子一样,因为Adalimumab是抗完全人序列的IgG1抗体。Infliximab的代谢和清除模式应该也与之类似,尽管Infliximab含有鼠源的可变区。

大部分免疫球蛋白被认为是通过分解代谢清除的。免疫球蛋白首先在所在部位代谢并迅速与血浆产生平衡;但抗体的代谢所在解剖位置还有待论证。

虽然Adalimumab和Infliximab的清除模式还不十分明了,但它们的半衰期已经检测到,并报道出来了。静脉注射Adalimumab个体剂量0.25～10.0 mg/kg,半衰期为10～20天,终末平均半衰期约为14天。Adalimumab的系统清除率为12 ml/h。当患者有抗抗体存在时Adalimumab的清除率会增加,而40～75岁的患者清除率会下降。

在接受3～10 mg/kg剂量的RA患者和5 mg/kg的CD患者,Infliximab的终末平均半衰期为8.0～9.5天,比Adalimumab短。而抗抗体的产生会减少Infliximab的半衰期。对于接受Infliximab治疗1～6个月的RA患者,抗抗体阳性的终末半衰期为48 h,而抗抗体阴性的为190 h。尽管Infliximab的清除途径不清楚,但每隔4～8周的给予3或10 mg/kg剂量的重复治疗未出现系统累积。

单克隆抗体制剂 Adalimumab 和 Infliximab 相对较长的半衰期可能因为其结构与人 IgG 类似；人 IgG 的半衰期格外长，归功于新生儿 Fc 受体（neonatal Fc receptor，FcRn）的代谢保护作用，它可以促进 IgG 的吸收，阻止 IgG 的被清除。FcRn 在肝细胞、内皮细胞和网状内皮系统中的吞噬细胞中表达。当 IgG 内吞时，内涵体里的低 pH 值可以促进 IgG 的 Fc 片段与 FcRn 结合，使 IgG 环绕在细胞表面，避免被溶酶体降解，而未结合的 IgG 则被导入溶酶体被酶分解代谢。

5. 药效学

1）可溶性 TNF 受体（Etanercept）

TNF-α 首先与 TNFR1 和 TNFR2 结合，并使它们多聚化，接着通过受体细胞内区域介导信号传导。LT-α 也可与 TNFR1 和 TNFR2 结合，也可像 TNF-α 一样能启动炎症过程。TNFR1 和 TNFR2 的可溶形式天然存在，比如 p75，是一种单体分子，可完全阻断 LT-α 和 TNF-α 与细胞表面受体的结合。然而，这些抑制剂还不足以阻断水平增高的 TNF-α 的活性。

Etanercept 可通过竞争性地结合和中和游离的以和膜结合形式的 TNF-α 来阻止 TNF-α 与细胞表面受体的相互作用从而阻断 TNF-α 介导的细胞反应，并调节由 TNF-α 调控的其他炎症因子的活性。通过其对 TNF-α 的效应，Etanercept 抑制一些与炎症反应有关的细胞因子的表达，如白细胞迁移相关的黏附因子 E 选择素和细胞内黏附因子-1（Intercellular adhesion molecule-1，ICAM-1），IL-6 和基质金属蛋白酶-3（matrix metalloproeinase-3，MMP-3）。IgG1 的 Fc 片段可诱导补体的产生，Etanercept 尽管也有 Fc 片段，但在体外细胞培养中 Etanercept 不会促进补体介导的细胞溶解。

Etanercept 的双聚体结构允许 Etanercept 一次结合两个 TNF-α 分子，因此它的亲和力是 p75 的 50～1 000 倍，比天然可溶性受体有更高的阻断效应。Etanercept 还可以阻断 LT-α 与其受体的结合，进一步削弱了炎症反应。Etanercept 能与 LT-α 结合是它与 Adalimumab 和 Infliximab 关键的不同之处。

2）TNF 结合单克隆抗体

单克隆抗体发挥药理学效应有多种机制，包括对靶抗原的直接调节，抗体依赖的细胞毒作用（ADCC）和补体依赖的细胞毒作用（CDC）。通常，单克隆抗体通过多种协同机制进行协同治疗。Adalimumab 和 Infliximab 都具有 CDC 和 ADCC 效应来中和 TNF-α 效应。

3）Adalimumab 和 TNF-α 中和

Adalimumab 既可与可溶性 TNF-α 结合，又可与膜结合型 TNF-α 结合，主要是通过特异性的与可溶性 TNF-α 结合阻止其与 TNFR1 和 TNFR2 结合来发挥它的药理学效应的。通过阻止 TNF-α 与 TNFR1 和 TNFR2 结合，炎性反应被削弱，导致炎症急性时相反应物减少，如 C 反应蛋白，红细胞沉降率和 IL-6。另外，应用 Adalimumab 后，血清中的 MMPs 水平和导致 RA 患者关节损害的炎症介质水平都有 50% 的减少。

4）Infliximab 和 TNF-α 中和

Infliximab 可以与可溶性和与膜结合型 TNF-α 结合阻止其与 TNFR1 或 TNFR2 之间

的相互作用。Infliximab和TNF－α结合比较持续稳固,降低了TNF－α的解离及接下来的生物活性。因此由TNF－α与TNFR结合而产生的炎症细胞因子也减少。

Infliximab不仅可以结合三聚体形式的TNF－α,还可结合单体的可溶和膜结合TNF－α。通过结合单体TNF－α,Infliximab减慢甚至阻止单体亚单位之间的联系形成有活性的三聚体TNF－α,导致Infliximab的疗效得到潜在的增强。

RA和CD患者通过Infliximab治疗可引起白细胞迁移,NFκB活性增强,骨髓CD3产生,肠或滑膜浸润等的减少。同时,还可检测到E选择素、ICAM－1、MMP－3、化学吸引有关分子(IL－8和单核细胞趋化蛋白－1(MCP－1))的表达下降。

5) Adalimumab和Infliximab的CDC和ADCC作用

单克隆抗体的Fc片段介导ADCC和CDC作用。ADCC是通过Fcγ受体的交叉结合作用于有单克隆抗体的免疫效应细胞。CDC则是通过C1q与单克隆Fc区结合而启动的。同型IgG1的单克隆抗体有很高的CDC活性。结合实验表明Adalimumab和Infliximab都可在TNF存在的情况下与Fc受体和C1q结合,而Etanercept没有这个特性。因此,有理由相信Adalimumab和Infliximab能诱导TNF产生细胞发生ADCC和CDC效应。

效应子功能在单克隆抗体临床应用中最关键。与Etanercept不同,Infliximab可以诱导活化T细胞的凋亡和细胞周期的停滞。Infliximab与膜结合型TNF－α结合导致凋亡,在CD患者应用Infliximab治疗后,凋亡和caspase－3活性增高呈剂量依赖性,caspase－3是一种单核细胞中发现的蛋白水解酶。尽管Etanercept和Infliximab都可能是可溶性TNF－α的抑制子,但只有Infliximab在CD病中有作用,提示在CD中Infliximab的功能部分归功于效应子功能。

五、小结

TNF－α拮抗剂已被证实是治疗炎性疾病的强有力方法,通过研究TNF－α拮抗剂的效应和活性可以有助于了解炎性疾病的发病机制。在TNF－α拮抗剂药物动力学领域有一些很重要的发现,已在表4－2中列出。对这些生物制剂药物动力学的持续研究有助于增强人们对其效应、耐受性及安全性的了解。对TNF－α拮抗剂的结构和药理学的进一步研究有助于深入了解炎性疾病的发病机制,或许有一天,可以治愈这些疾病。

表4－2　阿达木单抗、依那西普和英夫利昔单抗的药理学特点总结

变量	阿达木单抗 Adalimumab	依那西普 Etanercept	英夫利昔单抗 Infliximab
组成	人TNF单克隆IgG1抗体	人p75TNF受体和IgG1的Fc片段的融合蛋白	人鼠嵌合的TNF单克隆IgG1抗体
分子量/kDa	148	150	149
结合特异性	与可溶性和膜结合型TNF结合	与可溶性和膜结合型TNF,LT结合	与可溶性和膜结合型TNF结合

（续表）

变量	阿达木单抗 Adalimumab	依那西普 Etanercept	英夫利昔单抗 Infliximab
结合力/KD(M)	7.05×10^{-11}	AⅠ.1.15×10^{-9} BⅡ.2.35×10^{-11}	Ⅰ.4.5×10^{-10} Ⅱ.1.17×10^{-10}
峰值血清浓度/ (mcg/mL)	C7.7±3.4 at 90±48 h	D4.9±2.5 at 69±48 h	E165±42
平均血清浓度/ (mcg/mL)	C5.5±2.5	D3.67±0.7	F27.0
最低血清浓度/ (mcg/mL)	C3.8±2.1	3.10±1.6	G8.3±11.9
免疫原性/抗抗体 形成百分率	6%～12%	0～2%	8%～68%
用药方式	皮下注射	皮下注射	静脉滴注
生物利用度/%	64	58	—
表观分布体积/L	4.7～6.0	12±6	3.0～5.0
半衰期/天	14.0	4.25±1.25	8.0～9.5
作用机制	结合和中和可溶性 TNF-α ADCC 和 CDC 介导 TNF 的裂解	A. 结合和中和可溶性和膜结合型 TNF 及 LT	A. 结合和中和可溶性和膜结合型 TNF B. 在 CD 病中诱导单核细胞和 T 细胞凋亡 C. ADCC 和 CDC 介导 TNF 的裂解
清除	与其他 IgG 分子类似	通过肽和氨基酸途径经胆汁和尿或再循环或清除	与其他 IgG 分子类似
清除率/(mL/h)	12	160±80	—

注:SC=皮下注射;IV=静脉注射;h=小时

A,B:不同文献报道 Etanercept 和 Infliximab 的 KD 值不同,提交相冲突的数据。

C:RA 患者,稳态下,隔周 40 mg。银屑病的数据未能获得。银屑病患者的药物代谢可能不同于 RA 患者。

D:银屑病患者,稳态下,每 2 周用药量为 50 mg。

E:银屑病患者,5 mg/kg,第 2 次滴注后。

F:银屑病患者,在前 26 周内,0、2、6 周用药量为 5 mg/kg。

G:银屑病患者,在 14 周时,0、2、6 周用药量为 5 mg/kg。

（尹志华　许赤多）

参 考 文 献

[1] Astry B, Harberts E, Moudgil K. D. A cytokine-centric view of the pathogenesis and treatment of autoimmune arthritis [J]. Interferon Cytokine Res. 2011,31:927－940.

[2] Locksley R. M, Killeen N, Lenardo M. J. The TNF and TNF receptor superfamilies: Integrating mammalian biology [J]. Cell. 2001,104:487－501.

[3] Williams R. O. Paradoxical effects of tumour necrosis factor-α in adjuvant-induced arthritis [J]. Arthritis Res. Ther. 2008,10:113.

[4] Venkatesha S H, Dudics S, Acharya B, et al. Cytokine-modulating strategies and newer cytokine targets for arthritis therapy [J]. Int J Mol Sci. 2014,16(1):887－906.

［5］ Clark I. A. How TNF was recognized as a key mechanism of disease ［J］. Cytokine Growth Factor Rev. 2007,18:335 - 343.

［6］ Braun Andrea, Takemura Seisuke, Vallejo Abbe N, et al. Lymphotoxin ［beta］-Mediated Stimulation of Synoviocytes in Rheumatoid Arthritis ［J］. Arthritis & Rheumatism. 2004,50(7):2140 - 2150.

［7］ Zhang Chao, Zhao Meng-Qin, Liu, Jie, et al. Association of lymphotoxin alpha polymorphism with systemic lupus erythematosus and rheumatoid arthritis: a meta-analysis ［J］. International Journal of Rheumatic Diseases, 2015,18(4):398 - 407.

［8］ Coulthard L R, Geiler J, Mathews R J, et al. Differential effects of infliximab on absolute circulating blood leucocyte counts of innate immune cells in early and late rheumatoid arthritis patients ［J］. Clin Exp Immunol. 2012,170(1):36 - 46.

［9］ Chovel-Sella A, Karplus R, Sella T, et al. Clinical efficacy and adverse effects of golimumab in the treatment of rheumatoid arthritis ［J］. Isr Med Assoc J. 2012,14(6):390 - 394.

［10］ Aaltonen K J, Virkki L M, Malmivaara A, et al. Systematic review and meta-analysis of the efficacy and safety of existing TNF blocking agents in treatment of rheumatoid arthritis ［J］. PLoS One. 2012, 7(1):e30275.

［11］ Thompson A E, Rieder S W, Pope J E. Tumor necrosis factor therapy and the risk of serious infection and malignancy in patients with early rheumatoid arthritis: a meta-analysis of randomized controlled trials ［J］. Arthritis Rheum. 2011,63(6):1479 - 1485.

［12］ Cañete J D, Albaladejo C, Hernández M V. Clinical significance of high levels of soluble tumour necrosis factor-α receptor - 2 produced by alternative splicing in rheumatoid arthritis: a longitudinal prospective cohort study ［J］. Rheumatology (Oxford). 2011,50(4):721 - 728.

［13］ van der Heijde D, Breedveld F C, Kavanaugh A, et al. Disease activity, physical function, and radiographic progression after longterm therapy with adalimumab plus methotrexate: 5-year results of PREMIER ［J］. J Rheumatol. 2010,37(11):2237 - 2246.

［14］ Kremer J, Ritchlin C, Mendelsohn A, et al. Golimumab, a new human anti-tumor necrosis factor alpha antibody, administered intravenously in patients with active rheumatoid arthritis: Forty-eight-week efficacy and safety results of a phase Ⅲ randomized, double-blind, placebo-controlled study ［J］. Arthritis Rheum. 2010,62(4):917 - 928.

［15］ Bejarano V, Quinn M, Conaghan P G, et al. Effect of the early use of the anti-tumor necrosis factor adalimumab on the prevention of job loss in patients with early rheumatoid arthritis ［J］. Arthritis Rheum. 2008,59(10):1467 - 1474.

［16］ Alonso-Ruiz A, Pijoan J I, Ansuategui E, et al. Tumor necrosis factor alpha drugs in rheumatoid arthritis: systematic review and metaanalysis of efficacy and safety ［J］. BMC Musculoskelet Disord. 2008,17;9:52.

［17］ Wolfe F, Michaud K. The effect of methotrexate and anti-tumor necrosis factor therapy on the risk of lymphoma in rheumatoid arthritis in 19,562 patients during 89,710 person-years of observation ［J］. Arthritis Rheum. 2007,56(5):1433 - 1439.

［18］ Emery P, Sebba A, Huizinga T W. Biologic and oral disease-modifying antirheumatic drug monotherapy in rheumatoid arthritis ［J］. Ann Rheum Dis. 2013,72(12):1897 - 1904.

［19］ Bae S C, Gun S C, Mok C C, et al. Improved health outcomes with etanercept versus usual DMARD therapy in an Asian population with established rheumatoid arthritis ［J］. BMC Musculoskelet Disord. 2013,14:13.

［20］ Upchurch K S, Kay J. Evolution of treatment for rheumatoid arthritis ［J］. Rheumatology (Oxford). 2012,51 Suppl 6:vi28 - 36.

［21］ Ruderman E M. The role of concomitant methotrexate in biologic therapy for rheumatoid arthritis ［J］. Bull Hosp Jt Dis. 2013,71 Suppl 1:S29 - 32.

第五章

依那西普治疗类风湿关节炎

第一节 概 述

依那西普(Etanercept)是一种利用基因工程技术设计的,由人 TNF-α 受体 p75 的细胞外部分(即可溶性 TNF-α 受体 p75)二聚体与人的 IgG1 的 Fc 段构成的融合蛋白。其中 Fc 段仅含有铰链区、CH2 区及 CH3 区、而无 CH1 区,由于不含有鼠源部分,所以 Etanercept 表现出更好的耐受性和非免疫原性的特点。另外,由于其在结构上含有 2 个可溶性 TNF-α 受体 p75,所以其与 TNF-α 的结合作用更强、更特异。加入人 IgG1 的 Fc 段可以使其半衰期延长 5～8 倍。

Etanercept 在 1998 年被美国食品与药品管理局(FDA)批准用于治疗成人活动期类风湿关节炎(RA),随后亦被欧洲药品评价局(EMEA)认可。FDA 及 EMEA 不久之后,还先后批准 Etanercept 用于治疗多关节型幼年类风湿关节炎(JRA)、银屑病关节炎(PsA)及强直性脊柱炎(AS)。除此之外,Etanercept 还被尝试用于治疗其他一些风湿性疾病,但目前尚未被正式批准。

第二节 Etanercept 的药物效应动力学及药物代谢动力学

Etanercept 在体内不但可以与 TNF-α 高效结合,还可以与 TNF-β 高效结合,通过阻断它们与各自的天然配体(即膜结合型受体)的结合,最终抑制它们的作用。除此之外,Etanercept 还可以调节 E 选择素、细胞间黏附分子-1(ICAM-1)、白细胞介素-6(IL-6)及基质金属蛋白酶-3(MMP-3)的表达。

有研究发现,在以 25 mg 的剂量单次使用后,Etanercept 从注射部位被缓慢吸收,48 h 后达到血浆峰值浓度,然后在体内被缓慢清除,半衰期约为 70 h,生物利用度约为 76%。

Etanercept 在 RA 患者中的清除率低于正常人(0.066 L/h vs 0.11 L/h),男女之间的药物代谢动力学结果无显著差异,但是 Etanercept 的清除率在 4～8 岁的儿童有轻微降低。研究结果显示 Etanercept 用量为 25 mg 每周 2 次使用,即可使其血药浓度稳定在有效治疗所需水平。与其他蛋白一样,Etanercept 在体内与 TNF－α 结合后形成的复合物也是通过肽和氨基酸途径被代谢,产生的氨基酸被循环利用或由尿或粪便排出体外。在伴有肾脏及肝脏损伤时不需要调整 Etanercept 的剂量。有关 Etanercept 与其他药物相互作用情况的正式的研究报道较为少见,不过有研究发现 Etanercept 与阿那白滞素联用会引起严重感染机会增加。

第三节 Etanercept 治疗 RA 的临床疗效

一、Etanercept 单独治疗 RA

Moreland 等在 180 例 RA 患者中进行了 Etanercept 治疗 RA 患者的随机和安慰剂对照的 II 期临床试验。这 180 例 RA 患者被随机分为 4 组:其中 3 组接受 Etanercept 治疗,剂量分别为 0.25、2 和 16 mg/m², 每周 2 次,另 1 组接受安慰剂治疗,疗程为 3 个月,治疗效果用美国风湿病学会(ACR)标准进行评价。最后治疗结果显示 Etanercept 可使 RA 病情明显缓解,并且治疗效果与剂量相关。使用安慰剂和 0.25 mg/m² 剂量 Etanercept 的 RA 患者在治疗刚开始时,显示了一定的治疗效果,但之后未再观察到明显疗效。16 mg/m² 的 Etanercept 治疗剂量疗效最显著,在使用 2 周后即显示了明显的治疗效果。在治疗结束时,使用 16 mg/m² 剂量 Etanercept 的 RA 患者中,有 75% 患者达到 ACR 20% 治疗反应,有 57% 患者改善超过50%,而安慰剂治疗组分别仅有 14% 和 7%,两组比较有显著的统计学差异($p < 0.001$)。另外,在治疗结束时,使用 Etanercept 16 mg/m² 剂量的 RA 患者的疼痛或肿胀关节数下降61%,而安慰剂治疗组仅有 25%,两组比较亦有显著的统计学差异($p < 0.001$)。在实验过程中 Etanercept 的耐受性很好,未发现与 Etanercept 相关的肝、肾及血液系统不良反应。

随后,还有 III 期临床试验研究评估了不同剂量(10 mg 及 25 mg,每周 2 次皮下注射)的 Etanercept 与安慰剂比较治疗 RA 的疗效。研究结果发现,在治疗 6 个月后,达到 ACR 20% 治疗反应的 RA 患者比例在 25 mg 治疗组、10 mg 治疗组及安慰剂组中分别为 59%、51% 及 11%。在 25 mg 治疗组,达到 ACR 50% 及 ACR 70% 治疗反应的 RA 患者比例分别为 40% 及 15%。

Bathon 等评估了单独使用 Etanercept 治疗病程小于 3 年的早期 RA(ERA)的临床疗效,结果发现在治疗 12 个月后,25 mg 每周 2 次皮下注射 Etanercept 治疗 ERA 的疗效与单独使用甲氨蝶呤(MTX)无显著性差异,但在连续使用了 2 年后则明显优于后者。放射学检查结果亦有明显差异,研究结果显示 Etanercept 阻止 ERA 发生放射学进展的效果优于单独使用 MTX。

二、Etanercept 联合 MTX 治疗 RA

Weinblatt M E 等进行了 Etanercept 联合 MTX 治疗 RA 患者的随机、双盲和安慰剂对照的临床实验,89 例 RA 患者被随机分为 2 组:其中 59 例 RA 患者接受 25 mg 剂量的 Etanerceptt 联合 MTX 治疗,每周 2 次;另外 30 例 RA 患者接受安慰剂治疗。联合所用的 MTX 的剂量为 15~25 mg/周。试验疗程为 6 个月,治疗效果用 ACR 标准进行评价。最后研究结果显示,接受 Etanercept 联合 MTX 治疗的 RA 患者有 71% 达到 ACR 20% 治疗反应,有 39% 达到 ACR 50% 治疗反应;而使用安慰剂治疗组仅有 27% 的患者达到了 ACR 20% 治疗反应。Mekremer 等对上述临床研究中的 79 例 RA 患者也进行了进一步的随访研究。上述患者接受 Etanercept 治疗的最长时间是 47 个月,平均为 44 个月。随访结果显示,接受 Etanercept 联合 MTX 治疗的 RA 患者在治疗期间一直保持稳定的较好的疗效,并且 Etanercept 的使用有助于 MTX 和泼尼松的减量。与对照组相比,不良反应的发生率并未见增加。

Klareskog L 等随后的研究亦证实 Etanercept 联合 MTX 治疗 RA 的临床疗效及放射学疗效均显著优于单独使用 Etanerceptt 或 MTX。

三、Etanercept 治疗幼年特发性关节炎的临床疗效

幼年特发性关节炎(JIA)被称为幼年类风湿关节炎(JRA)及幼年慢性关节炎(JCA)。在一项研究 Etanercept 治疗 JIA 的临床试验中,69 例年龄在 4~17 岁的中重度 JIA 患者参与了试验。以上参与试验的患者同时服用了稳定剂量的 NSAIDs 及激素(0.2 mg/kg,最大剂量不超过 10 mg/kg)。在试验的第一阶段,所有患者均接受了 3 个月的 Etanercept 的治疗(0.4 mg/kg,最大单次剂量为 25 mg);在试验的第二阶段,第一阶段结束时达到 30% 改善程度的患者被随机分为 2 组,一组继续接受 Etanercept 治疗,另一组接受安慰剂治疗,观察时间为 4 个月。试验结果发现,在第一阶段结束时,有 51 例(74%)患者显示了较好的临床疗效。在第二阶段的试验中,25 例继续接受 Etanercept 治疗的患者有 7 例(24%)出现了病情复发,平均复发时间为 116 天;而 26 例接受安慰剂治疗的患者有 21 例(81%)出现了病情复发,其平均复发时间仅为 28 天。对第二阶段接受安慰剂治疗出现复发的患者,再次接受 Etanercept 治疗时,多数患者显示了较好的疗效。基于以上试验结果,FDA 在 1999 年批准 Etanercept 用于治疗中重度的、活动期的、对一种或多种 DMARDs 疗效反应不好的多关节型 JIA。持续时间 2 年的随访研究发现,在第一阶段中有效的患者在随访时间内多数仍维持了较好的临床疗效。来自法国的研究发现,Etanercept 对系统型 JIA 患者的疗效低于寡关节炎型 JIA 及多关节炎型 JIA。有关 Etanercept 对 JIA 不同亚型的临床疗效是否不同,尚有待于进一步的研究来验证。

第四节　不良反应及注意事项

在上述的临床试验及后来的市场调查中发现，Etanercept 的耐受性总体较好，Etanercept 导致严重不良反应的概率与安慰剂相比无显著性差异，尚未见其有重要脏器毒性的报道。已经发现的 Etanercept 的不良反应包括感染、注射部位反应、脱髓鞘病变及免疫原性等。

一、感染

动物试验及人体试验中均已发现，TNF－α在机体抗细胞内微生物感染中具有重要作用。在早期的临床实验中，接受 Etanercept 治疗的 RA 患者在感染发生的频率及病种上与安慰剂对照组相比无明显区别。在 FDA 批准 Etanercept 治疗 RA 之后 5 个月，在 25 000 例 RA 患者中进行了 Etanercept 的售后调查，结果发现有 30 例 RA 患者发生了严重的感染，其中 6 例病亡。FDA 随后又进行的 Etanercept 的一次售后调查中，在 80 000 例 RA 患者中发现有 1 例发生了结核感染，有 2 例发生了卡氏肺囊虫肺炎，有 108 例感染了疱疹病毒。感染造成 93 例患者病亡，占病死总数的 62%。基于以上发现，Etanercept 的标签以后均被添加了警示，强调该药有增加感染的危险。

根据 FDA 公布的数据，Etanercept 导致 RA 患者发生结核杆菌感染的概率为 9/100 000，并不显著高于普通人群发生结核的风险。但考虑到以上数据来源于自愿报告的药物不良反应报告系统，因此以上概率存在低估的可能。

二、注射部位反应

注射部位反应是 Etanercept 最常见的不良反应之一，约见于 1/3 的使用者。注射部位反应大多表现为注射部位及周围隆起的红斑，在注射后早期出现，在继续治疗后大多患者会逐渐好转及消失，只有不到 1% 的患者因为注射部位反应而停止治疗。

三、脱髓鞘病变

在上述临床试验中，并未发现 Etanercept 可以引起脱髓鞘病变。但在 FDA 的药物不良反应报告系统中及在 Etanercept 的售后调查中，均已发现有 RA 患者在使用 Etanercept 后出现了脱髓鞘病变。迄今为止，研究发现 Etanercept 导致的多发性硬化的概率为 3.2/100 000。Etanercept 引起脱髓鞘病变的机制目前尚不完全明确。

四、免疫原性

在有关 Etanercept 治疗 RA 的多个临床试验中,均发现 Etanercept 可以引起机体产生自身抗体,其中主要是抗核抗体及抗 ds-DNA 抗体。有研究发现,接受 Etanercept 治疗的 RA 患者中,有 11％会出现抗核抗体阳性,有 15％会出现抗 ds-DNA 抗体阳性(放免法),而安慰剂组仅为 5％及 4％。但在以上临床试验中,却并未发现自身抗体阳性的患者发生系统性红斑狼疮等自身免疫性疾病。

五、其他

Etanercept 的售后调查中发现 Etanercept 可能会导致 RA 患者出现全血细胞减少,包括再生障碍性贫血。但由于 RA 同时还接受了其他免疫抑制剂治疗,因此,尚不能完全肯定 Etanercept 与血细胞减少之间的因果关系。

目前尚未发现 Etanercept 可引起肿瘤发病风险增加,但鉴于 TNF-α 在肿瘤发生中的重要作用,Etanercept 是否会引起肿瘤发病风险增加尚待更长期限的观察。

目前也尚未发现 Etanercept 具有致畸作用,但总的来说,Etanercept 对妊娠期及哺乳期患者的影响尚待进一步的研究。

六、小结

众多的研究均已证明,Etanercept 单独使用或与 MTX 联合使用,可缓解 RA 患者的临床症状,减缓关节的破坏。虽然可能会引起感染风险增加及有其他不良反应,但 Etanercept 对大多数 RA 患者是安全的。

(李　博　詹又佳)

参 考 文 献

［1］ McGahan L. Etanercept：anti-tumor necrosis factor therapy for rheumatoid arthritis ［J］. Issues Emerg Health Technol, 1999, Oct, (8)：1-6.

［2］ Taylor P C. Anti-TNF therapy for rheumatoid arthritis and other inflammatory diseases ［J］. Mol Biotechnol, 2001, Oct, 19(2)：153-168.

［3］ Mikuls T, Moreland L. The treatment of rheumatoid arthritis：a review of recent clinical trials ［J］. Curr Rheumatol Rep. 1999 Dec, 1(2)：135-138.

［4］ Bathon J M, Martin R W, Fleischmann R M, et al. A comparison of etanercept and methotrexate in patients with early rheumatoid arthritis. Engl J Med 2001 Jan 18,344(3)：240.

［5］ Spencer-Green G. Etanercept (Enbrel)：update on therapeutic use ［J］. Ann Rheum Dis, 2000, Nov, 59 Suppl 1：i46-49.

［6］ Murray K M, Dahl S L. Recombinant human tumor necrosis factor receptor（p75）Fc fusion protein （TNFR：Fc）in rheumatoid arthritis ［J］. Ann Pharmacother. 1997 Nov, 31(11):1335－1338.

［7］ Epstein W V. Treatment of rheumatoid arthritis with a tumor necrosis factor receptor-Fc fusion protein ［J］. N Engl J Med, 1997, Nov 20,337(21):1559－1560; author reply 1560－1561.

［8］ Mannik M, Wener M. Treatment of rheumatoid arthritis with a tumor necrosis factor receptor-Fc fusion protein ［J］. N Engl J Med, 1997, Nov 20,337(21):1560; author reply 1560－1561.

［9］ Weinblatt M E, Kremer J M, Bankhurst A D, et al. A trial of etanercept, a recombinant tumor necrosis factor receptor：Fc fusion protein, in patients with rheumatoid arthritis receiving methotrexate ［J］. N Engl J Med, 1999, Jan 28,340(4):253－259.

［10］ Moreland L W, Schiff M H, Baumgartner S W, et al. Etanercept therapy in rheumatoid arthritis. A randomized, controlled trial ［J］. Ann Intern Med. 1999 Mar 16,130(6):478－486.

［11］ Kremer J M, Weinblatt M E, Bankhurst A D, et al. Etanercept added to background methotrexate therapy in patients with rheumatoid arthritis：continued observations ［J］. Arthritis Rheum, 2003, Jun, 48(6):1493－1499.

［12］ Pincus T, Ferraccioli G, Sokka T, et al. Evidence from clinical trials and long-term observational studies that disease-modifying anti-rheumatic drugs slow radiographic progression in rheumatoid arthritis：updating a 1983 review ［J］. Rheumatology (Oxford), 2002, Dec, 41(12):1346－1356.

［13］ Genovese M C, Bathon J M, Martin R W, et al. Etanercept versus methotrexate in patients with early rheumatoid arthritis：two-year radiographic and clinical outcomes ［J］. Arthritis Rheum, 2002, Jun, 46(6):1443－1450.

［14］ van Vollenhoven R F, Ernestam S, Harju A, et al. Etanercept versus etanercept plus methotrexate：a registry-based study suggesting that the combination is clinically more efficacious ［J］. Arthritis Res Ther, 2003,5(6):R347－351.

［15］ Keystone E C, Schiff M H, Kremer J M, et al. Once-weekly administration of 50 mg etanercept in patients with active rheumatoid arthritis：results of a multicenter, randomized, double-blind, placebo-controlled trial ［J］. Arthritis Rheum, 2004, Feb, 50(2):353－363.

［16］ Bathon J M, Genovese M C. The Early Rheumatoid Arthritis (ERA) trial comparing the efficacy and safety of etanercept and methotrexate ［J］. Clin Exp Rheumatol. 2003 Sep-Oct, 21(5 Suppl 31):S195－7.

［17］ Cutolo M. Etanercept improves rheumatoid arthritis partially responsive to methotrexate ［J］. Clin Exp Rheumatol, 2001, Nov-Dec, 19(6):626－627.

［18］ Coenen M J, Toonen E J, Scheffer H, et al. Pharmacogenetics of anti-TNF treatment in patients with rheumatoid arthritis ［J］. Pharmacogenomics, 2007, Jul, 8(7):761－773.

［19］ Curtis J R, Patkar N, Xie A, et al. Risk of serious bacterial infections among rheumatoid arthritis patients exposed to tumor necrosis factor alpha antagonists ［J］. Arthritis Rheum, 2007, Apr, 56(4):1125－1133.

［20］ Kietz D A, Pepmueller P H, Moore T L. Therapeutic use of etanercept in polyarticular course juvenile idiopathic arthritis over a two year period ［J］. Ann Rheum Dis. 2002 Feb, 61(2):171－3.

［21］ Schmeling H, Mathony K, John V, et al. A combination of etanercept and methotrexate for the treatment of refractory juvenile idiopathic arthritis：a pilot study ［J］. Ann Rheum Dis, 2001, Apr, 60(4):410－412.

［22］ Lovell D J, Giannini E H, Reiff A, et al. Long-term efficacy and safety of etanercept in children with polyarticular-course juvenile rheumatoid arthritis：interim results from an ongoing multicenter, open-label, extended-treatment trial ［J］. Arthritis Rheum, 2003, Jan, 48(1):218－226.

［23］ Smith M D. Etanercept treatment of rheumatoid arthritis in the "real world" ［J］. Ann Rheum Dis, 2003, Jan, 62(1):95－96; author reply 96.

［24］ Murphy F T, Enzenauer R J, Battafarano D F, et al. Etanercept-associated injection-site reactions ［J］. Arch Dermatol, 2000, Apr, 136(4):556－557.

［25］ Russell E，Zeihen M，Wergin S，et al. Patients receiving etanercept may develop antibodies that interfere with monoclonal antibody laboratory assays ［J］. Arthritis Rheum，2000，Apr，43(4):944.

［26］ Jin J，Chang Y，Wei W. Clinical application and evaluation of anti-TNF - alpha agents for the treatment of rheumatoid arthritis ［J］. Acta Pharmacol Sin，2010，Sep，31(9):1133 - 1140.

［27］ Galloway J B，Hyrich K L，Mercer L K，et al. Anti-TNF therapy is associated with an increased risk of serious infections in patients with rheumatoid arthritis especially in the first 6 months of treatment: updated results from the British Society for Rheumatology Biologics Register with special emphasis on risks in the elderly ［J］. Rheumatology (Oxford). 2011 Jan，50(1):124 - 131.

［28］ Orme M E，Macgilchrist K S，Mitchell S，et al. Systematic review and network meta-analysis of combination and monotherapy treatments in disease-modifying antirheumatic drug-experienced patients with rheumatoid arthritis: analysis of American College of Rheumatology criteria scores 20，50，and 70 ［J］. Biologics，2012,6:429 - 464.

［29］ Anink J，Otten M H，Prince F H，et al. Tumour necrosis factor-blocking agents in persistent oligoarticular juvenile idiopathic arthritis: results from the Dutch Arthritis and Biologicals in Children Register ［J］. Rheumatology (Oxford)，2013，Apr，52(4):712 - 717.

第六章

英夫利昔单抗治疗类风湿关节炎

第一节　概　　述

英夫利昔单抗(Infliximab,商品名类克)从 1992 年被批准用于 RA 治疗至今已 20 余年,大量的临床证据表明英夫利昔单抗可有效治疗 RA 的症状和体征,快速持续地抑制炎症反应,防止关节炎损害的放射学进展,并具有较高的安全性。此外,在最近的研究中,研究人员观察到部分患者可以达到停药后病情持续缓解。虽然存在一些不良反应限制了它的使用,但毋庸置疑,英夫利昔单抗已成为治疗类风湿关节炎的一种有力武器。

第二节　药效学及药动力学

TNF-α是 RA 发病和维持关节慢性滑膜炎症反应的最重要的致炎细胞因子之一。TNF-α可作用于 RA 关节组织中的滑膜细胞、巨噬细胞、软骨细胞和破骨细胞,使这些细胞活化,产生金属蛋白酶、胶原酶、基膜溶解酶等,导致局部炎症反应和血管翳等形成,从而进一步软骨破坏和骨侵蚀。Infliximab 是第一个在美国获批准上市治疗 RA 的抗 TNF-α单克隆抗体,是人鼠融合的抗 TNF-α单抗,可变区(V 区)即抗原结合区为鼠源性,稳定区(C 区)为人源性。本药能与 TNF-α的可溶形式及跨膜形式高度结合,从而使 TNF-α失去活性从而阻断其病理机制。

Infliximab 的单次静脉输注用量从 3 mg/kg～20 mg/kg,最大血清药物浓度与剂量呈线性关系。稳态时的分布容积与剂量无关,说明本药主要分布于血管腔隙内。类风湿关节炎治疗剂量为 3 mg/kg～10 mg/kg,药动学结果显示本药半衰期为 8.0～9.5 日。

第三节　临床应用

在生物制剂出现之前,非生物合成缓解病情抗风湿药物(DMARDs)[例如甲氨蝶呤(MTX)、柳氮磺胺吡啶(SZS)、来氟米特(LEF)等]是治疗 RA 的主要药物。相关研究显示,这一类药物不但可以改善患者的症状和体征,而且可以阻止部分关节损伤的进展。皮质类固醇也具有 DMARD 类似的作用,但其不良反应限制了它的长期使用。虽然 DMARDs 对大部分 RA 患者治疗有效,但仍有相当数量的患者疗效不佳而迫切需要其他不同的治疗方法。Infliximab 是第一个被证实对 RA 治疗有效的生物制,诸多临床试验已证实,Infliximab 联合 MTX 治疗优于 MTX 单独治疗。在早期的活动性 RA 患者应用 Infliximab 治疗可使病情持续缓解。在最近的研究中,研究人员观察到部分患者还能达到停药仍持续病情缓解。英夫利昔单抗已被证实对各阶段的类风湿关节炎都是一个非常有效的治疗药物。

一、对早期类风湿关节炎的治疗

现有的研究已发现,RA 患者在早期即可出现关节破坏,并且,在一部分患者关节损害发展非常快速,为了防止关节破坏,尽早对这部分 RA 患者进行有效的治疗显得极为重要,而对于病程迅速恶化的 RA 患者更应尽早尽强的给予治疗,可使这类患者受益更多。

超早期的英夫利昔单抗治疗已被证实对早期预后不良的 RA 患者是有效的。在一项随机的、双盲的研究中,20 例初治的早期的(病程<12 个月)、预后不良的 RA 患者,随机接受英夫利昔单抗(3 mg/kg)或安慰剂联合 MTX 治疗,为期 12 个月。经过 1 年的治疗,磁共振成像(MRI)影像学证实,在英夫利昔单抗联合治疗组观察到的关节滑膜炎症和关节损伤的改善明显优于对照组,尤其在关节破坏进展更是明显减轻。

在 ASPIRE 试验中,对 1 004 例 MTX 初治失败的早期的(3 年≤发病时间≥3 个月)病情中至重度活动的 RA 患者,对英夫利昔单抗(3 mg/kg 或 6 mg/kg,在第 0、2 和 6 周,此后每 8 周注射)联合 MTX(在 4 周内调高至 20 mg/周)的治疗进行观察研究,历时 54 周以上。结果显示,在临床、影像学和功能改善等方面比较,英夫利昔单抗联合甲氨蝶呤治疗明显优于 MTX 单药治疗,差异有统计学意义。

在第 54 周时,英夫利昔单抗不同剂量组之间相比临床疗效没有显著的差异,但与 MTX 单药治疗组相比,英夫利昔单抗治疗组在 ACR-N、ACR20、ACR50 和 ACR70 的反应达标率更高。从基线到 54 周,在影像学进展方面,英夫利昔单抗(3 mg/kg 或 6 mg/kg)联合 MTX 治疗组比单用 MTX 组明显减轻,差异有统计学意义。(vdH-Sharp 评分分别为 0.4±5.8,0.5±5.6 和 3.7±9.6,见图 6-1)。此外,在改善身体功能(健康评估问卷)方面,两个英夫利昔单抗联合治疗组也比单用 MTX 治疗组疗效更显著。

从 ASPIRE 试验研究的另一份报告结果得出类风湿关节炎的病情活动标志物(包括实

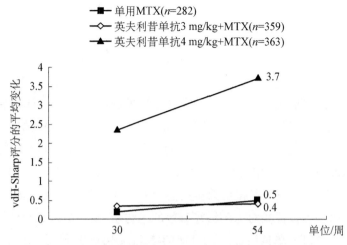

图6-1　对于早期类风湿关节炎的放射学进展的观察,英夫利昔单抗联合甲氨蝶呤(MTX)治疗与单用 MTX 相比,更能减少关节损伤的进展($P < 0.001$,在第 30 周和 54 周,vdH-Sharp 评分)

验室、临床和影像学指标)预测值与关节损伤的进展相关。目前最好预测指标包括关节肿胀的数目、存在自身抗体(高滴度的类风湿因子和抗环瓜氨酸抗体)和升高的急性期反应指标[如红细胞沉降率(ESR)或 C-反应蛋白(CRP)水平]。在单用 MTX 治疗组的患者,如果在基线时存在更多的关节肿胀、更高的 ESR、CRP 水平和滴度更高的类风湿因子水平,在第54 周时关节损害更严重。而在英夫利昔单抗联合 MTX 治疗的患者则没有这种相关性,他们对关节损伤的影响与疾病的基础活动度或自身抗体状态无关。无论基线时疾病活动度或关节损伤情况如何,英夫利昔单抗联合甲氨蝶呤治疗都可抑制关节损害的放射学进展。诸多实验证明,目前在用的所有的抗肿瘤坏死因子抑制剂联合 MTX 治疗,都能非常有效地阻止关节损害的放射学进展。

　　更重要的是,英夫利昔单抗联合甲氨蝶呤治疗组,在第 14 周时达到低或中度病情活动度的患者,关节炎放射学进展停止了。而在 MTX 组,就算达到了低病情活动度,关节炎仍然处于进展状态。这证明关节炎症的控制与关节破坏进展不完全有直接相关,从而打破了关于关节炎症和关节破坏之间联系的传统认识。既往认为,无论使用什么方法,减轻患者的炎症活动就可以抑制或者减轻关节破坏的进展。对于甲氨蝶呤单药治疗的患者,如果不能在 3 个月至 1 年内实现病情完全缓解,关节的破坏进展与关节炎症的活动程度几乎呈线性增加关系,最严重的几乎可达到了约 6 个等级的放射学评分。(见图 6-2)。而在英夫利昔单抗联合 MTX 治疗组,不仅在病情完全缓解的患者,而且在低活动度,甚至中等疾病活动度的患者中也可以发现关节的影像学进展呈现完全或大部分的停止。但是,实验结果表明,即使是联合治疗,疾病的活动度仍然与关节损伤进展仍有一定相关性,只是斜率已有了改变。因此,TNF－α拮抗剂联合 MTX 治疗相对于单用 MTX 治疗后,不仅在病情高度活动的患者,而且在低活动度的患者,也可减轻炎症对关节破坏的影响,减缓关节损伤破坏的进展。

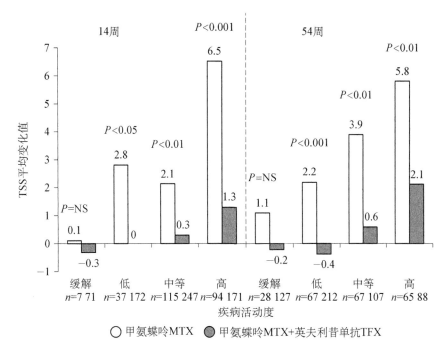

图 6-2　早期类风湿关节炎,疾病活动度用总 Sharp 评分(TSS)、简化疾病活动指数
进行分组。IFX,英夫利昔单抗;甲氨蝶呤 MTX,NS,没有显著性差异

二、MTX 疗效不佳的患者

虽然 MTX 的疗效是确定的,但对那些病情快速进展(RPD)的患者如果能早期得到更强有力的治疗则能获益更多。CRP 和 ESR 的水平可作为仅用 MTX 单药治疗的 RA 早期患者未来的关节损伤的预测指标,并可能促使潜在的优化管理,尽早联合肿瘤坏死因子拮抗剂的治疗。因为一些研究已经证实,对仅用 MTX 治疗的存在 RPD 可能的 RA 患者,在早期即联合英夫利昔单抗治疗长远的益处更大。英夫利昔单抗在疾病早期和长期的疗效都已得到证实。

GUEPARD 试验结果表明,对那些仅用 DMARD 治疗在 3～6 个月内不能达到治疗目标的患者再联合肿瘤坏死因子拮抗剂治疗,与从早期就采用联合治疗的患者相对比,疗效相类似。对类风湿关节炎患者的病情快速进展的预测是目前面临的一个有趣的有关节生物治疗选择和令人兴奋的该领域的快速发展的挑战。目前,可能的预测指标包括肿胀关节计数、类风湿因子滴度、C 反应蛋白水平和 ESR。

实验结果显示,英夫利昔单抗联合 MTX 治疗比 MTX 单药治疗的患者更多达到 ACR50(分别是 78% 和 40%)和 ACR70(分别为 67% 和 30%)缓解。此外,经 12 个月治疗后,联合治疗组在身体功能(采用健康评估问卷评估)和生活质量(采用类风湿关节炎生活质量问卷评估)也得到更大的改善(见图 6-3)。1 年后治疗停止,随后对这些患者进行长达 12 个月的随访。英夫利昔单抗联合 MTX 治疗的患者,本组中 70% 的患者存在持续的临床疗

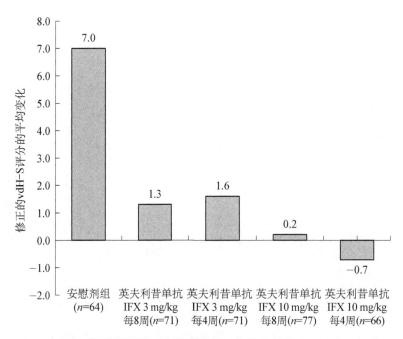

图 6－3　确诊的类风湿关节炎:关节结构损伤的进展程度。治疗 1 年后观察,英夫利昔单抗(IFX)联合甲氨蝶呤(MTX)比单用 MTX 更能减轻关节结构损伤的进展。所有患者同时接受 MTX 治疗,所有不同剂量组和不同疗程组差异都有统计学意,$P < 0.001$。vdH-Sharp 评分

效,DAS28 的中位数为 2.05。身体功能和生活质量得到显著改善,也持续存在。

而在 BeST 随机研究中,对 508 例 RA 患者进行 4 个不同治疗策略的评估,也得到了类似的结果。超过 1 年的观察,初始就大剂量泼尼松联合 MTX 及柳氮磺胺吡啶治疗组(第 3 组,133 例)或英夫利昔单抗联合甲氨蝶呤治疗组(第 4 组,128 例)相对于连贯的单药治疗组(第 1 组,126 例)或上阶梯联合治疗组(第 2 组,121 例),能更快地改善身体功能和减缓关节破坏的影像学进展,并且在大部分观察点这种差异都具有统计学意义。

BeST 研究同样证明,英夫利昔单抗联合 MTX 治疗得到的临床效益和功能改善能持续保持超过 4 年时间。此外,这项研究提供了有关节 RA 病情缓解的重要信息。经过 2 年的英夫利昔单抗联合治疗后,第 4 组的 120 例患者有 67 例(56%)可以停止治疗,并且 67 例患者中 40 例(占第 4 组患者的 33%)达到临床缓解。此外,本组患者中(16%)比第 2 和 3 组(分别为 6% 和 7%,$P < 0.05$)有更多患者达到持续的临床缓解。(第 1 组和第 4 组之间的差异没有统计学意义)。经过 3 年的联合治疗,在第 3 组有 31% 的患者和第 4 组有 48% 的患者能够逐渐改为 DMARD 单药治疗或不需要 DMARD 治疗。

最后,在第 4 年,120 例患者中有 61 例(51%)患者停用英夫利昔单抗,61 例患者中有 20 例(17%)达到病情完全缓解,持续的平均时间为 1 年。6 年的 BeST 研究结果在 2009 年 10 月的 ACR 会议上公布。初始的 508 例患者的研究人群中,99(19%)在 6 年当中退出实验。在余下的 409 例患者中,有 51% 的患者在第 6 年时保持临床缓解,17% 的患者(36 例)

达到了连续的停药病情缓解状态。

ATTRACT 研究对 428 例患者经过 3 个月及以上的 MTX 治疗仍病情活动的 RA 患者（平均病程为 7.2～9 年）的英夫利昔单抗治疗的疗效进行观察评估。患者分别在第 0、第 2 和第 6 周,后续每 4 周或 8 周接受 3 mg/kg 或 10 mg/kg 英夫利昔单抗注射联合 MTX 治疗。这项随机、双盲、安慰剂对照的 III 期临床研究结果表明,英夫利昔单抗联合 MTX 对改善非早期的 RA 患者的症状和体征效果显著。治疗 30 周的观察评估结果表明,接受任何英夫利昔单抗剂量的联合治疗的患者中有 51.8％达到 ACR20 的临床反应（从基线采用的 ACR 的评估标准≥20％的改善,(ACR20)）,而接受安慰剂联合 MTX 组只有 17％的患者达到 ACR20 缓解。此外,英夫利昔单抗联合甲氨蝶呤组约 30％的患者达到 ACR50 的改善,而在安慰剂联合 MTX 治疗组只有 5％。

ATTRACT 研究还表明,英夫利昔单抗联合甲氨蝶呤治疗相对于 MTX 单药治疗可以更显著减轻 RA 患者的关节损伤的进展。治疗 1 年后发现,相对于安慰剂联合 MTX 治疗组,英夫利昔单抗联合 MTX 治疗更能改善炎症相关的关节损伤的进展,显著延缓关节破坏的影像学进展（vdH-Sharp 评分,分别为 1.63 和 6.95,见图 6 - 4）。

ATTRACT 研究还评估了在英夫利昔单抗联合甲氨蝶呤治疗没有达到临床疗效的患

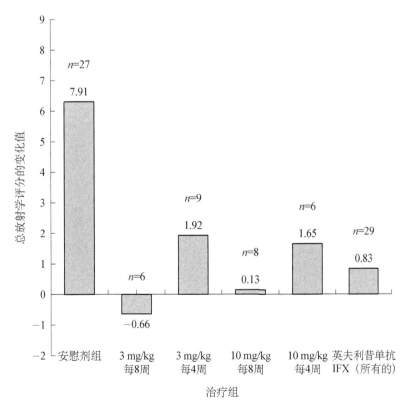

图 6 - 4　非早期的类风湿关节炎:炎症和关节破坏。治疗组中的从第 2 周至
　　　　54 周保持临床无反应的患者从基线到第 54 周的改进的 vdH-Sharp
　　　　评分的平均改变

者中(ACR20无反应)关节炎症和关节破坏的相关性,发现英夫利昔单抗联合甲氨蝶呤治疗组比安慰剂组更能减轻关节的损伤。结果表明,关节炎患者即使没有病情活动,关节损伤进展也是可能存在的,在对早期类风湿关节炎的治疗也得出类似的结论(见图6-2)。如上所述,对英夫利昔单抗的长期治疗的研究已经证明,其对关节损害有持续的、积极的影响。例如,在ATTRACT研究的第2年,数据显示,英夫利昔单抗联合甲氨蝶呤治疗组与安慰剂组(安慰剂联合MTX治疗组)相比,能更显著地改善临床反应和抑制关节破坏的进展。

研究表明,在治疗的2年期间,相对于接受安慰剂治疗的患者(联合MTX治疗疗效不佳),接受英夫利昔单抗联合甲氨蝶呤治疗的患者不仅有持续良好的临床反应和抑制关节损伤,同时也能更显著地改善身体功能(自我管理的健康评估问卷进行评估)与健康相关的生活质量。另一项对511例长期的、难治性RA患者研究发现,接受英夫利昔单抗长期治疗能持续减轻病情活动度。

三、其他TNF-α拮抗剂疗效不佳或不能耐受的患者

研究证实,使用依那西普或阿达木单抗等治疗无效的患者转化成英夫利昔单抗治疗仍然可能有效。在Opposite研究中,经依那西普每周50 mg治疗16周的治疗反应不完全的患者,转换为英夫利昔单抗注射,在注射3次后,一年总的vdH-Sharp评分进展评分降低50%,治疗30周后(注射5次)平均年病情进展率为0。

第四节 安全注意事项

经过10多年的临床使用和观察研究,总体上讲,英夫利昔单抗治疗不但疗效显著,而且安全,耐受性好。2009年进行的一项包括7项RA治疗的随机对照试验的荟萃分析结果显示($n = 2\,100$例),使用持续时间$\leqslant$1年,与安慰剂联合MTX治疗相比,英夫利昔单抗联合MTX治疗组出现严重感染、恶性肿瘤或死亡的发生率的差异并无统计学意义。感染发生率的差异接近有统计学意义($P = 0.06$)。输液反应的发生率差异有统计学意义($P = 0.02$)。与对照组相比,因不良反应而退出实验的患者例数在英夫利昔单抗组最高,差异有统计学意义($P = 0.001$)。另一项包括340例患者的英夫利昔单抗治疗安全性的研究结果显示,在治疗1年期间,大概有7%的患者出现不良反应,严重的不良反应发生率与安慰剂对照组相似,且不良反应多为轻至中度,包括头痛、局部反应、红斑等。目前认为,英夫利昔单抗相关的严重不良反应包括:激活病毒、真菌或细菌等感染性疾病(如肺结核(TB)、李斯特菌、隐球菌、曲霉属和耶氏肺囊虫等机会性感染,乙肝肝炎病毒的再活,丙型肝炎的进展等);肝胆疾病(例如胆囊胆石症、罕见的黄疸和非传染性肝炎的恶化);过敏性/输液相关性反应(如过敏症);恶性肿瘤(如淋巴瘤、非黑色素瘤皮肤癌);自身抗体的形成(如狼疮样综合征);血液病(如溶血性贫血、再生障碍性贫血);神经系统疾病(如视神经炎、癫痫、多发性硬化症等脱髓

鞘疾病)和充血性心功能不全的恶化等。

一、感染

相关研究数据显示英夫利昔单抗及其他抗肿瘤坏死因子治疗导致结核感染的风险增加。因此,在开始治疗之前,所有患者必须根据当地的标准进行活动性和非活动性(隐性的)结核感染的风险评估。不管是隐性的(或活动性)结核感染都必须考虑给予适当的预防或治疗措施。

对于其他的感染,在北美,对 18 305 例注册 RA 患者进行的观察性队列研究得出结论,与 MTX 治疗相对比,TNF‑α 拮抗剂治疗的总体感染风险没有显著性增加,并且不同的生物制剂在感染安全性方面结果相似。英国风湿病学会对 TNF‑α 治疗患者的感染发生率进行了一项前瞻性的观察性研究,对登记注册的 7 664 例使用 TNF‑α 拮抗剂治疗和 1 354 例使用慢作用药治疗的 RA 患者进行了观察研究。结果显示,不同的肿瘤坏死因子拮抗剂之间的严重感染的发生率相似:英夫利昔单抗是 55.2 例/1 000 人×年,依那西普是 51.3 例/1 000 人×年,阿达木单抗是 51.9 例/1 000 人×年。TNF‑α 拮抗剂队列中有 525 例出现了严重的感染,而 DMARDs 队列只有 56 例(随访发生率分别为 9 868 和 1 352 人×年)。经风险基线调整后,TNF‑α 拮抗剂队列与 DMARDs 队列的严重感染发病率的风险比为 1.03(95% 可信区间为 0.68~1.57),这表明两个治疗组之间的风险水平相近。但是,不同群体之间的严重感染的类型不同,有 19 例严重的细菌细胞内感染只发生在 TNF‑α 拮抗剂队列。因此,有活动性感染的患者应慎用英夫利昔单。治疗过程中如出现重度感染或条件致病菌感染时,也应评估风险,必要时暂停英夫利昔单抗治疗,待感染治愈后再继续使用。

慢性乙型肝炎和慢性丙型肝炎患者使用 TNF‑α 拮抗剂的长期安全性和有效性目前还不清楚,有研究显示,丙型肝炎患者使用 TNF‑α 拮抗剂不影响病毒载量,也不增加不良反应发生率,甚至可以改善症状和肝功能。但也有研究发现,一部分使用英夫利昔单抗的乙型肝炎患者可出现病毒血症恶化,丙氨酸转氨酶和天冬氨酸转氨酶等肝酶升高、黄疸等不良反应,而且有些病例可能出现致命的后果。因此在英利昔单抗治疗前就必须对乙肝病毒感染的风险进行充分评估。使用过程中严密监测患者的症状和体征,密切随访,必要时行有效的抗病毒治疗及咨询肝炎专科医师。

另有最近报道,Galloway JB 等进行有关 TNF‑α 拮抗剂治疗和化脓性关节炎相关性观察的一项前瞻性观察研究,比较了 11 881 例 TNF‑α 拮抗剂治疗和 3 673 非生物制剂治疗的患者之间出现化脓性关节炎的风险。TNF‑α 拮抗剂治疗组的发病率为 4.2/1 000 例×年(95% CI:3.6~4.8),非生物制剂治疗组的发病率为 1.8/1 000 例×年(95% CI:1.1~2.7)。经基线调整后,TNF‑α 拮抗剂治疗的化脓性关节炎的发病率为 2.3(95% CI:1.2~4.4)。且在第 1 个月的治疗出现的风险最高。研究结果显示,在 RA 患者,TNF‑α 拮抗剂的治疗使化脓性关节炎的风险增加了一倍。评估 RA 患者能否使用生物制剂治疗时,医生应该意识到这一点潜在的可能危及生命的并发症。

二、恶性肿瘤

肿瘤坏死因子拮抗剂可导致免疫活性的抑制,从理论上讲应该会增加恶性肿瘤等发生发展的风险。然而,上市后的监测观察,在接受 TNF 抑制剂治疗的患者,淋巴瘤的发生率(大多数为非霍奇金淋巴瘤)为 0.01～0.03 例/100 患者×年。在一个正常的年龄在 65 岁以上的人口基线,淋巴瘤预期的发生率是 0.07 例/100 患者×年。此外,淋巴瘤发生率也与一些免疫疾病相关,高活动度的 RA 患者中,淋巴瘤的发生率有所增加。自从英夫利昔单抗治疗时代开始,在超过 100 万例治疗患者中共有约 565 例发生淋巴瘤的病例报告,以此推算淋巴瘤的发生率为 0.017/100 例×年。根据目前的证据,还不能确定肿瘤坏死因子抑制剂,特别是英夫利昔单抗与淋巴瘤相关的结论,确定两者的关系需要临床继续跟踪观察和总结。

三、注射部位或输液反应

注射部位过敏反应或输液反应有可能发生在所有的肿瘤坏死因子拮抗剂治疗过程中。但从分子结构上说,英夫利昔单抗是一种人鼠源性(也就是嵌合)抗体,出现过敏反应的可能性更大,而且可能出现严重的致命性的过敏性休克。但,其实接受英夫利昔单抗的患者出现过敏反应并不多见。对一项包括 5 706 例患者接受 36 485 次英夫利昔单抗注射研究进行统计分析,每例患者平均接受 6.4 次注射。另一项研究包括 3 722 例患者接受了 15 379 次安慰剂注射,每例患者平均接受 4.1 次注射。结果显示,英夫利昔单抗的输液反应发生率为 4%,而安慰剂组为 1.6%。且大多数的输液反应为轻至中度(如恶心、头痛、出汗、面色潮红)。严重的输液反应发生率在英夫利昔单抗为 0.2%,而安慰剂组为 0。自身免疫抗原性也可以出现,如狼疮样综合征,发生率为 9%～17%,虽然自身免疫抗原性的具体影响目前还不十分清楚,但研究表明,出现自身免疫抗原性的患者出现输液反应的风险更高。而 Lee TW 等报道皮质类固醇的术前用药对输液反应发生率没有影响。

四、血液病

罕见全血细胞减少和再生障碍性贫血。如出现,应停止使用 TNF－α治疗,并对可能出现的情况进行评估。

五、心血管疾病

高剂量的英夫利昔单抗与充血心力衰竭死亡风险增高相关,特别是纽约心脏协会(NYHA)分级在Ⅲ～Ⅳ的患者,目前建议英夫利昔单抗禁止用于 NYHA 分级在Ⅲ～Ⅳ的患者,在心功能Ⅰ～Ⅱ级的患者中使用则应充分衡量患者的风险/效益。一项包括 508 例

RA 患者的针对英夫利昔单抗治疗与高血压的相关性研究,结果显示疾病活动度低的患者血压相对较低,而英夫利昔单抗治疗的患者血压更进一步降低。对这一反应在输液过程须引起重视,但具体的影响及相关机制需要做进一步的研究。

六、神经系统疾病

虽然有使用 TNF－α 拮抗剂治疗出现脱髓鞘病变的个案报道,但数据统计表明脱髓鞘综合征、视神经炎、横断性脊髓炎、多发性硬化及帕金森病的发生率并不高于一般人群。如有上述症状时应停用 TNF－α 拮抗剂治疗,停药后症状会有所改善或消失,若症状和体征无改善则需要进行治疗。如有明确的脱髓鞘病或视神经炎的患者则不应使用 TNF－α 拮抗剂。

七、妊娠

全球使用英夫利昔单抗的患者中,至今约有 300 例在用药前后,以及用药过程中受孕,其正常胎儿存活率、流产率,以及病情需要终止妊娠比率,和健康人群差异无统计学意义。但,由于其抑制 TNF－α,英夫利昔单抗可能会影响新生儿妊娠期间的正常免疫反应。由于现有的临床经验也仅限于排除风险,英夫利昔单抗不推荐在妊娠期间使用。

八、小结

TNF－α 拮抗剂的问世已从根本上改变了类风湿关节炎的整个治疗模式。英夫利昔单抗的疗效和安全性,在临床试验及使用过程中得到认可,对各阶段的 RA 患者都能有效的缓解临床症状及延缓甚至逆转病情进展,但在用药时要严格掌握适应证,在用药过程中严格监测输液反应、感染等不良反应。而且,如同其他任何药物一样,患者对英夫利昔单抗的反应也不尽相同,占一定比例的患者对治疗没有任何反应,或没有充分反应,或作为一个经典的 TNF－α 拮抗剂该有初步良好反应。在这些患者中,转换为使用其他的 TNF－α 拮抗剂,包括依那西普、阿达木单抗;或其他试剂,如 B 细胞清除的嵌合抗体,利妥昔单抗;T 细胞的共刺激抑制剂阿巴西普;或 IL－6 受体抑制剂托珠单抗,都可能是有效的。直至今日有关肿瘤坏死因子拮抗剂的研究发展,不但是肿瘤坏死因子拮抗剂如英夫利昔单抗,也包括其他生物制剂的重要阶段。相信随着各种生物制剂在中国的应用,将会大大充实这一类药物的临床用药经验,从而使得临床应用更加成熟并不断完善。

(陈新鹏　许赤多)

参 考 文 献

［1］Kotyla P J, Owczarek A, Rakoczy J, et al. Infliximab treatment increases left ventricular ejection fraction in patients with rheumatoid arthritis: assessment of heart function by echocardiography, endothelin 1, interleukin 6, and NT-pro brain natriuretic peptide [J]. J Rheumatol, 2012, Apr, 39 (4):701 - 706.

[2] Schabert V F, Bruce B, Ferrufino C F, et al. Disability outcomes and dose escalation with etanercept, adalimumab, and infliximab in rheumatoid arthritis patients: a US-based retrospective comparative effectiveness study [J]. Curr Med Res Opin, 2012, Apr, 28(4):569 - 580.

[3] Escudero-Vilaplana V, Ramírez-Herraiz E, Trovato-López N, et al. Influence on effectiveness of early treatment with anti-TNF therapy in rheumatoid arthritis [J]. J Pharm Pharm Sci, 2012,15(3):355 - 360.

[4] França I L, Ribeiro A C, Aikawa N E, et al. TNF blockers show distinct patterns of immune response to the pandemic influenza A H1N1 vaccine in inflammatory arthritis patients. Rheumatology (Oxford), 2012, Nov, 51(11):2091 - 2098.

[5] Takeuchi T, Miyasaka N, Tatsuki Y, et al. Inhibition of plasma IL－6 in addition to maintenance of an efficacious troughlevel of infliximab associated with clinical remission in patients withrheumatoid arthritis: analysis of the RISING Study. Ann Rheum Dis, 2012, Sep, 71(9):1583 - 1585.

[6] Van Vollenhoven R F, Geborek P, Forslind K, et al. Swefot study group. parallel-groupSwefot trial. Conventionalcombination treatment versus biological treatment in methotrexate-refractoryearly rheumatoid arthritis:2 year follow-up of the randomised, non-blinded [J]. Lancet, 2012, May 5,379 (9827):1712 - 1720.

[7] Mori S, Tokuda H, Sakai F, et al. NTM-BIORA (NTM infection in Biologic-treated RA patients) StudyInvestigators. Radiological features and therapeutic responses of pulmonarynontuberculous mycobacterial disease in rheumatoid arthritis patients receivingbiological agents: a retrospective multicenter study in Japan [J]. Mod Rheumatol. 2012 Sep, 22(5):727 - 737.

[8] Söderlin M K, Petersson I F, Geborek P. The effect of smoking on response anddrug survival in rheumatoid arthritis patients treated with their first anti-TNF drug [J]. Scand J Rheumatol, 2012, Feb, 41(1):1 - 9.

[9] Baron F, Suciu S, Amadori S, Muus P, et al. Value of infliximab(Remicade®) in patients with low-risk myelodysplastic syndrome: final results of a randomized phase Ⅱ trial (EORTC trial 06023) of the EORTC Leukemia Group [J]. Haematologica, 2012, Apr, 97(4):529 - 533.

[10] Isgren A, Forslind K, Erlandsson M, et al. High survivin levels predict poor clinical response to infliximab treatment inpatients with rheumatoid arthritis [J]. Semin Arthritis Rheum, 2012, Apr, 41 (5):652 - 657.

[11] Kita J, Tamai M, Arima K, et al. Delayed treatmentwith tumor necrosis factor inhibitors in incomplete responders to syntheticdisease-modifying anti-rheumatic drugs shows an excellent effect in patients withvery early rheumatoid arthritis with poor prognosis factors [J]. Mod Rheumatol, 2012, Apr, 22(2):195 - 201.

[12] Abalos Medina G M, Ruiz Villaverde G, Sánchez Cano D, et al. The impact of therapywith TNF － blockers on health-related quality of life in rheumatoid arthritispatients [J]. Reumatol Clin, 2011, May-Jun, 7(3):167 - 171.

[13] Galloway J B, Hyrich K L, Mercer L K, et al. BSR Biologics Register. Risk of septic arthritisin patients with rheumatoid arthritis and the effect of anti-TNF therapy: resultsfrom the British Society for Rheumatology Biologics Register [J]. Ann Rheum Dis, 2011, Oct, 70(10):1810 - 1814.

[14] Markenson J A, Gibofsky A, Palmer W R, et al. Persistence with anti-tumor necrosis factor therapies in patientswith rheumatoid arthritis: observations from the RADIUS registry [J]. J Rheumatol. 2011 Jul; 38(7):1273 - 81. doi:10. 3899/jrheum. 101142. Epub 2011 May 15.

[15] Van den Broek M, Klarenbeek N B, Dirven L, et al. Discontinuation of infliximab and potential predictors of persistent low disease activity in patients withearly rheumatoid arthritis and disease

activity score-steered therapy: subanalysis of the BeSt study [J]. Ann Rheum Dis. 2011 Aug, 70(8): 1389 – 1394.

[16] Takeuchi T, Miyasaka N, Tatsuki Y, et al. Baseline tumour necrosis factor alpha levels predict the necessity for doseescalation of infliximab therapy in patients with rheumatoid arthritis [J]. Ann RheumDis, 2011, Jul, 70(7):1208 – 1215.

[17] Klarenbeek N B, Güler-Yüksel M, van der Kooij SM, et al. The impact of four dynamic, goal-steered treatment strategies on the 5-year outcomes of rheumatoid arthritis patients in the BeSt study [J]. Ann Rheum Dis. 2011 Jun, 70(6):1039 – 1046.

[18] Wang S Y, Liu Y Y, Ye H, et al. Circulating Dickkopf – 1 is correlated with bone erosion and inflammation in rheumatoid arthritis [J]. J Rheumatol, 2011, May, 38(5):821 – 827.

[19] Kameda H, Tokuda H, Sakai F, et al. Clinical and radiological features of acute-onsetdiffuse interstitial lung diseases in patients with rheumatoid arthritisreceiving treatment with biological agents: importance of Pneumocystis pneumonia in Japan revealed by a multicenter study [J]. Intern Med, 2011,50(4):305 – 313. Epub2011 Feb 15.

[20] Van den Bemt B J, den Broeder A A, Wolbink G J, et al. Anti-infliximab antibodies are already detectable in mostpatients with rheumatoid arthritis halfway through an infusion cycle: anopen-label pharmacokinetic cohort study [J]. BMC Musculoskelet Disord, 2011, Jan 13,12:12.

[21] Klarenbeek N B, van der Kooij S M, Güler-Yüksel M, et al. Discontinuing treatment inpatients with rheumatoid arthritis in sustained clinical remission: exploratoryanalyses from the BeSt study [J]. Ann Rheum Dis, 2011, Feb, 70(2):315 – 319.

[22] Smolen J S, Aletaha D, Koeller M, et al. New therapies for treatment of rheumatoid arthritis [J]. Lancet, 2007,370:1861 – 1874.

[23] Abbott Laboratories. Five-year Data Demonstrate Initial Use of Abbott's Humira (Adalimumab) plus Methotrexate may Prevent Further Joint Damage in Early Rheumatoid Arthritis Patients [R].

[24] Centocor, Inc. Remicade becomes First Anti-TNF Biologic Therapy to Treat One Million Patients Worldwide [R].

[25] Lizzul P F, Aphale A, Malaviya R, et al. Differential expression of phosphorylated NF – κB/RelA in normal and psoriatic epidermis and downregulation of NF – κB in response to treatment with etanercept [J]. J Invest Dermatol 2005,124:1275 – 1283.

[26] Mitka M. Early rheumatoid arthritis treatments weighed [J]. JAMA, 2005,294:3073 – 3074.

[27] Williamson L, Dalbeth N, Dockerty J L, et al. Extended report: nail disease in psoriatic arthritis— clinically important, potentially treatable and often overlooked [J]. Rheumatology (Oxford), 2004, 43:790 – 794.

[28] Smolen J S, Steiner G. Therapeutic strategies for rheumatoid arthritis [J]. NatRev Drug Discov, 2003,2:473 – 488.

[29] Choy E H, Panayi G S. Cytokine pathways and joint inflammation inrheumatoid arthritis [J]. N Engl J Med, 2001,344:907 – 916.

[30] Chen S, Gill M A, Luu CH, Takami S. Pain and rheumatoid arthritis: an update [J]. Drug Topics, 2000, 144:47 – 55.

[31] Redlich K, Hayer S, Ricci R, et al. Osteoclasts are essential for TNF – α-mediated joint destruction [J]. J Clin Invest, 2002,110:1419 – 1427.

[32] Butler D M, Maini R N, Feldmann M, Brennan FM. Modulation ofproinflammatory cytokine release in rheumatoid synovial membrane cellcultures: comparison of monoclonal anti TNF – α antibody withinterleukin – 1 receptor antagonist [J]. Eur Cytokine Netw, 1995,6:225 – 230.

[33] Kirwan J R. Arthritis and Rheumatism Council Low-Dose Glucocorticoid Study Group: The effect of glucocorticoids on joint destruction in rheumatoidarthritis [J]. N Engl J Med, 1995,333:142 – 146.

[34] Elliott M J, Maini R N, et al. Randomised double-blindcomparison of chimeric monoclonal antibody to

tumour necrosis factoralpha (cA2) versus placebo in rheumatoid arthritis [J]. Lancet 1994,344:1105 - 1110.

[35] Maini R N, Breedveld F C, Kalden J R, et al. Therapeuticefficacy of multiple intravenous infusions of anti-tumor necrosis factor αmonoclonal antibody combined with low-dose weekly methotrexate inrheumatoid arthritis [J]. Arthritis Rheum, 1998,41:1552 - 1563.

[36] Lipsky P E, van der Heijde DMFM, St Clair E W, et al. Anti-Tumor Necrosis Factor Trial in Rheumatoid Arthritis with Concomitant Therapy Study Group: Infliximab and methotrexate in the treatment ofrheumatoid arthritis [J]. N Engl J Med, 2000, 343:1594 - 1602.

[37] Smolen J S, Han C, Bala M, et al. ATTRACT Study Group: Evidence of radiographicbenefit of treatment with infliximab plus methotrexate in rheumatoidarthritis patients who had no clinical response [J]. Arthritis Rheum, 2005,52:1020 - 1030.

[38] Keystone E C, Kavanaugh A F, Sharp J T, et al. Radiographic, clinical, and functional outcomesof treatment with adalimumab (a human anti—tumor necrosis factormonoclonal antibody) in patients with active rheumatoid arthritisreceiving concomitant methotrexate therapy [J]. Arthritis Rheum, 2004, 50:1400 - 1411.

[39] Landewé R, van der Heijde D, Klareskog L, et al. Disconnect between inflammation and joint destruction after treatmentwith etanercept plus methotrexate: results from the trial of etanerceptand methotrexate with radiographic and patient outcomes [J]. Arthritis Rheum, 2006,54:3119 - 3125.

[40] van der Heijde D, Klareskog L, Boers M, et al. TEMPO Investigators: Comparison of differentdefinitions to classify remission and sustained remission: 1 year TEMPOresults [J]. Ann Rheum Dis, 2005,64:1582 - 1587.

[41] Conaghan P G, Quinn M A, O'Connor P, et al. Canvery high-dose anti-tumor necrosis factor blockade at onset ofrheumatoid arthritis produce long-term remission? [J] Arthritis Rheum, 2002,46:1971 - 1972.

[42] Shergy W J, Isern R A, Cooley D A, et al. PROMPT Study Group. Profiling Remicade Onset withMTX in a Prospective Trial: Open label study to assess infliximab safety andtiming of onset of clinical benefit among patients with rheumatoidarthritis [J]. J Rheumatol, 2002,29:667 - 677.

[43] Maini R, St Clair W, Breedveld F C, et al. Infliximab (chimeric antitumournecrosis factor α monoclonal antibody) versus placebo inrheumatoid arthritis patients receiving concomitant methotrexate: arandomised phase Ⅲ trial [J]. Lancet, 1999,354:1932 - 1939.

[44] St Clair E W, van de Heijde D, Smolen J S, et al. Active-Controlled Study of Patients Receiving Infliximab for the Treatment of Rheumatoid Arthritis of Early Onset Study Group: Combination of infliximaband methotrexate therapy for early rheumatoid arthritis [J]. Arthritis Rheum, 2004, 50: 3432 - 3443.

[45] Verstappen S M M, Poole A R, Ionescu M, et al. Radiographic joint damage in rheumatoid arthritis is associated with differences in cartilage turnover and can be detected by serumbiomarkers: an evaluation from 1 to 4 years after diagnosis [J]. Arthritis ResTher, 2006,8:1 - 9.

[46] Vastesaeger N, Xu S, Aletaha D, et al. A pilot risk model forthe prediction of rapid radiographic progression in rheumatoid arthritis [J]. Rheumatology (Oxford), 2009,48:1114 - 1121.

[47] Emery P, McInnes I B, van Vollenhoven R, Kraan M C. Clinical identification andtreatment of a rapidly progressing disease state in patients withrheumatoid arthritis [J]. Rheumatology (Oxford), 2008,47:392 - 398.

[48] Van Gaalen F A, Linn-Rasker S P, van Venrooij W J, et al. Autoantibodies to cyclic citrullinatedpeptides predict progression to rheumatoid arthritis in patients withundifferentiated arthritis: a prospective cohort study [J]. Arthritis Rheum, 2004,50:709 - 715.

[49] Smolen J S, van der Heijde D, St Clair E W, et al. Active-ControlledStudy of Patients Receiving Infliximab for the Treatment of Rheumatoid Arthritis of Early Onset (ASPIRE) Study Group:

Predictors of joint damage inpatients with early rheumatoid arthritis treated with high-dosemethotrexate with or without concomitant infliximab. Results from theASPIRE trial [J]. Arthritis Rheum, 2006, 54:702-710.

[50] Smolen J S, Han C, van der Heijde D M, et al. Active-Controlled Study of Patients Receiving Infliximab for the Treatment of Rheumatoid Arthritis of Early Onset (ASPIRE) Study Group: Radiographic changes inrheumatoid arthritis patients attaining different disease activity statewith methotrexate monotherapy and infliximab plus methotrexate: theimpacts of remission and tumour necrosis factor blockade [J]. Ann Rheum Dis, 2009,68:823-827.

[51] Breedveld F C, Emery P, Keystone E, et al. Infliximab in active earlyrheumatoid arthritis [J]. Ann Rheum Dis, 2004,63:149-155.

[52] Quinn M A, Conaghan P G, O'Connor P J, et al. Very early treatment with infliximab inaddition to methotrexate in early, poor-prognosis rheumatoid arthritisreduces magnetic resonance imaging evidence of synovitis and damage, with sustained benefit after infliximab withdrawal [J]. Arthritis Rheum, 2005,52:27-35.

[53] Breedveld F C, Weisman M H, Kavanaugh A F, et al. The PREMIER study: a multicenter, randomized, double-blind clinical trial of combinationtherapy with adalimumab plus methotrexate versus methotrexate aloneor adalimumab alone in patients with early, aggressive rheumatoidarthritis who had not had previous methotrexate treatment [J]. ArthritisRheum, 2006,54:26-37.

[54] Genovese M C, Bathon J M, Martin R W, et al. Etanercept versus methotrexate in patientswith early rheumatoid arthritis: two-year radiographic and clinicaloutcomes [J]. Arthritis Rheum, 2002,46: 1443-1450.

[55] Goekoop-Ruiterman Y P M, de Vries-Bouwstra J K, Allaart C F, et al. Clinical and radiographic outcomes of four differenttreatment strategies in patients with early rheumatoid arthritis (the BeSTstudy) [J]. Arthritis Rheum, 2005,52:3381-3390.

[56] Van Der Kooij S M, Goekoop-Ruiterman Y P M, De Vries-Bouwstra J K, et al. Drug-free remission, functioning, and radiographic damageafter 4 years of response-driven treatment in patients with recent onsetrheumatoid arthritis [J]. Ann Rheum Disease, 2009,68:914-921.

[57] Remicade (Infliximab) Summary of Product Characteristics, November 2009 [G/OL]. European Medicines Agency [http://emc. medicines. org. uk/].

[58] Enbrel (Etanercept) Summary of Product Characteristics, July 2009 [G/OL]. European Medicines Agency [http://emc. medicines. org. uk/].

[59] Humira (Adalimumab) Summary of Product Characteristics, September 2009 [G/OL]. European Medicines Agency [http://emc. medicines. org. uk/].

[60] Gibofsky A, Palmer W, Keystone E C, et al. Safety profiles of disease-modifying anti-rheumatic drugs and biologics in patients with rheumatoid arthritis: observations from the RADIUS registry [R, J]. Presented at: American College of Rheumatology/Association of Rheumatology Health Professionals (ACR/ARHP) Scientific Meeting, October 16 - 21, 2009, Philadelphia, Pennsylvania, USA [abstract]. Arthritis Rheum, 2009,60(Suppl 10).

[61] Van der Bijl A E, Goekoop-Ruiterman Y P M, de Vries-Bouwstra J K, et al. Infliximaband methotrexate as induction therapy in patients with early rheumatoidarthritis [J]. Arth Rheum, 2007, 56:2129-2134.

[62] Vander Cruyssen B, Van Looy S, Wyns B, et al. Four-year follow-up of infliximab therapyin rheumatoid arthritis patients with long-standing refractory disease: attrition and long-term evolution of disease activity [J]. Arthritis Res Ther, 2006,8:R112.

[63] Chevillotte-Maillard H, Ornetti P, Mistrih R, et al. Survival and safety of treatment with infliximab inthe elderly population [J]. Rheumatology (Oxford), 2005,44:695-696.

[64] Dixon W G, Watson K, Lunt M, et al. BritishSociety for Rheumatology Biologics Register: Rates of

serious infection, including site-specific and bacterial intracellular infection, in rheumatoidarthritis patients receiving anti-tumor necrosis factor therapy: results fromthe British Society for Rheumatology Biologics Register [J]. Arthritis Rheum, 2006, 54: 2368 - 2376.

[65] Khanna D, McMahon M, Furst D E. Safety of tumour necrosis factor-αantagonists [J]. Drug Safe, 2004, 27: 307 - 324.

[66] Baecklund E, Iliadou A, Askling J, et al. Association of chronicinflammation, not its treatment, with increased lymphoma risk inrheumatoid arthritis [J]. Arthritis Rheum, 2006, 54: 692 - 701.

[67] Remicade (infliximab) Summary of Clinical Safety [G]. Module 2.7.4. Horsham, PA: Centocor, Inc.; July 2004 and August 2005: 244 - 254.

[68] Bradley J R. TNF-mediated inflammatory disease [J]. J Pathol, 2008, 214: 149 - 160.

[69] Smolen J S, Kay J, Doyle M K, et al. GO-AFTERStudy Investigators: Golimumab in patients with active rheumatoidarthritis after treatment with TNF-α inhibitors (GO-AFTER study): amulticentre, randomized, double-blind, placebo-controlled, phase Ⅲ trial [J]. Lancet, 2009, 374: 210 - 221.

[70] Emery P, Fleischmann R, Filipowicz-Sosnowska A, et al. DANCER Study Group; DANCER Study Group: The efficacy andsafety of rituximab in patients with active rheumatoid arthritis despitemethotrexate treatment [J]. Arthritis Rheum, 2006, 54: 1390 - 1400.

[71] Genovese M C, Schiff M, Luggen M, et al. Efficacy and safety of the selectiveco-stimulation modulator abatacept following 2 years of treatment inpatients with rheumatoid arthritis and an inadequate response to anti-tumournecrosis factor therapy [J]. Ann Rheum Dis, 2008, 67: 547 - 554.

[72] Emery P, Keystone E, Tony H P, et al. IL-6 receptor inhibition with tocilizumabimproves treatment outcomes in patients with rheumatoid arthritisrefractory to anti-tumour necrosis factor biologicals: results from a24-week multicentrerandomised placebo-controlled trial [RADIATEstudy] [J]. Ann Rheum Dis, 2008, 67: 1516 - 1523.

第七章

阿达木单抗治疗类风湿关节炎

第一节 概 述

阿达木单抗(Adalimumab,商品名修美乐,humira)是第一个被用于类风湿关节炎临床试验的全人源性单克隆抗肿瘤坏死因子-α(TNF-α)抗体,由英国 Cambridge Antibody Technology (CAT)与美国雅培公司联合研制。2002 年,阿达木单抗被美国食品与药品管理局批准用于中至重度 RA 的治疗,并在 2003 年 9 月通过了欧洲药物评估机构的审批。2003 年 1 月首次在美国上市,随后相继在德国、英国和爱尔兰获准上市。阿达木单抗在 2010 年 8 初在中国正式上市。阿达木单抗从 1997 年第一例患者入组开始,至今已经进入全球应用的第 13 年。目前阿达木单抗上市的国家有 83 个,使用经验也超过了 42 万例。在美国和欧盟获批了 6 个适应证,分别是类风湿关节炎(RA)、银屑病关节炎(PsA)、强直性脊柱炎(AS)、克罗恩病(CD)、银屑病(Ps)以及幼年类风湿关节炎(JIA)。临床研究表明,阿达木单抗每周或间隔一周用药,无论单药或与 MTX 联合使用,对传统慢作用抗风湿病药物(DMARDs)无效的患者疗效显著。

阿达木单抗是人单克隆 D2E7 重链和轻链经二硫键结合的二聚物。作为一个全人源的抗 TNF-α 单克隆抗体,具备以下特性:仅对 TNF-α 的高度选择性和亲和力;免疫源性低,适合慢性病长期应用,可单用或与其他免疫抑制剂如甲氨蝶呤同时使用;过敏反应发生率低;半衰期较长,用药间隔时间较长。

一、阿达木单抗导向选择技术的工程学研究

阿达木单抗是基于对一个全人源的抗体,MAK195 的人源等价物的工程学改良产生的,后者是一个鼠源的单克隆抗体,对人 TNF-α 有高度亲和力,可在体内外有效地中和 TNF-α。构建人源抗体的第一个步骤是通过导向选择技术对人源的候选抗体进行筛选。首先,

MAK195 的重链被克隆并与人源抗体的轻链文库进行配对,以保证每个抗体由同一鼠源重链和不同的人源轻链组成。然后,鼠/人的重轻链对通过选择与 TNF－α 结合。与鼠源重链配对的人源轻链对 TNF－α 有高度的亲和力,因此,当它们再与人源重链结合时,就产生了对 TNF－α 有高度特异性的全人源的抗体。早期产生的人源 TNF－α 抗体对 TNF－α 的亲和力显著低于 MAK195,但它并不显著地拮抗 TNF－α 与其细胞内受体的结合。

进一步对早期的人源 TNF－α 抗体的改良必须通过"链回避"技术在抗体链上的一个限制域引入随机点突变,使一条备选的轻链与多条不同的重链重组或使一条备选的重链与多条不同的轻链重组。通过多次的点突变和链回避,最终产生了对 TNF－α 具有选择亲和力的抗体。这种抗体具有低脱落率(从 TNF－α 上脱落的概率),是中和能力判定的最重要的决定因素。在这个过程中,分别通过低脱落率验证的具备 TNF－α 高亲和力的重链和轻链突变体进一步重组形成一个单一的超抗体。这个抗体,也就是阿达木单抗,与最初的鼠源抗体 MAK195 相比,显示出相当或更优越的受体结合拮抗能力。不同于检测的全人源抗 TNF－α 抗体前体,阿达木单抗对细胞毒性的保护效应突出。阿达木单抗最后通过工程学修饰成为全长的 IgG1 分子。

二、阿达木单抗的临床前药理学研究

阿达木单抗是一个 148 千道尔顿(kDa)的 IgG1 抗体,由两条分别为 50.6 kDa 的重链和两条分别为 23.4 kDa 的轻链组成。阿达木单抗在体内外可与 TNF－α 结合,使 MAK195 灭活,由于它不存在鼠源序列,更适于慢性风湿性疾病的长期治疗。

一系统实验体系证实了阿达木单抗的药理学特性。它能快速地与 TNFα 结合,并缓慢地脱落,总体亲和力 KD $= 7.05 \times 10^{-11}$ M。

在人 U937 细胞中的研究表明,阿达木单抗拮抗受体结合的能力是通过剂量依赖的形式实现的($IC50 = 1.56 \pm 0.12 \times 10^{-10}$ M),对 TNF 的 p55 和 p75 受体作用相当。另外,阿达木单抗在体外能够中和 TNF－α:在鼠源细胞系中抑制 TNF－α 诱导的毒性;在人脐静脉内皮细胞中阻断 TNF－α 诱导的内皮白细胞黏附分子的表达。体内研究证实,阿达木单抗预处理能够抑制兔对人源 TNF－α 的致热应答。

在公认的 RA 转基因小鼠模型 Tg197 小鼠中,阿达木单抗也显示出中和 TNF－α 的活性。携带修饰的人 TNF－α 基因的 Tg197 小鼠会在 3～4 周龄时发生慢性炎症性多关节炎,并在 9 周龄时右腿完全丧失活动能力。小鼠关节炎的临床与病理表现与人类 RA 相似。小鼠从 1～9 周龄每周进行不同剂量的阿达木单抗腹腔内注射(0.01、0.1、0.5、1 和 10 mg/kg)可以预防多关节炎的发生。每周 1 或 10 mg/kg 阿达木单抗注射的疗效最显著,并且多关节炎临床症状与组织病理表现 100% 得到缓解。

另有研究证实阿达木单抗仅特异性地与 TNF－α 而不与其他细胞因子结合。在一个竞争性结合实验中,阿达木单抗和 TNF－α 的结合并不被 8 个不同的重组细胞因子抑制,包括 IL－1α、IL－1β、IL－2、IL－4、IL－6、IL－8、干扰素 γ 以及淋巴毒素(TNF β)。

三、药物动力学和药效学

部分早期针对 RA 患者的临床试验进行了对阿达木单抗的药物动力学研究。一个安慰剂对照试验纳入了 89 例患者,静脉注射(大于 3～5 min)阿达木单抗(0.5、1、3、5 和 10 mg/kg)。

药物动力学参数与阿达木单抗剂量成比例,阿达木单抗的血浆平均最大浓度范围在 25 μg/ml～284 μg/ml 之间,时间-浓度曲线下平均面积范围在 2 729～67 115 μg·h/ml 之间。总平均血清清除率 0.012～0.017 l/h,分布体积 0.068～0.082 l/kg,表明阿达木单抗主要分布在血管内。平均终末半衰期 10.0～13.6 天。阿达木单抗每周 0.5 mg/kg 皮下注射,血浆浓度与静脉注射应用所达水平相当。

研究也评估了阿达木单抗与 MTX 同时应用的药物动力学,对 MTX 部分有效的患者 5 种不同剂量的阿达木单抗(0.25～5 mg/kg 静脉注射),与 MTX 同时使用。两者同时应用时,终末半衰期增加大约 40%,增至 14.7～19.3 天,血清清除率轻微下降至 0.009～0.012 l/h。两个参数的变化与 MTX 剂量无关,且同时应用阿达木单抗仅轻微增加 MTX 的清除率。

第二节　阿达市单抗的临床研究

一、早期 I / II 期临床试验数据

来源于 I 期临床试验中对传统 DMARDS 疗效欠佳的长期活动性 RA 患者的数据,及 II 期临床试验数据,对阿达木单抗的有效性和安全性提供一些正面的评价。一些大规模、长期的 II 期临床试验进一步细化和证实了阿达木单抗的有效性和安全性。大部分试验纳入了既往多种传统 DMARDS 治疗失败的顽固 RA 患者,也有部分试验评估了初诊 RA 患者阿达木单抗治疗情况。

I 期研究纳入了 198 例患者,平均年龄 53～60 岁,平均疾病病程 10～12 年,对平均 3.5 种 DMARDS 治疗疗效欠佳。在单药治疗研究中,患者在开始阿达木单抗治疗前,停用 DMARDS,但既往使用非甾体抗炎药(nonsteroidal anti-inflammatory drugs, NSAIDS)以及糖皮质激素治疗患者继续使用以保证此类药物浓度稳定。所有临床试验对新的 RA 研究药物使用标准的疗效判断标准,包括美国风湿病学会(American College of Rheumatology, ACR)应答标准(ACR20、ACR50 和 ACR70),疾病活动度评分(DAS -由关节肿胀、压痛数、红细胞沉降率以及患者总体健康评估组成),欧洲抗风湿病联盟(European League Against Rheumatism, EULAR)应答标准和其他经验证的结果评估指标。

二、阿达木单抗的单药治疗

第一个单一剂量的阿达木单抗 I 期临床研究纳入了 120 例患者,平均疾病病程 11.5 年,既往曾使用平均至少 4 种 DMARDS,基线平均 DAS5.3 分。患者静脉注射单一阿达木单抗或安慰剂,共有 24 例患者成功地接受了高剂量阿达木单抗治疗(0.5~10 mg/kg)。

早期的结果非常振奋人心。阿达木单抗不同剂量耐受性均较好,全剂量按比例增加治疗患者无一例发生临床显著不良反应。药物使用 24 h 内起效,1~2 周达峰值水平,部分患者长达 12 周持续有效。与安慰剂相比,DAS 在阿达木单抗(0.5 mg/kg)治疗后 8~15 天较基线水平显著下降。阿达木单抗 1 mg/kg 治疗疗效更为显著,从 29 天起不同时间点 DAS 均优于安慰剂组。

在双盲试验结束以后,所有患者均有机会继续使用开放性阿达木单抗治疗。安慰剂组患者转为使用积极药物治疗,有效的患者用药剂量可增加。治疗有效的患者(DAS < 2.4)仅在出现病情活动时再次治疗。6 个月后 86% 患者继续使用阿达木单抗(0.5~1.0 mg/kg 静脉注射),表明阿达木单抗耐受性好。开放试验进行后 12 个月,80% 患者达到 DAS 下降的目标水平,约 60% 患者肿胀关节数(SJC)和压痛关节数(TJC)减少。在这 12 个月中,患者平均每 2 周/次接受阿达木单抗治疗。

对 12 个月中拍过 X 线平片检查的 66 例患者进行放射学疾病进展的评估。其中 22 例患者在接受治疗前平均 19 个月有做过 X 检查,经过 1 年的治疗,进行对比,在这些患者中并未发现放射学进展的证据,表明阿达木单抗治疗能显著延缓或停止这些患者中关节破坏的进程。

随后,研究者进行了对多种 DMARDS 治疗无效的活动性 RA 患者使用阿达木单抗单药治疗的疗效和安全性的 II 期研究。纳入研究的患者平均接受过 4 种 DMARDS 治疗失败。总共纳入了 284 例中至重度 RA 患者,RA 病程 8 年,SJC18,TJC30,ESR 45 mm/h,CRP 51 mg/l,接受 3 个月随机双盲研究。患者自行皮下注射阿达木单抗 20、40 或 80 mg 或安慰剂。3 个月后停用安慰剂,药物治疗持续至 12 个月。3 个月时,阿达木单抗临床疗效显著,疗效持续至 12 个月,60% 接受 40 mg 阿达木单抗治疗的患者达到 ACR20 应答,43% 同剂量组患者在 12 个月时达到 ACR50 应答。总的来说,阿达木单抗安全性和耐受性好,主要的不良反应轻微。注射部分反应阿达木单抗治疗组发生率高于安慰剂组(23%~29% vs 6%)。超过 80% 的患者完成了 12 个月的研究,表明患者能够耐受偶见的不良反应及自行注射药物治疗。

三、阿达木单抗联合 MTX 治疗

难治性 RA 患者通常需要多种药物联合治疗。3 个研究评估了 DMARDS 不能完全控制症状的 RA 患者使用阿达木单抗联合 MTX 治疗的情况。在这些研究中,患者平均出生于

20 世纪 50 年代,疾病病程 11～16 年,使用过包括 MTX 在内的 3～3.6 种 DMARDS 病情依然活动。

Ⅰ期双盲研究中,对 54 例同时使用 MTX(平均 15 mg/周)的活动性 RA 患者使用单一剂量的阿达木单抗治疗。基线时患者为中至重度病情活动,DAS4.81,20 个肿胀关节数。停用除了 MTX 外所有的 DMARDs,患者进行随机分组,使用阿达木单抗 1 mg/kg 静脉注射或皮下注射,或安慰剂治疗。研究证实,两种途径阿达木单抗治疗都是安全有效的。在治疗 4 周以后,初始治疗无效的患者再次进入第 2 次双盲试验。在这个安慰剂对照研究中,阿达木单抗的不良反应也与安慰剂进行了比较。在两次双盲试验结束以后,所有的患者都进行开放性阿达木单抗皮下注射 1 mg/kg 治疗,根据病情用药,通常隔周一次,MTX 剂量不变。

迄今为止,患者已经接受了阿达木单抗联合 MTX 治疗超过 4 年。47 例患者(87%)完成了 18 个月的治疗,44 例患者(81%)维持联合治疗达 2 年,38 例患者(72%)坚持治疗了 4 年。6 个月时,87%患者达到 EULAR 标准,72%和 30%的患者分别达到 ACR20 和 ACR50 应答。治疗 2 年持续有效,甚至某些指标超过了预期效果。在后 3 年内,DAS 评分仍较基线水平下降至少 45%。

第 2 个Ⅰ期试验证实阿达木单抗联合 MTX 治疗,安全性和耐受性好,在不同剂量使用有显著疗效。在这个剂量递增的研究里,60 例对 MTX 部分有效的患者每 2 周接受不同剂量范围(0.25～5.0 mg/kg)阿达木单抗静脉注射。1 个月后,59 例患者转为阿达木单抗开放性治疗,根据临床疗效调整剂量。58 例患者完成了 24 周的治疗。阿达木单抗在剂量范围内有效、安全。总共 64%患者在 24 周达到 ACR20 应答,47%患者达到 ACR50 应答。SJC 下降 68%,TJC 下降 73%。

四、阿达木单抗对 RA 疾病标志物的影响

临床试验数据分析显示,阿达木单抗在改善临床疗效的同时,也能影响疾病的活动性标记,包括前炎性细胞因子,急性期反应物和软骨破坏标记物。

(一) 阿达木单抗对 TNF - α 和 IL - 1 的影响

在单一剂量阿达木单抗安慰剂对照Ⅰ期研究中,研究者评估了参与者的两个主要的前炎性细胞因子 TNF - α 和 IL - 1。在第 0、1、14 天抽取血样,在第 0、14 天获取膝关节滑膜活检标本。由于治疗疗效相当,最高剂量 4 个组(1～10 mg/kg)的数据合并,并与接受最低剂量组(0.5 mg/kg)的数据进行比较。

单一剂量阿达木单抗治疗可以使临床症状快速改善,在第 14 天 ESR 和 CRP 下降。总的血清 TNF - α(包括游离和结合的)增加,很可能是以 TNF -抗 TNF 抗体复合物形式存在的结合 TNF - α 浓度增加的结果。和预期结果一样,循环 IL - 1 在基线低水平表达,在治疗过程中持续低表达。循环 IL - 1 很难被检测,通常检测在下限水平。另一方面,患者 IL - 1β mRNA 浓度最初在正常范围以上,在治疗后 24 h 内显著下降($P = 0.002$),并在第 14 天仍低于基线水平以下($P = 0.007$)。IL－1β mRNA 浓度在安慰剂组变化不显著。因此,阿达木单抗治疗可能通过阻断 TNF－α 在转录水平下调 IL－1 的表达。阿达木单抗引起的 IL－1下降,反过来影响下游环节包括急性期反应物的增加,趋化因子和氮氧化物的产生以及软骨破坏标记物的产生。

尽管在临床显效的患者炎症评分改善,在滑膜组织中没有观察到 IL－1 或 TNF－α 有持续的、治疗相关的变化。这些结果表明,临床症状改善的同时也存在系统前炎性细胞因子的改变,并且这些改变先于关节局部这些因子的变化,后续研究将进一步证实这一观点。

(二) 阿达木单抗对软骨破坏标志物的影响

基质金属蛋白酶(matrix metalloproteinases, MMPs)是 RA 中导致软骨和软骨下骨破坏的酶家族。其中 2 种酶,MMP－1 和 MMP－3 被认为在软骨破坏过程中占核心地位。这些酶通过激活它们在循环中的前体物质和刺激 IL－1 的产生形成。MMP－3 前体也可以帮助激素 MMP－1 前体。最近研究证实,高浓度的血清 MMP－3 前体和放射学破坏显著相关。为了证实阿达木单抗抑制 TNF 后是否能够影响关节破坏进程,Ⅰ期和Ⅱ期临床试验中研究了阿达木单抗对 MMP 前体酶的影响。

在第 1 个Ⅰ期临床试验(单一剂量阿达木单抗或安慰剂治疗＋后续 6 个月开放性阿达木单抗治疗)的 120 例患者中检测了 MMP－1 前体和 MMP－3 前体的血清浓度。在延长治疗过程中 MMP－1 前体和 MMP－3 前体的浓度下降约 50%。

大规模Ⅱ期研究(阿达木单抗 2 周/次单药治疗)观察到相似结果。在 284 例患者中循环 MMP－1 显著下降,而与不同用药剂量无关(20、40、80 mg/周)。急性期反应物浓度下降迅速并在 2 周后保持稳定,相比之下,MMP－1 水平下降更为平稳,并在 16～20 周维持稳定。这些变化与临床改善,如 SJC 和 TJC 平行。综合这些研究结果,MMPs 可能跟其他比较确定的 RA 疾病活动度标志物(ESR、CRP)一样,也是 RA 疾病活动度的评判指标。

Den Broeder AA 等一个为期 2 年的阿达木单抗单药治疗研究,入组 47 例活动性 RA 患者。对 36 例患者进行性放射学评价以及血清软骨和滑膜转换标记(MMP－1 和 MMP－3),软骨低聚基质蛋白(COMP)和人软骨糖蛋白－39(HC－gp－39)、内皮激活(可溶性 E－选择素、细胞内黏附分子(ICAM－1)检测。15/36(42%)患者无放射学进展。更多的患者在 2 年后放射学进展稳定[13/15(87%) vs 11/21(52%), $P = 0.03$],且 COMP 和 sICAM－1 水平较低($P = 0.01$, $P = 0.04$)。在一个对数回归模型中,基线 COMP 和 sICAM－1 对放射学是否有进展有预测价值($P = 0.03$)。CRP 与疾病活动度与 2 年后的放射学评分成正相关(分别为, $r = 0.40$, $r = 0.37$, $P < 0.05$)。长期 TNF 中和治疗降低除 sE－选择素外各指标的水平。

Koga T 等在一个日本人群的研究中,可溶性尿激酶纤维蛋白溶酶原激活剂可作为预测RA 患者对阿达木单抗治疗疗效的有用生物标记。

Cuchacovich M 等研究中,70 例 DMARDs 治疗失败 RA 患者接受皮下注射 40 mg 阿达木单抗 eow24 周治疗。基线水平,52/70 (74.3%)患者 CCP 抗体阳性。24 周时,60% CCP 阳性患者和 44.4% CCP 阴性患者达到 ACR 20 应答($P < 0.049$)。阿达木单抗治疗 24 周后,仅在达到 ACR20 应答的患者中观察到血清 CCP 抗体水平显著下降($P < 0.000\,44$)。基线和 8、16 和 24 周 CCP 抗体水平有统计学差异(分别 $P < 0.014$ 、0.003 和 0.019)。患者基线 CCP 抗体水平与对阿达木单抗治疗的临床反应相关,临床改善的患者 CCP 抗体水平随时间递减,表明血清 CCP 抗体测定对评估治疗效果有价值。

五、Ⅱ/Ⅲ期临床进展

阿达木单抗单药治疗或与传统 DMARDs 联合应用对中至重度活动性 RA 治疗有效。几个核心试验证实,阿达木单抗联合 MTX 治疗在改善 ACR20、ACR50、ACR70 统计学数据优于单用 MTX 治疗。在Ⅱ/Ⅲ期 ARMADA(Anti-TNF Research Study Program of the Monoclonal Antibody Adalimumab in Rheumatoid Arthritis)临床试验中,每 2 周 40 mg 阿达木单抗治疗 6 个月后,67%患者达到 ACR20 应答,超过半数(55%)患者达到 ACR50 应答。进一步研究表明,阿达木单抗治疗对核心 ACR 检测指标的显著和持续的影响,包括 SJC 和 TJC 显著改善、患者疼痛评价、患者和研究者总体疾病活动度评价、HAQ 功能指数和 CRP 浓度下降,与为期 1 年的 DE019 研究有相似结果。

在 DE011 研究中,单药阿达木单抗治疗对难治 RA 患者的疗效确切。治疗 6 个月以后,ACR20,ACR50 以及 ACR70 在阿达木组单抗和安慰剂组分别为 46% vs 19%,22% vs 8% 和 12% vs 2%($P < 0.05$)。

阿达木单抗快速改善临床症状和体征。在 ARMADA 试验中,每 2 周接受 40 mg 阿达木单抗皮下注射的患者 1/4(25.4%)在 1 周内达到 ACR20。在头 3 个月治疗过程中 ACR20 应答率持续增加,并维持稳定。ACR50 和 ACR70 也有相似结果。在所有核心试验中,阿达木单抗治疗组达到 ACR20 均快于安慰剂组。

在 4 年的延续性开放研究中,ACR20、ACR50 和 ACR70 维持稳定,分别为 63%、50% 和 24%,证实阿达木单抗的长达 4 年治疗的长期有效率;而且,ACR20 保持稳定,ACR50 和 ACR70 持续上升。

六、大规模的后续临床研究

ARMADA 试验中 271 例患者中,至少接受 1 次阿达木单抗治疗的 262 例患者进入为期 24 周的 ARMADA 延伸试验,分为阿达木单抗＋MTX 组和安慰剂＋MTX 组,最后进入开放性治疗。162/262(62%)患者完成了试验并接受了平均 3.4 年的治疗。撤退原因包括治疗无效(8%),不良反应(12%)和其他原因(18%)。治疗 6 个月有效的 147 患者坚持完成了 4 年的治疗,78%、57% 和 31% 的患者分别达到 ACR20、ACR50 和 ACR70,43% 患者达到临床缓解(DAS28 < 2.6),22% 没有躯体功能异常(HAQ ＝ 0)。接受 2~4 年治疗的 196 例

患者结果相似。大部分患者在药物剂量减少[皮质醇51/81(63%)，MTX(92/217(42%)或两者联用(25/217(12%))]时疗效维持。严重不良反应在开放性研究组和对照组相似。严重感染在开放性治疗和盲期相似(事件2.03/100患者/年 vs 2.30/100患者/年)。

加拿大一项多中心开放性前瞻性研究纳入879例≥18岁的病程≥3个月的活动性RA患者，接受12周40 mg阿达木单抗皮下治疗，隔周一次。772(87.9%)完成了试验，症状体征有快速而持久地改善。平均DAS28评分最早4周时就有显著改善。12周后，15.3%患者达到临床缓解，28.9%患者达到疾病低活动度。ACR核心评分最早4周有显著改善，并在12周内持续改善。既往未经过生物DMARDs治疗的患者临床疗效优于曾接受过DMARDs治疗的患者，两者均较基线水平显著改善，阿达木单抗治疗安全、有效。

34例传统治疗无效的难治性RA患者在接受阿达木单抗治疗后12个月，颈动脉内膜中层壁厚度较基线水平无明显变化(0.69 ± 0.21 mm vs 0.65 ± 0.16 mm，$P = 0.3$)，提示阿达木单抗治疗对RA患者的亚临床动脉粥样硬化有正面影响。

在DE019(NCT00195702)开放性扩展研究中评价了阿达木单抗联合MTX治疗对活动性RA的放射学进展、临床疗效和安全性。对MTX疗效不佳的患者随机分配到MTX+阿达木单抗40 mgeow组、阿达木单抗20 mg每周一次组、安慰剂组，为期52周。457例患者中，304例患者5年后继续接受治疗，包括112例阿达木单抗40mgeow组、107例阿达木单抗20 mg每周一次组、85例安慰剂组。5年时放射学Sharp评分变化阿达木单抗40mgeow组、阿达木单抗20 mg每周一次组、安慰剂组分别为0.8、2.6和3.9。58%阿达木单抗40mgeow组患者和40%安慰剂组患者无放射学进展。阿达木单抗40mgeow治疗5年的患者，26.1%达到临床缓解(DAS28 < 2.6)，无放射学进展(Sharp评分≤0.5)和躯体功能正常(HAQ≤0.5)，安慰剂组相应比例为11.9%。接受至少单剂量阿达木单抗的553例患者中严重感染率为4.4/100患者/年。

对70例活动性RA接受5年ADA治疗的患者进行回顾性观察性研究。(ARA 1987修正标准；其中48例为女性；平均年龄52.6 ± 11.7岁；平均病程6.7 ± 3.2年，平均DAS28评分6.5 ± 1.3)。RA活动度显著改善(平均3.6 ± 0.8，$P < 0.05$)，功能评分改善(平均HAQ1.3 ± 0.3，$P < 0.05$)，X线显示的病变进展下降(Sharp评分)。60%RA患者治疗有效(平均EULAR2.7 ± 1.2)，35.7%患者病情缓解，20%患者换用另一种生物制剂治疗(其中，14.28% ADA治疗失败)。

七、抑制关节破坏的进展

阿达木单抗在中至重度活动性RA患者中抑制关节结构破坏的进展。接受每2周40 mg推荐剂量阿达木单抗联合MTX治疗1年后的患者Sharp评分(0.1单位)变化显著小于安慰剂联合MTX治疗(2.7单位)。

阿达木单抗治疗抑制关节侵蚀。阿达木单抗联合MTX治疗1年后，平均侵蚀评分没有变化，而在安慰剂组，这一评分显著进展(1.7，$P < 0.001$)。关节间隙变窄评分也证实了

阿达木单抗对疾病进展的抑制能力,阿达木单抗治疗组评分仅增加 0.1 单位,而对照组 1.1 单位($P < 0.001$)。

PREMIER 研究中,阿达木单抗联合 MTX 治疗减少关节周骨量丢失,并与疾病活动度和临床疗效不相关(-1.9% vs. -2.4%,$P = 0.99$)。

52 例关节侵蚀的 RA 患者初次使用阿达止单抗联合 MTX 治疗,采用 CT、MRI 和超声方法(0、6、12 月)监测关节炎症和破坏。总体无侵蚀进展($P > 0.05$)。CT 提示病变的进展的患者在基线水平 MRI 骨髓水肿评分较高。提示 CT 进展的骨在基线水平 MRI 有骨髓水肿及无骨髓水肿 RR 比值为 3.8(95% CI 1.5~9.3)。

PREMIER 研究中,768 例未经过 MTX 治疗的,病程少于 3 年(537 例少于 2 年)的 RA 患者入组。基线,26,52 和 104 周采用手 X 线平片的改良的 Sharp 评分评价手骨量丢失。掌骨皮质指数(MCI)为主要骨量测量指标。ADA 联合 MTX 治疗组 DXR-MCI 比率在不同时间点均最低(-1.15;-2.16;-3.03),MTX 治疗组则最高(-1.42;-2.87;-4.62),ADA 治疗组位于两者之间(-1.33;-2.45;-4.03)。ADA 联合 MTX 与 MTX 治疗比较,52 周($P = 0.009$)和 104 周($P < 0.001$)有统计学差异。年长,CRP 升高和未使用阿达木单抗均为手骨量丢失的预测因素。因此,骨质疏松的定量测量可以作为评价 RA 的炎症骨改变的更为敏感的工具。

八、健康相关生活质量(HRQL)评估的改善

阿达木单抗治疗与生活质量改善显著相关。在 ARMADA 试验中,阿达木单抗治疗 1 周躯体功能改善,HAQ 功能评分变化平均值阿达木单抗治疗为 -0.24,对照组 -0.15。6 个月时阿达木单抗治疗组功能水平显著改善,优于对照组($P < 0.001$),并持续长达 1 年。平均 HAQ 指数变化超过最小值 -0.22,极具临床价值。躯体和精神组成部分简要评分(Physical and Mental Component Summary Scores),根据 SF-36,另一生活质量评估工具,在多个试验中均于 6 个月和 1 年显著改善。

在Ⅲ期多中心随机双盲 PREMIER 试验中,阿达木单抗联合 MTX 治疗对早期 RA 患者的健康相关生活质量(health-related quality of life,HRQOL)显著改善。大于 18 岁的 799 例患者随机分配到隔周一次 40 mg 阿达木单抗联合每周一次 MTX 组(268 例)、每周一次 MTX 组(257 例),或隔周一次 40 mg 阿达木单抗组(274 例)治疗 104 周,并进行残疾指数健康评估问卷(health assessment questionnaire disability index,HAQ-DI),36 健康调查简表(short-form 36 health survey,SF-36),6 维简表(short-form 6 dimension,SF-6D),整体疾病活动度评估(患者整体评价;PtGA)和疼痛视觉量表(visual analog scale,VAS),慢性疾病治疗-fatigue 功能评估(functional assessment of chronic illness therapy-fatigue,FACIT-F)和 health utility index mark 3(HUI-3)。较 MTX 治疗组而言,阿达木单抗联合 MTX 治疗各项指标显著改善。SF-6D 和 HUI-3 可作为评估多向功能的敏感的优选指标阿达木单抗治疗与 MTX 治疗比较,大部分指标无临床相关的显著变化。

HRQOL 改善和 ACR 临床应答率显著相关。2 年的阿达木单抗联合 MTX 治疗能显著改善早期 RA 患者的躯体功能和 HRQOL。

九、临床安全性

每年已有超过 3 000 例 RA 患者接受每周 20 mg 至每 2 周 80 mg 不同剂量范围的阿达木单抗治疗,安全性良好。部分患者已连续使用超过 6 年。总体而言,资料显示阿达木单抗治疗在大部分患者中安全,耐受性好,因不良反应停药发生率低(阿达木单抗 6.6%,安慰剂 4.2%)。

阿达木单抗与安慰剂对比,最常见不良反应为上呼吸道感染(15.5% vs 12.5%),鼻炎(15.6% vs 13.5%),注射部位疼痛(11.2% vs 12.3%),头痛(13.8% vs 7.7%)和皮疹(11.18% vs 6.2%)。总体停药率阿达木单抗治疗组 12.7%,安慰剂组 16.8%。6.6%患者因不良反应停药,2.4%患者因治疗无效停药。

所有 TNF-α 拮抗剂的罕见但重要的不良反应包括机会性和严重感染,如结核(TB),恶性肿瘤(如淋巴瘤),脱髓鞘疾病,给药反应,抗抗体形成和狼疮样综合征。RA 患者感染发生率(0.003～0.009/人/年)高于非 RA 患者,与功能障碍程度,伴随疾病,糖皮质激素和免疫抑制剂同时应用有关。相当多的证据表明,TNF 是肉芽肿的自身稳定必需,因此所有 TNF-α 拮抗剂都有原发 TB 和潜在 TB,再燃的病例报道不足为怪。推荐患者治疗前进行潜在 TB 的筛查和预防,这一举措在临床试验中减少了潜在 TB 再激活。

RA 患者感染,特别是骨、关节、皮肤和软组织及呼吸道的感染风险增加。必须住院治疗的严重感染在 RA 患者中发生率也高于普通人群(9.57 vs 5.09/100 人/年)。由于免疫抑制剂的使用,大部分这些感染在感染前已经潜伏。TNF-α 拮抗剂应用在所有临床试验中均有严重感染发生。

十、小结

阿达木单抗是第一个全人源的单克隆 TNF-α 抗体,不含非人源或人工蛋白序列。阿达木单抗在体内外高亲和力、高选择性与 TNF-α 结合并中和 TNF 活性。半衰期大约 2 周,伴随 IgG1 抗体的产生。每周一次或隔周一次单用阿达木单抗或与 MTX 联合使用,在 I 期和 II 期临床试验中,对多种传统 DMARDs 治疗无效的顽固 RA 患者疗效显著,安全性好,起效快,在临床研究中疗效维持长达 4 年。阿达木单抗还可以改变疾病标记物,减少前炎性细胞因子 IL-1 和 MMP 家族的产生,后者是 RA 关节破坏的主要原因。由于免疫原性低,阿达木单抗较 mandatory 同时 MTX 治疗更适于作为最佳选择。至今,在欧洲和北美临床试验中,超过 2 300 例患者使用阿达木单抗治疗,累计每年超过 3 100 例患者使用。III 期临床试验于 2001 年结束,2002 年 3 月法规文件在美国和欧洲递交。2002 年阿达木单抗通过美国食物和药物管理局批准用于中至重度 RA 的治疗。2003 年也通过了欧洲药物评估机构的认可,临床治疗 RA 现在有了另一种新的选择药物。

（黄进贤　张丽君）

参 考 文 献

［1］ Möller A，Emling F，Blohm D，et al. Monoclonal antibodies to human tumor necrosis factor alpha：in vitro and in vivo application ［J］. Cytokine. 1990 May；2(3)：162－169.

［2］ Jespers L S，Roberts A，Mahler S M，et al. Guiding the selection of human antibodies from phage display repertoires to a single epitope of an antigen ［J］. Biotechnology (N Y). 1994 Sep；12(9)：899－903.

［3］ Salfeld J，Kaymakcalan Z，Tracey D，et al. Generation of fully human anti-TNF antibody D2E7 ［abstract］［J］. Arthrtis Rheum 1998；41 (suppl)：S57.

［4］ Keffer J，Probert L，Cazlaris H，et al. Transgenic mice expressing human tumor necrosis factor：a predictive genetic model of arthritis ［J］. EMBO J. 1991 Dec；10(13)：4025－4031.

［5］ Kaymakcalan Z，Haralambous S，Tracey D，et al. Prevention of polyarthritis in human TNF transgenic mice by D2E7：a fully human anti-TNF monoclonal antibody ［abstract］［J］. Arthrtis Rheum 1998；41 (suppl)：S97.

［6］ den Broeder A，van de Putte L，Rau R，et al. A single dose，placebo controlled study of the fully human anti-tumor necrosis factor-alpha antibody adalimumab (D2E7) in patients with rheumatoid arthritis ［J］. J Rheumatol. 2002 Nov；29(11)：2288－2298.

［7］ Schatten kirchner M，Kruger K，Sander O，et al. Efficacy and tolerability of weekly subcutaneous injections of the fully human anti-TNF antibody D2E7 in patients with rheumatoid arthritis-results of a phase I study ［abstract］［J］. Arthrtis Rheum 1998；41 (suppl)：S57.

［8］ Weisman M，Keystone E，Paulus H，et al. A dose escalation study designed to demonstrate the safety，tolerability and efficacy of the fully human anti-TNF antibody，D2E7，given in combination with methotrexate (MTX) in patients with active RA ［abstract］［J］. Arthrtis Rheum，2000；43 (suppl)：S391.

［9］ Kempeni J. Preliminary results of early clinical trials with the fully human anti-TNFalpha monoclonal antibody D2E7 ［J］. Ann Rheum Dis，1999 Nov；58 Suppl 1：I70－172. Review.

［10］ Kempeni J. Update on D2E7：a fully human anti-tumour necrosis factor alpha monoclonal antibody ［J］. Ann Rheum Dis，2000 Nov；59 Suppl 1：i44－45. Review.

［11］ Rau R，Sander O，den Broeder A，et al. Long-term efficacy and tolerability of multiple i. v. doses of the fully human anti-TNF－antibody D2E7 in patients with rheumatoid arthritis ［abstract］［J］. Arthrtis Rheum，1998；41 (suppl)：S55.

［12］ Rau R，Herborn G，Sander O，et al. Long-term treatment with the fully human anti-TNF－antibody D2E7 slows radiographic disease progression in rheumatoid arthritis ［abstract］［J］. Arthrtis Rheum，1999；42 (suppl)：S400.

［13］ Van de Putte L B A，Rau R，Breedveld F C，et al. Efficacy of the fully human anti-TNF antibody D2E7 in rheumatoid arthritis ［abstract］［J］. Arthrtis Rheum，1999；42 (suppl)：S400.

［14］ Van de Putte L B A，Rau R，Breedveld F C，et al. One year efficacy results of the fully human anti-TNF antibody D2E7 in rheumatoid arthritis ［abstract］［J］. Arthrtis Rheum，2000；43 (suppl)：S269.

［15］ Rau R，Simianer S，Weier R，Kroot E J，et al. Effective combination of the fully human anti-TNF antibody D2E7 and methotrexate in active rheumatoid arthritis ［R］. ［poster］ presented at XIV European League Against Rheumatism (EULAR) Conference，June 6－11,1999，Glasgow，Scotland.

［16］ Schattenkirchner M，Wastlhuber J，Rau R，et al. Long-term use of the fully human anti-TNF antibody D2E7 in combination with methotrxate in active rheumatoid arthritis [abstract] [J]. Arthrtis Rheum, 2000, 43 (suppl):S228.

[17] Breedveld F C, Allaart C F, Rau R, et al. The fully human anti-TNF antibody adalimumab (D2E7) in combination with methotrxate (MTX) in the treatment of active rheumatoid arthritis: results of a 2-year study [abstract] [J]. Arthrtis Rheum 2001; 60 (suppl I):66.

[18] Breedveld F C, Allaart C F, Rau R, et al. Sustained efficacy over 4 years with adalimumab in patients with active rheumatoid arthritis [abstract] [R]. EULAR, 2003, Lisbon, Portugal, 18 - 21 June 2003, THU0197

[19] Barrera P, Joosten L A, den Broeder A A, et al. Effects of treatment with a fully human anti-tumour necrosis factor alpha monoclonal antibody on the local and systemic homeostasis of interleukin 1 and TNFalpha in patients with rheumatoid arthritis [J]. Ann Rheum Dis, 2001, Jul; 60(7):660 - 669.

[20] Gordon J L, Drummond A H, Galloway W A. Metalloproteinase inhibitors as therapeutics [J]. Clin Exp Rheumatol 1993; 11 (suppl 8):S91 - 94.

[21] Nagase H, Suzuki K, Morodomi T, et al. Activation mechanisms of the precursors of matrix metalloproteinases 1,2 and 3 [J]. Matrix Suppl, 1992,1:237 - 244.

[22] Cheung N T, Dawes P T, Poulton K V, et al. High serum levels of pro-matrix metalloproteinase - 3 are associated with greater radiographic damage and the presence of the shared epitope in patients with rheumatoid arthritis [J]. J Rheumatol, 2000, Apr; 27(4):882 - 887.

[23] Emery P, van de Putte L B A, van Riel PLCM, et al. Changes in pro-MMP - 1 in relation to standard measures of disease activity over a 6-month treatment period with adalimumab (D2E7) in rheumatoid arthritis [abstract] [J]. Arthrtis Rheum, 2001,44 (suppl):S215.

[24] den Broeder A A, Joosten L A, Saxne T, et al. Long term anti-tumour necrosis factor alpha monotherapy in rheumatoid arthritis: effect on radiological course and prognostic value of markers of cartilage turnover and endothelial activation [J]. Ann Rheum Dis. 2002 Apr; 61(4):311 - 318.

[25] Koga T, Okada A, Kawashiri S, et al. Soluble urokinase plasminogen activator receptor as a useful biomarker to predict the response to adalimumab in patients with rheumatoid arthritis in a Japanese population [J]. Clin Exp Rheumatol. 2011 Sep-Oct; 29(5):811 - 815. Epub 2011 Oct 31.

[26] Cuchacovich M, Catalan D, Wainstein E, et al. Basal anti-cyclic citrullinated peptide (anti-CCP) antibody levels and a decrease in anti-CCP titres are associated with clinical response to adalimumab in rheumatoid arthritis [J]. Clin Exp Rheumatol. 2008 Nov-Dec; 26(6):1067 - 1073.

[27] Weinblatt M E, Keystone E C, Furst D E, et al. Adalimumab, a fully human anti-tumor necrosis factor alpha monoclonal antibody, for the treatment of rheumatoid arthritis in patients taking concomitant methotrexate: the ARMADA trial [J]. Arthritis Rheum. 2003 Jan; 48(1):35 - 45.

[28] Weinblatt M E, Keystone E C, Furst D E, et al. Long term efficacy and safety of adalimumab plus methotrexate in patients with rheumatoid arthritis: ARMADA 4 year extended study [J]. Ann Rheum Dis. 2006 Jun; 65(6):753 - 759.

[29] Haraoui B, Cividino A, Stewart J, et al. Safety and effectiveness of adalimumab in a clinical setting that reflects Canadian standard of care for the treatment of rheumatoid arthritis (RA):results from the CanACT study [J]. BMC Musculoskelet Disord. 2011 Nov 17;12:261. doi:10. 1186/1471 - 2474 - 12 - 261.

[30] Gonzalez-Juanatey C, Vazquez-Rodriguez T R, Miranda-Filloy J A, et al. Anti - TNF - alpha-adalimumab therapy is associated with persistent improvement of endothelial function without progression of carotid intima-media wall thickness in patients with rheumatoid arthritis refractory to conventional therapy [J]. Mediators Inflamm, Epub 2012 Jul 31.

[31] Keystone E C, Kavanaugh A, Weinblatt M E, Patra K, Pangan A L. Clinical consequences of delayed addition of adalimumab to methotrexate therapy over 5 years in patients with rheumatoid arthritis [J]. J Rheumatol. 2011 May; 38(5):855 - 862.

[32] Ancua C, Ancua E, Miu S, et al. Adalimumab therapy in patients with active rheumatoid arthritis [J]. Rev Med Chir Soc Med Nat Iasi. 2009 Jul-Sep; 113(3):710 - 715.

[33] Chen D Y, Chou S J, Hsieh T Y, et al. Randomized, double-blind, placebo-controlled, comparative study of human anti-TNF antibody adalimumab in combination with methotrexate and methotrexate alone in Taiwanese patients with active rheumatoid arthritis [J]. J Formos Med Assoc. 2009 Apr; 108 (4):310 - 319.

[34] Hoff M, Kvien T K, Kälvesten J, et al. Adalimumab reduces hand bone loss in rheumatoid arthritis independent of clinical response: subanalysis of the PREMIER study [J]. BMC Musculoskelet Disord, 2011, Feb 27;12:54. doi:10. 1186/1471 - 2474 - 12 - 54.

[35] Døhn U M, Ejbjerg B, Boonen A, Hetland M L, et al. No overall progression and occasional repair of erosions despite persistent inflammation in adalimumab-treated rheumatoid arthritis patients: results from a longitudinal comparative MRI, ultrasonography, CT and radiography study [J]. Ann Rheum Dis. 2011 Feb; 70(2):252 - 258.

[36] Hoff M, Kvien T K, Kälvesten J, et al. Adalimumab therapy reduces hand bone loss in early rheumatoid arthritis: explorative analyses from the PREMIER study [J]. Ann Rheum Dis. 2009 Jul; 68(7):1171 - 1176.

[37] Strand V, Rentz A M, Cifaldi M A, et al. Health-related quality of life outcomes of adalimumab for patients with early rheumatoid arthritis: results from a randomized multicenter study [J]. J Rheumatol. 2012 Jan; 39(1):63 - 72.

[38] Adalimumab FDA Advisory Panel Briefing Document.

[39] Doran M F, Crowson C S, Pond G R, et al. Predictors of infection in rheumatoid arthritis [J]. Arthritis Rheum. 2002 Sep; 46(9):2294 - 2300.

[40] Doran M F, Crowson C S, Pond G R, et al. Frequency of infection in patients with rheumatoid arthritis compared with controls: a population-based study [J]. Arthritis Rheum. 2002 Sep; 46(9): 2287 - 2293.

第八章

塞妥珠单抗治疗类风湿关节炎

第一节　概　　述

塞妥珠单抗(Certolizumab，Cimzia)是一种新型的聚乙二醇(PEG)化的肿瘤坏死因子 α (TNF‐α)拮抗剂，其分子包含有 TNF‐α 单克隆抗体的 Fab 片段及一个 40 KD 的 PEG 部分。研究表明，将 Fab 片段附着于 PEG 可以将药物在血中的半衰期增加至 2 周左右，还可以使药物选择性分布到炎症组织，以发挥更好的治疗作用。由于其分子缺乏 Fc 部分，因此塞妥珠单抗不会引起抗体依赖补体介导的细胞毒(ADCC)作用。塞妥珠单抗目前在美国、欧洲及加拿大均被批准用于治疗中重度的类风湿关节炎(RA)。越来越多的研究表明 TNF‐α 拮抗剂对于控制 RA 的临床症状、减缓或阻止 RA 关节破坏及改善 RA 患者的生活质量具有重要的作用。在美国及瑞士，塞妥珠单抗还被批准治疗克罗恩病。

第二节　塞妥珠单抗治疗 RA 的临床疗效

一、塞妥珠单抗联合甲氨蝶呤(MTX)治疗 RA

RAPID 试验是一个多中心、随机、双盲、安慰剂对照的临床Ⅲ期试验，其评估了塞妥珠单抗联合 MTX 对单用 MTX 疗效不好的活动期 RA 的疗效与安全性。其中 RAPID 1 试验观察时间为 52 周，使用的是冻干的塞妥珠单抗，而 RAPID 2 试验观察时间为 24 周，使用的是液态的塞妥珠单抗。以上两个临床试验均观察到塞妥珠单抗可以使 RA 的临床症状迅速缓解，塞妥珠单抗联合 MTX 组 RA 患者在第 1 周时的 ACR20 的反应率均明显高于安慰剂联合 MTX 组 RA 患者(分别为 22.9% 及 14.3% vs 5.6% 及 3.3%，$P < 0.05$)，最大 ACR20 反应率均是在第 12 周时出现。在第 24 周时，塞妥珠单抗联合 MTX 组 RA 患者的

ACR20 的反应率仍明显高于安慰剂联合 MTX 组 RA 患者(分别为 58.8% 及 57.3% vs 13.6% 及 8.7%，$P < 0.05$)。以上两个临床试验还发现塞妥珠单抗联合 MTX 可以显著较少 RA 患者的肿胀关节计数及压痛关节计数、显著减少医生及患者本人对 RA 病情的总体评分、显著降低 RA 患者的 DAS28 评分及红细胞沉降率等炎症指标、显著减缓 RA 患者的关节破坏。随后进行的开放性临床试验还发现塞妥珠单抗联合 MTX 对 RA 的疗效可以持续 2 年之久。

二、塞妥珠单抗单独治疗 RA

FAST4WARD 试验是一个为期 24 周、多中心、随机、双盲和安慰剂对照的临床Ⅲ期试验，其评估了塞妥珠单抗单独使用对活动期 RA 的疗效与安全性，这些 RA 患者至少已经使用了一种改善病情的抗风湿药(DMARDs)，但疗效不好。RA 患者使用冻干的塞妥珠单抗(400 mg 每 4 周一次)或安慰剂，给药途径均为皮下注射。研究结果发现塞妥珠单抗组 RA 患者在第 1 周时的 ACR20 的反应率明显高于安慰剂组 RA 患者(36.7% vs 6.6%，$P < 0.001$)，在第 12 周时，塞妥珠单抗组 RA 患者的 ACR20 的反应率仍明显高于安慰剂组 RA 患者(47.7% vs 8.5%，$P < 0.001$)。FAST4WARD 试验还发现塞妥珠单抗可显著较少 RA 患者 DAS28 评分及红细胞沉降率等炎症指标(见图 8 - 1 及表 8 - 1)。随后进行的开放性临床试验还发现以上疗效可以持续到第 24 周试验结束时。

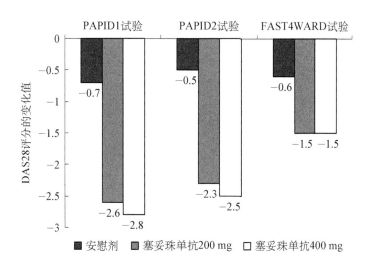

图 8 - 1 塞妥珠单抗对 RA 患者 DAS28 评分的影响

表 8 - 1 塞妥珠单抗对 RA 患者的疗效评估

试验研究	ACR20	ACR50	ACR70
RAPID 1[a, b]			
安慰剂＋MTXQ2 W($n = 199$)	13.6	7.6	3.5
CZP 200 mg＋MTXQ2 W($n = 393$)	53.1, $P < 0.001$	38.0, $P < 0.001$	21.2, $P < 0.001$
CZP 400 mg＋MTXQ2 W($n = 390$)	54.9, $P < 0.001$	39.9, $P < 0.001$	23.2, $P < 0.001$

（续表）

试验研究	ACR20	ACR50	ACR70
RAPID 2[a, b]			
安慰剂＋MTXQ2 W（n = 127）	8.7	3.1	0.8
CZP 200 mg＋MTXQ2 W（n = 246）	57.3, $P < 0.001$	32.5, $P < 0.001$	15.9, $P < 0.001$
CZP 400 mg＋MTXQ2 W（n = 246）	57.6, $P < 0.001$	33.1, $P < 0.001$	10.6, $P < 0.001$
FAST4WARD[c, d]			
安慰剂 Q4 W（n = 109）	9.3	3.7	0
CZP 400 mg Q4 W（n = 111）	45.5, $P < 0.001$	22.7, $P < 0.001$	5.5, $P < 0.001$

a 意向治疗组：采用无效者归责模式；b 每2周治疗一次（Q2 w）；c 修饰的意向治疗组：采用无效者归责模式；d 每4周治疗一次（Q4 W）。观察安慰剂＋MTX 和单用安慰剂的 P 值变化。对于塞妥珠单抗和安慰剂的 ACR20/ACR50/ACR70 反应采用逻辑回归分析，在 PAPID 试验中治疗方案及地理区域作为分析因素；在 FAST4WARD 试验中通过地区的不同采用 Mantel-Haenszel-Cochran 检验分层。统计学分析的详细数据在试验最初发表时有提供。

三、塞妥珠单抗对 RA 健康相关的生活质量、疲劳、疼痛、生理功能及工作效率的影响

健康相关的生活质量（HRQoL）采用 SF36 量表来进行评估，在评估时同时获得了患者的精神健康总评（MAS）及躯体健康总评（PAS）。患者在过去的一周里疲劳情况的评估采用疲劳评估量表（FAS），疼痛的评估采用视觉模拟评分法（VAS），工作效率采用 RA 特异性工作效率评调查表（WPS-RA）。研究发现从第12周开始评估开始，塞妥珠单抗联合 MTX 治疗即可明显改善 RA 患者的 SF36 量表、PAS 及 MAS 的评分。试验终点时的相关研究结果如表8－2及图8－2所示。由表8－2及图8－2可以看出，无论是塞妥珠单抗联合 MTX 治疗还是单独使用塞妥珠单抗治疗，在试验结束时均可以明显改善 RA 患者的健康相关生存质量（health-related quality of life，HRQoL）、疲劳、疼痛、生理机能及工作效率。

表8－2　塞妥珠单抗对 RA 患者的健康相关的生活质量、疲劳、疼痛及生理机能的影响

RAPID 1[a, b, c]，校正的平均变化	安慰剂＋MTX Q2 W（n = 199）	CZP200 mg＋MTX Q2 W（n = 393）	CZP 400 mg＋MTX Q2 W（n = 390）
52 周			
SF－36 PCS	1.7(0.6)	7.8(0.4), $P < 0.0001$	8.6(0.4), $P < 0.0001$
SF－36 MCS	2.1(0.8)	6.4(0.6), $P < 0.0001$	6.4(0.6), $P < 0.0001$
疲劳(FAS)	−0.8(0.2)	−2.6(0.1), $P < 0.0001$	−2.5(0.1), $P < 0.0001$
关节疼痛(VAS)	−8.8(1.6)	−31.0(1.2), $P < 0.0001$	−33.5(1.2), $P < 0.0001$
生理机能(HAQ-DI)	−0.18(0.04)	−0.60(0.03), $P < 0.0001$	−0.63(0.03), $P < 0.0001$

（续表）

RAPID 2[a, b, c]， 校正的平均变化	安慰剂＋ MTX Q2 W （$n = 127$）	CZP 200 mg＋ MTX Q2 W （$n = 246$）	CZP 400 mg＋ MTX Q2 W （$n = 246$）
24 周			
SF - 36 PCS	0.9(0.7)	5.2(0.5)，$P < 0.0001$	5.5(0.5)，$P < 0.0001$
SF - 36 MCS	1.6(0.9)	6.1(0.7)，$P < 0.0001$	6.3(0.7)，$P < 0.0001$
疲劳(FAS)	−0.5(0.2)	−2.0(0.1)，$P < 0.0001$	−2.2(0.1)，$P < 0.0001$
关节疼痛(VAS)	−4.7(1.9)	−23.7(1.4)，$P < 0.0001$	−26.1(1.4)，$P < 0.0001$
生理机能(HAQ-DI)	−0.14(0.04)	−0.50(0.03)，$P < 0.0001$	−0.50(0.03)，$P < 0.0001$

FAST4WARD[d, e, f]， 最小平方平均变化	安慰剂 Q4 W （$n = 109$）		CZP 400 mg Q4 W （$n = 111$）
24 周			
SF - 36 PCS	NA	NA	NA
SF - 36 MCS	NA	NA	NA
疲劳(FAS)[a]	−0.3	NA	−1.7，$P < 0.0001$
关节疼痛(VAS)[b]	1.7	NA	−20.6，$P < 0.0001$
生理机能(HAQ-DI)[b]	0.13	NA	−0.36，$P < 0.0001$

a 意向治疗组；b 分析采用最后的数据计算；c 每 2 周治疗一次(Q2 w)；d 修饰的意向治疗组；e 基于观察数据的分析；f 每 4 周治疗一次。安慰剂＋MTX 或只用安慰剂的 P 值比较。采用协方差分析，以治疗方案及地理区域作为分析因素；基线值作为协变量。NA：无数据提供。

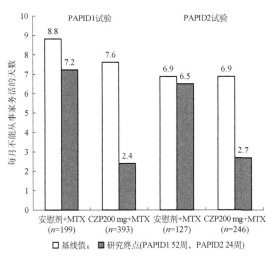

(a)

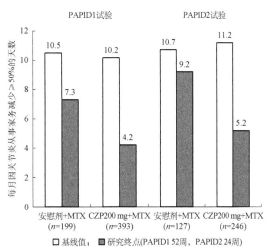

(b)

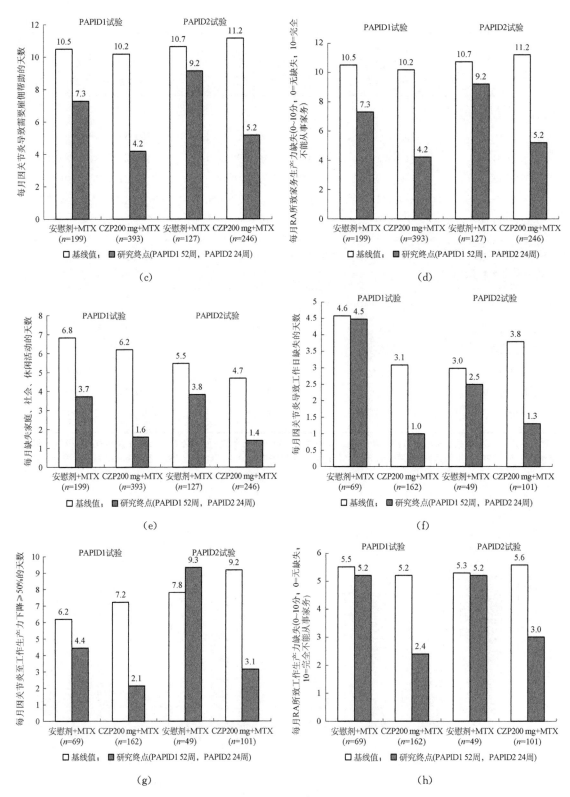

图 8-2　塞妥珠单抗对 RA 患者工作效率及生活的影响

注:CZP 塞妥珠单抗,MTX 甲氨蝶呤,RA 类风湿关节炎。

第三节　塞妥珠单抗治疗 RA 的安全性及耐受性

总的来说,无论是塞妥珠单抗联合 MTX 治疗还是单独使用塞妥珠单抗治疗,大部分治疗期不良反应(TEAEs)均数轻度或中度的,由于不良反应而退出治疗在上述 3 个临床试验中均少见。常见的不良反应有头痛、鼻咽炎、鼻窦炎、上呼吸道感染及腹泻等。各组间感染及恶性肿瘤发生率无显著差异,最常见的感染是尿路感染及上呼吸道感染。塞妥珠单抗联合 MTX 治疗组 RA 患者发生严重感染的风险高于安慰剂联合 MTX 组,以结核、肺炎及丹毒多见。塞妥珠单抗引起的注射部位反应发生率不高。塞妥珠单抗治疗 RA 的安全性数据如表 8-3 所示。

表 8-3　塞妥珠单抗治疗 RA 的安全性及耐受性

不良事件	试验 PAPID1 和 2 的混合数据 每 100 患者年发生率			FAST4WARD 患者,$n\%$	
	安慰奖+MTX ($n=324$)	CZP200 mg+MTX ($n=640$)	CZP400 mg+MTX ($n=635$)	安慰剂 ($n=109$)	CZP 400 mg ($n=111$)
暴露,n,年发生率	132.0	406.7	419.5	—	—
任何治疗期不良反应	264.4	239.1	221.1	63(57.8)	84(75.7)
强度					
弱	155.5	162.3	156.4	43(39.4)	62(55.9)
中等	96.7	79.0	75.6	40(36.7)	52(46.8)
强	14.2	12.5	12.9	11(10.1)	8(7.2)
治疗期药物不良反应	66.9	78.1	74.4	24(22.0)	27(24.3)
撤药不良反应	3.8	7.2	7.0	2(1.8)	5(4.5)
治疗期任何感染	73.2	80.9	76.7	16(14.7)	33(29.7)
严重的治疗期不良反应	11.9	16.3	16.6	3(2.8)	8(7.2)
导致死亡的不良反应	0.8	0.7	1.2	0	0
严重感染	1.5	6.0	7.1	0	2(1.8)
结核	0	1.2	1.2	0	0
恶性肿瘤	1.5	2.0	1.2	0	2(1.8)
心脏疾病	5.3	4.7	4.8	2(1.8)	0

CZP 塞妥珠单抗;MTX 甲氨蝶呤。所有患者至少接受一个医学观察的治疗剂量。摘自 Mease,获得未来医学公司的授权。

(李　博　吴系美)

参 考 文 献

[1] Keystone E, van der Heijde D, Mason D, et al. Certolizumab pegol plus methotrexate is significantly

more effective than placebo plus methotrexate in active rheumatoid arthritis: findings of a fifty-two-week, phase Ⅲ, multicenter, randomized, double-blind, placebo-controlled, parallel-group study [J]. Arthritis Rheum 2008;58:3319－3329.

[2] Smolen J S, Landewe R, Mease P, et al. Efficacy and safety of certolizumab pegol plus methotrexate in active rheumatoid arthritis: the RAPID 2 study. A randomized controlled trial [J]. Ann Rheum Dis 2009;68:797－804.

[3] Fleischmann R, Vencovsky J, van Vollenhoven R, et al. Efficacy and safety of certolizumab pegol monotherapy every 4 weeks in patients with rheumatoid arthritis failing previous disease-modifying antirheumatic therapy: the FAST4WARD study [J]. Ann Rheum Dis 2009;68:805－811.

[4] Keystone E, Fleischmann R, Smolen J, et al. The efficacy of certolizumab pegol added to methotrexate is sustained over 2 years in the treatment of rheumatoid arthritis [J]. Arthritis Rheum 2009;60(Suppl.):S622.

[5] Wells G, Li T, Maxwell L, et al. Determining the minimal clinically important differences inactivity, fatigue, and sleep quality in patients with rheumatoid arthritis [J]. J Rheumatol 2007;34:280－289.

[6] Strand V, Keininger D L, Tahiri-Fitzgerald E. Certolizumab pegol results in clinically meaningful improvements in physical function and health-related quality of life in patients with active rheumatoid arthritis despite treatment with methotrexate [J]. Arthritis Rheum 2007;56(Suppl.):393.

[7] CIMZIA. [summary of product characteristics]. Bruxelles [R]. Belgium: UCB Pharma, SA, 2009.

[8] Strand V, Brown M, Purcaru O. Certolizumab pegol monotherapy improves productivity in patients with active rheumatoid arthritis: results from a phase Ⅲ randomized controlled trial [J]. Ann Rheum Dis 2007;66(Suppl. Ⅱ):274.

[9] Mease P. Certolizumab pegol for rheumatoid arthritis: effective in combination with methotrexate or as monotherapy [J]. Int J Clin Rheumatol 2009;4:253－266.

[10] Schiff M, Keininger D L. Certolizumab pegol added onto methotrexate improves physical function and reduces pain in patients with rheumatoid arthritis who have an incomplete response to methotrexate: data from RAPID 2 [J]. Ann Rheum Dis 2007;66(Suppl. Ⅱ):187.

[11] Strand V, Fleischmann R, Kvien T K, et al. Certolizumab pegol (CZP) added to methotrexate (MTX) provides lasting improvements in patient-reported outcomes (PROs) over 2 years [J]. Arthritis Rheum 2009;60(Suppl.):S636.

[12] Strand V, Keininger D L, Tahari-Fitzgerald E, Fleischmann R. Certolizumab pegol monotherapy 400 mg every 4 weeks improves health-related quality of life and relieves fatigue in patients with rheumatoid arthritis who have previously failed DMARD therapy [J]. Ann Rheum Dis 2007; 66 (Suppl. Ⅲ):188.

[13] Osterhaus J T, Purcaru O, Richard L. Discriminant validity, responsiveness and reliability of the rheumatoid arthritis-specific Work Productivity Survey (WPS-RA) [J]. Arthritis Res Ther 2009; 11:R73.

[14] Kavanaugh A, Smolen J, Emery P, et al. Certolizumab pegol with methotrexate improves home and workplace productivity and social activities in patients with active rheumatoid arthritis [J]. Arthritis Care Res 2009;61:1592－1600.

[15] Hazes J, Purcaru O, Coteur G, Mease P. Increased productivity at work and in household duties associated with reduced fatigue and improved physical function in RA patients [J]. Ann Rheum Dis 2008;67(Suppl. Ⅱ):79.

[16] Westhovens R, Purcaru O. Certolizumab pegol in combination with methotrexate or as monotherapy shows cumulative gains over time in work and home productivity in patients with active rheumatoid arthritis [K]. In: The 13th Belgian Congress on Rheumatology, September 23－25,2009, Mechelen, Belgium.

第九章

戈利木单抗治疗类风湿关节炎

第一节　概　　述

目前已被批准用于 RA 治疗的抗 TNF－α 生物制剂有 5 种：英夫利昔单抗、阿达木单抗、依那西普、戈利木单抗和妥珠单抗。戈利木单抗是一种能和跨膜和可溶性 TNF－α 特异性结合并阻断其效应的 TNF－α 拮抗剂。2009 年戈利木单抗在美国被批准上市，FDA 推荐其和 MTX 联用治疗中重度 RA，单用或和 MTX 联用治疗强直性脊柱炎和银屑病关节炎。成人用法为每月皮下注射 50 mg，其给药方案较目前使用的其他抗 TNF－α 药物的频率减少。半衰期的中位数约 2 周。12 周可实现稳态。

第二节　治疗 RA 的疗效

用 RA 的美国风湿病学会（ACR）疗效标准可评价临床疗效。ACR50 反应指的是压痛和肿胀关节数达 50％改善，且下列 5 项参数有 3 项达 50％以上改善：病人对目前疾病总体状况的评价，医师对患者疾病总体状况的评分，疼痛评分，健康评估问卷评分和急性期反应物如 C 反应蛋白（CRP）和红细胞沉降率（ESR）。疾病活动评分是依据 28 个肿胀和压痛关节数，ESR 或 CRP 和反应患者一般健康状况的可视化量表进行计算的复合参数。

临床试验已经评估过戈利木单抗单用或联合 MTX 治疗活动性 RA 患者后在减轻症状及体征中的疗效。Emery 等人评估了戈利木单抗治疗初发 RA 的患者，或使用过 MTX 或抗 TNF－α 药物治疗的活动性 RA 患者（$n = 637$）后，随访 24 周的安全性和疗效。和 MTX 联合安慰剂相比，50 mg 戈利木单抗联合 MTX（戈利木单抗 100 mg 联合安慰剂则不行）治疗后患者更容易在 24 周达到 ACR50 改善（分别为 40.5％ vs 29.4％，$P = 0.038$）。和其他抗 TNF－α 拮抗剂相比，单用戈利木单抗疗效并不优于单用 MTX。但是，两药联用在

89

ACR20、ACR50 和 ACR70 改善,还有 DAS28 积分、肿胀关节数、生物学参数如血红蛋白和 CRP 血清浓度方面均显示出了显著的协同效应。

Keystone 等人已报道戈利木单抗和 MTX 联用在改善前期 MTX 治疗无应答或部分应答的 RA 患者($n=444$)的身体功能,改善症状和体征方面优于单用戈利木单抗或 MTX。该研究中戈利木单抗联合安慰剂并不优于 MTX 联合安慰剂的疗效。治疗 14 周时,戈利木单抗 50 mg(55.1%)或 100 mg(56.2%)联合 MTX 在 ACR20 反应上疗效优于安慰剂联合 MTX(33.1%)($P<0.001$)。在治疗 24 周及维持治疗 52 周时都能观察到相似的结果。

一项为期 24 周的多中心、随机双盲研究比较了每月使用 50 mg 或 100 mg 戈利木单抗治疗活动性 RA(可有 DMARD 药物治疗史)的有效性和安全性($n=316$)。结果表明 50 mg 组和 100 mg 组在治疗 14 周时 ACR20 反应率明显高于安慰剂组(分别为 50.5%、58.8%、19.0%)。ACR50 和 ACR70 的结果与之类似。安慰剂组在第 16 周改用 50 mg 戈利木单抗治疗后,24 周时 ACR 反应的比例和其他两组类似。

Smolen 等人证实戈利木单抗对已经过其他抗 TNF 药物治疗但由于无效或不耐受而中断的患者可能是一个治疗选择。在他们的研究中($n=461$),患者从其他的抗 TNF 制剂换成戈利木单抗(和伴随的 DMARD 药物联用)后,治疗有效且耐受性良好。在 14 周时,使用剂量为 50 mg(35%)和 100 mg(35%)戈利木单抗在实现 ACR20 反应上优于安慰剂(18%)。达到 ACR50、ACR70 和 DAS28 缓解时也观察到类似结果。

Kay 和他们的研究团队对 172 例患者进行的补充实验显示,戈利木单抗联合 MTX 在治疗单用 MTX 治疗疗效不佳的 RA 患者后,能有效地改善患者的症状和体征。在 16 周时,有 61.3% 的戈利木单抗联合 MTX 组患者和 79.4% 的每 2 周注射 100 mg 戈利木单抗的患者达到了 ACR20 反应,而 MTX 联合安慰剂组只有 37.1%($P<0.001$)。在联合治疗 16 周时也能观察到 ACR50、ACR70 和 DAS28 的显著改善。

日本学者 Kanbe K 等人比较了 MTX 单用($n=10$)或和戈利木单抗联用($n=13$)治疗 RA 后滑膜中丝裂原活化蛋白激酶(MAPK)的免疫组化改变。研究结果显示接受戈利木单抗和 MTX 联合治疗的患者滑膜相比 MTX 单用的治疗组滑膜增殖有显著下降。TNF－α、IL－6、MMP3、BrdU、p38 和 ERK 在两组之间无显著差异。而 CD4(T 细胞)、CD8(T 细胞)、CD20(B 细胞)、CD29、CD68(巨噬细胞)、RANKL 和 JNK 在接受戈利木单抗治疗组中有明显的降低。这表明戈利木单抗治疗能有效地抑制细胞增殖,并降低滑膜中的 T 细胞、B 细胞、巨噬细胞、β－1 整合蛋白 RANKL 和 JNK。

在一项治疗 RA 的一期、随机化、开放性的临床试验中,研究人员比较了皮下给药 100 mg 或静脉给药 2 mg/kg 戈利木单抗这两种不同给药方式对 RA 患者炎症标志的影响。给药间隔为隔 4 周注射一次,皮下给药组治疗 20 周($n=33$),静脉给药组治疗 12 周($n=16$)。治疗 1 周时两组都能观察到血清 CRP、IL－6、SAA、TNFRII、MMP－3、结合珠蛋白、铁蛋白和铁调素水平和尿中平均铁调素的水平有明显下降,并维持到第 8 周。这种效应在皮下给药组能维持到第 24 周,而静脉给药组仅在第 8 周时各种炎症标志开始出现上升。这表明戈利木单抗治疗能在 24 小时内就降低体内多种炎症因子,但皮下给药能维持更久的时间。

第三节　治疗 RA 的安全性

戈利木单抗使用中最常报道的不良反应事件是恶心、上呼吸道感染、肝酶上升、谷草转氨酶和谷丙转氨酶水平增高、消化不良和头痛。其他的不良反应还包括皮下注射反应,多为红斑和感染。TNF - α 阻断相关的严重不良反应有聚变反应、淋巴瘤、感染风险增加包括结核和真菌感染、充血性心衰、脱髓鞘疾病、狼疮样综合征和自身抗体产生,还有一些其他不良反应的个例。

据报道戈利木单抗的严重不良反应的发生率在患者当中为 2%～7%,轻微不良反应的发生率则为 60%～80%,和安慰剂治疗后的发生率相当。间接比较后发现,戈利木单抗和其他生物制剂在不良反应的发生率上没有显著差异。和妥珠单抗相比,戈利木单抗不大可能发生严重的感染,且和利妥昔单抗相比由于不良反应所发生的撤回事件明显减少。戈利木单抗的治疗剂量和不良反应的发生率之间还没有观察到明显的相关性。总而言之,从临床试验中收集的数据显示戈利木单抗是一个有效且具有良好耐受性的药物;另一方面,需要注意的是,上述临床试验均没有将安全性作为主要的研究终点且所有的临床试验都是短期的。

一、感染性疾病

细菌和病毒感染,尤其是呼吸系统、皮肤、软组织和尿道的细菌和病毒感染在接受抗TNF - α 治疗的患者中非常常见。由于 TNF - α 在宿主抗结核分枝杆菌、肉芽肿形成和抑制潜在疾病中的作用,结核是最常见的机会性感染。

在戈利木单抗的临床研究中,感染是最主要的不良反应。安慰剂和戈利木单抗治疗的患者中感染的发生率接近。但是,上呼吸道感染在戈利木单抗治疗的患者中比安慰剂组更常见,分别为 12% 和 7%。在应用戈利木单抗治疗的患者中观察到的严重感染包括败血症、肺炎、蜂窝织炎、肠胃炎、中耳炎、尿道感染、脓肿、结核、侵蚀性真菌感染和乙型肝炎感染。这些感染在戈利木单抗治疗患者中并没有观察到显著高于安慰剂治疗组(1.4% vs 1.3%)。

二、恶性肿瘤

在抗 TNF 治疗的患者中已观察到淋巴瘤的发生率高于对照组。在临床试验中,淋巴瘤的发生率在联合戈利木单抗治疗组为每随访 100 例患者一年为 0.21(95% 可信区间为 0.03～0.77),在安慰剂组为 0(95% 可信区间为 0.0～0.96)。淋巴瘤的发生率和美国普通人群相比增加了 3.8 倍以上。但是,即便未经抗 TNF 治疗,由于持续的炎症过程和 B 细胞活化,RA 患者也具有发生血液系统恶性肿瘤的高风险。恶性肿瘤包括淋巴瘤发生率的增加和与应用戈利木单抗并不相关。

三、充血性心力衰竭

戈利木单抗并没有在被明确诊断为充血性心力衰竭的患者中使用过。一些其他的抗TNF药物比如阿达木单抗已证实极少加重充血性心力衰竭，但仍避免给这类患者推荐使用。戈利木单抗在充血性心力衰竭的患者中使用要非常谨慎且一旦病情加重要立刻停止使用。

四、加重亚急性皮肤型红斑狼疮

有报道，一例患有亚急性皮肤型红斑狼疮病史伴RA的女性患者在皮下注射戈利木单抗治疗RA后的2～3周，上肢及上半身出现大量皮疹长达一个月。戈利木单抗是可诱导或加重亚急性皮肤型红斑狼疮的药物之一。

五、多发性大动脉炎

在用戈利木单抗治疗HLA－B27阴性的脊柱关节病后，患者出现多发性大动脉炎。阿达木单抗治疗RA患者后，也有一例发展为多发性大动脉炎。这说明TNF－α拮抗剂在一些患者中可诱发多发性大动脉炎的发生。

六、脱髓鞘异常

曾有报道使用抗TNF药物后中枢神经系统脱髓鞘异常发生或加重。但是，事件的发生率和普通人群相比并无增加。

七、免疫原性

有研究小组发现在24周的Ⅲ期临床试验中有57例患者（4％）可检测到抗戈利木单抗抗体。戈利木单抗和MTX联合治疗比单用戈利木单抗治疗抗体发生率低（分别为2％和7％）。戈利木单抗的治疗过程中发现抗核抗体出现的比例增加。在单用戈利木单抗治疗的患者中，27％出现ANA，而安慰剂组仅10％。同样，ANA在戈利木单抗联合MTX治疗组中高于安慰剂组（分别为12.2％和14.9％）。

八、细胞毒效应

抗-TNF制剂的细胞毒作用与生物制剂治疗肉芽肿疾病的临床疗效有关。戈利木单抗和英夫利昔单抗及阿达木单抗类似,结合跨膜的 TNF - α 之后可诱导产生抗体依赖的细胞介导的细胞毒性和补体依赖的细胞毒性。但戈利木单抗所诱导的细胞凋亡效应弱于英夫利昔单抗和阿达木单抗。因此,戈利木单抗对肉芽肿型疾病的治疗疗效欠佳。

九、总结

戈利木单抗是抗 TNF - α 的人源化单克隆抗体,已批准 50 mg 使用剂量治疗 RA、强直性脊柱炎和银屑病关节炎的所有适应证。在治疗 RA 初发或对 MTX 抵抗的患者,及其他生物制剂反应不佳的患者时具有明显的疗效和安全性。

戈利木单抗的临床实验中,随访5～6个月时发现戈利木单抗组在实现 ACR20、ACR50和 ACR70 反应时显著优于安慰剂组并具有更低的 DAS28 积分。同时,戈利木单抗还能有效地治疗强直性脊柱炎和银屑病性关节炎。其显著的优势在于每月只需皮下注射一次,允许患者自己给药。戈利木单抗的不良反应和其他生物制剂相似;而且,戈利木单抗和利妥昔单抗相比由于不良反应导致的药物撤回事件更少,和妥珠单抗相比严重感染发生率更低。但是,仍需要进行长期的研究以确定戈利木单抗治疗后病情缓解的持久性及延迟或累积的不良反应。

(肖春媛 谭锦辉)

参 考 文 献

[1] Ackermann C, Kavanaugh A. Tumor necrosis factor as a therapeutic target of rheumatologic disease [J]. Expert Opin Ter Targets, 2007,11:1369 - 1384.

[2] Amital H, Barak V, Winkler R E, et al. Impact of treatment with infliximab on serum cytokine profle of patients with rheumatoid and psoriatic arthritis [J]. Ann N Y Acad Sci 2007,1110:649 -660.

[3] Askling J, Baecklund E, Granath F, et al. Anti-tumour necrosis factor therapy in rheumatoid arthritis and risk of malignant lymphomas: relative risks and time trends in the Swedish Biologics Register [J]. Ann Rheum Dis, 2009,68:648 - 653.

[4] Atzeni F, Sarzi-Puttini P, Gorla R, et al. Switching rheumatoid arthritis treatments: an update [J]. Autoimmun Rev 2011,10:397 - 403.

[5] Azuma Y, Kaji K, Katogi R, et al. Tumor necrosis factor-alpha induces diferentiation of and bone resorption by osteoclasts [J]. J Biol Chem, 2000, 275:4858 - 4864.

[6] Birnbaum H, Pike C, Kaufman R, et al. Societal cost of rheumatoid arthritis patients in the US [J]. Curr Med Res Opin, 2010, 26:77 - 90.

[7] Botsios C. Safety of tumour necrosis factor and interleukin - 1 blocking agents in rheumatic diseases [J]. Autoimmun Rev, 2005; 4:162 - 170.

[8] Caminero A, Comabella M, Montalban X. Tumor necrosis factor alpha (TNF - alpha), anti-TNF - alpha and demyelination revisited: an ongoing story [J]. J Neuroimmunol, 2011; 234:1 - 6.

[9] Caporali R, Sarzi-Puttini P, Atzeni F, et al. Switching TNF - alpha antagonists in rheumatoid arthritis: the experience of the LORHEN registry [J]. Autoimmun Rev, 2010, 9:465 - 469.

[10] Chang J T, Lichtenstein G R. Drug insight: antagonists of tumor-necrosis factor-alpha in the treatment of infammatory bowel disease [J]. Nat Clin Pract Gastroenterol Hepatol, 2006; 3:220 -

228.

[11] Choy，E H，Hazleman B，Smith M，et al. Efficacy of a novel PEGylated humanized anti-TNF fragment (CDP870) in patients with rheumatoid arthritis：a phase Ⅱ double-blinded，randomized，dose-escalating trial [J]. Rheumatology (Oxford) 2002,41,1133－1137.

[12] Elliott，M. J，Maini R N，Feldmann M，et al. Randomised double-blind comparison of chimeric monoclonal antibody to tumour necrosis factor α (cA2) versus placebo in rheumatoid arthritis [J]. Lancet 1994,344,1105－1110.

[13] Emery P，Fleischmann R M，Moreland LW，et al. Golimumab, a human anti-tumor necrosis factor alpha monoclonal antibody, injected subcutaneously every four weeks in methotrexate-naive patients with active rheumatoid arthritis：twenty-four-week results of a phase Ⅲ, multicenter, randomized, double-blind, placebo-controlled study of golimumab before methotrexate as frst-line therapy for early-onset rheumatoid arthritis [J]. Arthritis Rheum 2009,60：2272－2283.

[14] Feldmann M，Brennan F M，Williams R O，et al. Te transfer of a laboratory based hypothesis to a clinically useful therapy：the development of anti-TNF therapy of rheumatoid arthritis [J]. Best Pract Res Clin Rheumatol，2004,18：59－80.

[15] Felson D T，Anderson J J，Boers M，et al. American College of Rheumatology. Preliminary defnition of improvement in rheumatoid arthritis [J]. Arthritis Rheum 1995；38：727－735.

[16] Fleischmann R. Te efcacy and safety of golimumab in the treatment of arthritis [J]. Expert Opin Biol Ter，2010，10：1131－43.

[17] Food and Drug Administration. SIMPONI full prescribing information [OL]. http：//www.accessdata. fda. gov/drugsatfda_docs/label/2009/125289s006lbl. pdf, 2009. 2011. Ref Type：Generic Food and Drug Adminstration. Simponi (golimumab). http：//www. fda. gov/Safety/MedWatch/SafetyInformation/SafetyAlertsforHumanMedicalProducts/ucm162802. htm. 2011. Ref Type：Generic

[18] Inman R D，Davis J C Jr，Heijde D，et al. Efcacy and safety of golimumab in patients with ankylosing spondylitis：results of a randomized, double-blind, placebo-controlled, phase Ⅲ trial [J]. Arthritis Rheum，2008,58：3402－3412.

[19] Katsuaki Kanbe，Junji Chiba，Atsushi Nakamura. Inhibition of JNK in synovium by treatment with golimumab in rheumatoid arthritis [J]. Rheumatol Int，2013,33：1981－2013.

[20] Kavanaugh A，McInnes I，Mease P，et al. Golimumab, a new human tumor necrosis factor alpha antibody, administered every four weeks as a subcutaneous injection in psoriatic arthritis：Twenty-four-week efcacy and safety results of a randomized, placebo-controlled study [J]. Arthritis Rheum，2009；60：976－986.

[21] Kay J，Matteson E L，Dasgupta B，et al. Golimumab in patients with active rheumatoid arthritis despite treatment with methotrexate：a randomized, double-blind, placebo-controlled, dose-ranging study [J]. Arthritis Rheum，2008,58：964－975.

[22] Keystone E，Genovese M C，Klareskog L，et al. Golimumab in patients with active rheumatoid arthritis despite methotrexate therapy：52-week results of the GO-FORWARD study [J]. Ann Rheum Dis，2010，69：1129－1135.

[23] Keystone E C，Genovese M C，Klareskog L，et al. Golimumab, a human antibody to tumour necrosis factor (alpha) given by monthly subcutaneous injections, in active rheumatoid arthritis despite methotrexate therapy：the GO-FORWARD Study [J]. Ann Rheum Dis 2009,68：789－796.

[24] Kwon H J，Cote T R，Cufe M S，et al. Case reports of heart failure afer therapy with a tumor necrosis factor antagonist [J]. Ann Intern Med，2003,138：807－811.

[25] Lin J，Ziring D，Desai S，et al. TNF alpha blockade in human diseases：an overview of efcacy and safety [J]. Clin Immunol，2008,126：13－30.

[26] Mariani N，So A，Aubry-Rozier B. Two cases of Takayasu's arteritis occurring under anti-TNF therapy [J]. Joint Bone Spine，2013,80：211－213.

[27] Mittie K. Doyle1, Mahboob U. Rahman1, Bart Frederick, et al. Effects of subcutaneous and intravenous golimumab on inflammatory biomarkers in patients with rheumatoid arthritis: results of a phase 1, randomized, open-label trial [J]. Rheumatology, 2013, doi:10.1093.

[28] Moreland, L. W, Baumgartner S W, Schiff M H, et al. Treatment of rheumatoid arthritis with a recombinant human tumor necrosis factor receptor (p75)- Fc fusion protein [J]. N. Engl. J. Med. 1997,337,141-147.

[29] Polido-Pereira J, Vieira-Sousa E, Fonseca J E. Rheumatoid arthritis: what is refractory disease and how to manage it? [J] Autoimmun Rev, 2011,10:707-713.

[30] Prevoo M L, van 't Hof M A, Kuper H H, et al. Modifed disease activity scores that include twenty-eight-joint counts. Development and validation in a prospective longitudinal study of patients with rheumatoid arthritis [J]. Arthritis Rheum, 1995,38:44-48.

[31] Ramos-Casals M, Roberto P A, az-Lagares C, et al. Autoimmune diseases induced by biological agents: a double-edged sword? [J] Autoimmun, Rev 2010, 9:188-193.

[32] Rosenblum H, Amital H. Anti-TNF therapy: safety aspects of taking the risk [J]. Autoimmun Rev, 2011,10:563-568.

[33] Simsek I, Yazici Y. Safety and clinical efcacy of golimumab in the treatment of arthritides [J]. Drug Healthc Patient Saf, 2010, 2:169-180.

[34] Singh J A, Wells G A, Christensen R, et al. Adverse efects of biologics: a network meta-analysis and Cochrane overview [J]. Cochrane Database Syst Rev, 2011, CD008794.

[35] Smolen J S, Kay J, Doyle M K, et al. Golimumab in patients with active rheumatoid arthritis afer treatment with tumour necrosis factor alpha inhibitors (GO-AFTER study): a multicentre, randomised, double-blind, placebo-controlled, phase Ⅲ trial [J]. Lancet, 2009,374:210-221.

[36] Sokka T, Kautiainen H, Mottonen T, et al. Work disability in rheumatoid arthritis 10 years afer the diagnosis [J]. J Rheumatol, 1999; 26:1681-1685.

[37] Szekanecz Z, Szanto S, Szabo Z, et al. Biologics—beyond the joints [J]. Autoimmun Rev, 2010, 9:820-824.

[38] Takeuchi T, Harigai M,Tanaka Y, et al. Golimumab monotherapy in Japanese patients with active rheumatoid arthritis despite prior treatment with disease-modifying antirheumatic drugs: results of the phase 2/3, multicentre, randomised, double-blind, placebo-controlled GO-MONO study through 24 weeks [J]. Ann Rheum Dis, 2012, doi:10.1136.

[39] Tang K, Beaton D E, Gignac M A, et al. Te Work Instability Scale for rheumatoid arthritis predicts arthritis-related work transitions within 12 months [J]. Arthritis Care Res, (Hoboken) 2010, 62:1578-1587.

[40] Tracey D, Klareskog L, Sasso E H, et al. Tumor necrosis factor antagonist mechanisms of action: a comprehensive review [J]. Pharmacol Ter, 2008,117:244-279.

[41] Tubach F, Salmon D, Ravaud P, et al. Risk of tuberculosis is higher with anti-tumor necrosis factor monoclonal antibody therapy than with soluble tumor necrosis factor receptor therapy: the three-year prospective French Research Axed on Tolerance of Biotherapies registry [J]. Arthritis Rheum, 2009, 60:1884-1894.

[42] Ueda N, Tsukamoto H, Mitoma H, et al. The Cytotoxic Effects of Certolizumab Pegol and Golimumab Mediated by Transmembrane Tumor Necrosis Factor α [J]. Inflamm Bowel Dis, 2013,19:1224-1231.

[43] Weinblatt, M. E, Keystone E C,Furst D E, et al. Adalimumab, a fully human anti-tumor necrosis factor α monoclonal antibody, for the treatment of rheumatoid arthritis in patients taking concomitant methotrexate: the ARMADA trial [J]. Arthritis Rheum, 1997,48:35-45.

[44] Wilkerson E, Hazey MA, Bahrami S, et al. Golimumab-exacerbated subacute cutaneous lupus erythematosus [J]. Arch Dermatol, 2012,148:1186-1190.

［45］ Xu ZH，Lee H，Vu T，et al. Population pharmacokinetics of golimumab in patients with ankylosing spondylitis：impact of body weight and immunogenicity［J］. Int J Clin Pharmacol Ter，2010，48：596－607.

［46］ Zabana Y，Domenech E，San Roman A L，et al. Tuberculous chemoprophylaxis requirements and safety in infammatory bowel disease patients prior to anti-TNF therapy［J］. Infamm Bowel Dis 2008，14：1387－1391.

［47］ Zhou H，Jang H，Fleischmann R M，et al. Pharmacokinetics and safety of golimumab，a fully human anti-TNF－alpha monoclonal antibody，in subjects with rheumatoid arthritis［J］. J Clin Pharmacol，2007，47：383－396.

［48］ Zhou，H，Jang H，Fleischmann R M，et al. Pharmacokinetics and safety of golimumab，a fully human anti-TNF－α monoclonal antibody，in subjects with rheumatoid arthritis［J］. J. Clin. Pharmacol，2007，47，383－396.

［49］ Zidi I，Bouaziz A，Mnif W，et al. Golimumab therapy of rheumatoid arthritis：an overview［J］. Scand J Immunol，2010，72：75－85.

第十章

TNF－α 拮抗剂治疗类风湿关节炎过程中的不良反应

第一节 治疗过程中感染的发生情况

近年来,治疗 RA 的生物制剂不断涌现,肿瘤坏死因子(TNF－α)拮抗剂是目前临床最常用的生物制剂,其对类风湿关节炎良好的效果已得到肯定,但其引起的感染情况却常困扰着风湿科医师。

TNF－α 是一种细胞因子,主要由单核细胞和巨噬细胞产生。其主要生物学活性为:杀伤或抑制肿瘤细胞、介导炎症反应、抗感染、引起发热(内源性热原质)、促进细胞增殖和分化。

TNF－α 与 RA 的关联:TNF－α 作为一种炎症介质,可以通过上调内皮细胞对各种黏附因子的表达促进淋巴细胞、中性粒细胞和单核细胞在炎症部位的聚集,并可诱导多种促炎反应细胞因子(如 IL-1、IL-6、GM-CSF),及其他炎症介质的合成,还可刺激巨噬细胞和成纤维细胞产生基质金属蛋白酶,从而引起关节炎症、骨与软骨的破坏。因此 TNF－α 在 RA 的发病与进展的过程中起着重要的推动作用,抑制 TNF－α 的活性可以改善关节炎的症状,使关节免于破坏。

TNF－α 与感染的关联:炎症反应是把双刃剑。在 RA 患者体内,过度的炎症反应可以导致病情的进展,适度炎症反应也是机体抵御感染的入侵以及消除异常细胞所必需的。由于 TNF－α 是炎症反应的重要介质,且具有抗感染的作用(如抑制疟原虫生长,抑制病毒复制,抑制病毒蛋白合成、病毒颗粒的产生和感染性,并可杀伤病毒感染细胞等)。TNF－α 拮抗剂的使用必然导致机体对细菌、病毒、真菌等感染源产生炎症反应的能力下降,增加了感染的潜在危险性。动物实验研究与临床观察研究中也发现拮抗剂的使用可以损害机体对多种细菌、病毒的抵抗力。

一、TNF－α拮抗剂引起的病毒感染

1. 乙型肝炎病毒(HBV)

乙型肝炎病毒感染是最常见的一种慢性病毒感染,全世界大约有 3.5 亿人感染。感染 HBV 以后,患者体内针对 HBV 的细胞毒 T 淋巴细胞(CTL)所分泌的 TNF－α 呈高表达。动物实验发现,TNF－α 敲除后小鼠的体内产生针对 HBV 的 CTL 能力明显减弱,提示 TNF－α 具有清除和控制 HBV 复制的作用。因此,TNF－α 拮抗剂的使用可使 HBV 重新活跃,加重病毒感染。

Ostuni P 发现一例 HBV 感染的 RA 患者使用英夫利昔以后,病毒重新活跃起来,血清转氨酶和 HBV 的 DNA 水平均明显升高;而联合抗病毒药拉米夫定使用后患者的血清转氨酶和 HBV 的 DNA 水平均恢复正常。Zingarelli S 也发现 27 位感染 HBV 的风湿病患者使用 TNF－α 拮抗剂后,73%的患者出现了病毒的重新活跃,而联合拉米夫定使用仅有14%患者出现病毒重新活跃。

目前研究发现,TNF－α 具有清除和控制 HBV 复制的作用。TNF－α 拮抗剂的使用可使 HBV 重新活跃起来,因此对于感染 HBV 的风湿病患者使用 TNF－α 拮抗剂时应注意检测病毒的复制情况,临床观察发现联合抗病毒药物的使用有助于使血清转氨酶和病毒的复制水平恢复正常。针对慢性乙肝病毒携带者给予免疫抑制剂临床实践指南指出:使用 TNF－α 拮抗剂前应全面评估病情,包括检测 HBs 抗原和抗 HBc 抗体。若 HBs 抗原阳性,且 HBV DNA 水平大于 2 000 IU/ml 的患者需要联合抗病毒治疗。这些患者在停用抗病毒药物后发生病毒感染加重的概率很大,应密切监测体内病毒复制的情况。

2. 丙型肝炎病毒(HCV)

HCV 感染在世界范围内呈地方性流行,全球将近有 200 万人感染。越来越多临床证据表明丙型肝炎患者血清中丙氨酸转移酶(ALT)水平的升高与 TNF－α 的高表达有关。这些结果表明,TNF－α 可能参与了慢性丙型肝炎肝细胞的破坏。

Peterson JR 观察了 16 位感染 HCV 的 RA 患者,其中 8 位使用了 TNF－α 拮抗剂,连续使用 3 个月,未发现病毒量和肝功能的异常。Parke FA 观察了 5 位感染 HCV 的 RA 患者,均接受 TNF－α 拮抗剂治疗,均未发现病毒量和肝功能的异常,并且有一例患者的病毒量有所降低。Zein NN 把 TNF－α 拮抗剂作为一种辅助药物联合干扰素和利巴韦林治疗 HCV 感染,经过 6 个月的治疗,研究者发现使用 TNF－α 拮抗剂患者 HCV 的 RNA 定量明显低于对照组。

其他临床观察也支持慢性丙肝患者使用 TNF－α 拮抗剂的安全性,而且,甚至对慢性丙型肝炎具有治疗的作用。不过也有学者指出 TNF－α 拮抗剂的安全性仍需要更长时间的随访和更加详细的指标检测来确定。

3. 艾滋病病毒(HIV)

临床上许多风湿类疾病都会出现在艾滋病患者身上,如类风湿关节炎、反应性关节炎、

银屑病关节炎、肌炎和血管炎等。长期以来对于这些合并风湿类疾病的患者的治疗是非常棘手的。因为艾滋病毒感染后,患者的免疫力本来就处于比较低的水平,很难再承受针对风湿病所采用的免疫抑制治疗。而今,随着高效抗逆转录病毒治疗(HAART)方法的使用,患者体内的艾滋病病毒复制明显受到抑制,免疫系统得以重建。因此病情比较稳定、病毒量控制较好的艾滋病患者也可承受一定剂量的免疫抑制剂治疗。

在艾滋病患者的各个阶段均可检测到 TNF‐α 的高表达,研究表明 TNF‐α 可促进体内 CD4 细胞的凋亡。Walker 对 6 位 CD4 细胞数低于 $200/mm^3$ 艾滋病患者使用了 TNF‐α 拮抗剂,使用两周后,观察发现患者在 42 周的观察期内 CD4 细胞数以及血清中艾滋病病毒 RNA 水平没有发生改变。Sha 对 11 位 HIV RNA 低于 5 000 cp/ml 的艾滋病患者使用 TNF‐α 拮抗剂,随访 60 周发现患者 HIV RNA 水平未发生明显变化,但出现一例患者的血肌酐水平升高,可能与 TNF‐α 拮抗剂的使用有关。而 Aboulafia DM 在使用 TNF‐α 拮抗剂治疗艾滋病患者时,出现了一例严重的全身感染导致了患者的死亡。

目前对于艾滋病患者使用 TNF‐α 拮抗剂的安全性仍有争论,因此,在使用时应加倍小心,预防感染的发生。

4. **疱疹病毒(HHV)**

人疱疹病毒家族包括在单纯疱疹病毒(HSV)、水痘带状疱疹病毒(VZV)、巨细胞病毒(CMV)和 EB 病毒,这些病毒无处不在,分布广泛。其中一些病毒在成人和一些在儿童中多见。TNF‐α 可以调控人疱疹病毒复制与传播。

单纯疱疹病毒(HSV):HSV 的重新激活在 TNF‐α 拮抗剂的治疗过程中常可见,针对这种感染可予以口服抗病毒药物治疗,效果较好。

水痘带状疱疹病毒(VZV):TNF‐α 可以阻断水痘带状疱疹病毒的复制与转录,因而 TNF‐α 拮抗剂的使用将会加大病毒感染的概率。在临床上因为 TNF‐α 拮抗剂和其他免疫抑制剂的使用而出现 VZV 的感染比较常见。德国学者观察了 5 040 例风湿病患者,其中有 82 位患者因为使用了 TNF‐α 拮抗剂而出现了 VZV 感染。

Wendling D 观察发现 300 位使用了 TNF‐α 拮抗剂治疗后患者,有 9 位患者出现了 VZV 感染。

巨细胞病毒(CMV):有研究发现使用 TNF‐α 拮抗剂治疗后出现巨细胞病毒重新活跃。

EB 病毒:EB 病毒常存在人体的特定位置内,且 EB 病毒可能与 RA 的发病有着一定联系。曾有临床观察发现使用 TNF‐α 拮抗剂治疗后,EB 病毒的病毒量未发生明显的变化,这些临床观察随访时间从 3 个月到 5 年不等。提示:使用 TNF‐α 拮抗剂治疗引起 EB 病毒的感染概率不大。

二、TNF‐α拮抗剂引起的细菌感染

TNF‐α 拮抗剂治疗 RA 时发生细菌感染可能导致患者的预后不佳,严重的细菌感染其

至危及生命,临床上有必要对这种严重感染进行观察研究,并制订相应的预防方案。

多数的 TNF－α拮抗剂治疗 RA 长期安全性研究显示,与 MTX 相比,TNF－α拮抗剂不增加细菌感染的发生率,且结核感染的报道较少。Genovese MC 进行了为期 2 年、632 例早期 RA 患者的研究观察发现,应用 MTX 与 TNF－α拮抗剂治疗组患者发生严重细菌感染的概率相似。Klareskog L 进行的为期 1 年的随机双盲对照临床观察发现,MTX、依那西普单独使用与联合治疗组发生细菌感染及严重感染(均为 4%)的概率也相似。对比发现 TNF－α拮抗剂治疗时严重细菌感染的发生率明显高于安慰剂。Keystone EC 等一项为期 2 年,对早期进展性 RA 患者为期 52 周的研究表明,与单用 MTX 组相比,TNF－α拮抗剂联合MTX 组发生严重感染的概率明显增高($P < 0.05$),且与 TNF－α拮抗剂的高剂量使用有关。St Clair EW 等也进行了一项为期 54 周共 1 040 例 RA 的类似研究显示,英夫利昔联合MTX 组发生严重细菌感染的概率明显高于单用 MTX 者,TNF－α拮抗剂治疗 RA 时发生细菌感染的可能较大,且容易导致患者的预后不佳,甚至危及生命。

因此使用时应注意预防细菌感染。在选用 TNF－α拮抗剂治疗 RA 时应对患者的一般情况进行评价,如性别、体重、年龄、免疫球蛋白水平和用药情况等。如果曾使用激素或既往有感染情况的患者,发生细菌感染的风险也明显升高。对免疫功能低下者或有其他感染风险的患者应慎用或选择安全性较好的生物制剂,且在使用过程中要监控严重感染的发生。另外,在有效控制病情的情况下,宜尽量选用低剂量长间隔的用药法,Lipsky PE 的研究提示低剂量长间隔用药法能降低 TNF－α拮抗剂治疗 RA 时诱发的严重感染发生风险。使用TNF－α拮抗剂治疗 RA 时,一旦患者出现细菌感染及严重细菌感染的情况,应立即停用TNF－α拮抗剂,积极地治疗感染,防止感染的扩散和加重。

三、TNF－α拮抗剂引起的真菌感染

研究表明,TNF－α在宿主防御中起着重要的作用,具有抗胞内感染的作用。动物模型研究表明,TNF－α的分泌在组织细胞抵御组织质菌、隐球菌、球孢子菌、念珠菌、曲霉菌和肺囊虫感染起着至关重要的作用。因此 TNF－α拮抗剂的使用有可能导致患者感染真菌的概率升高。

研究人员检测组织胞质菌感染的患者的血液样本后发现,TNF－α拮抗剂的使用会干扰体内 T 细胞对组织胞质菌的抗原反应。虽然抗 TNF 治疗真菌感染后的发病率是非常低,并且,没有清楚地表明这些真菌感染是否与 TNF－α拮抗剂的使用有关。但是美国食品和药物管理局已经收到一些相关感染病例的报道。在临床使用 TNF－α拮抗剂的过程中也发现了一些真菌感染的情况。

总之,虽然使用 TNF－α拮抗剂的真菌感染的发病率是非常低,但其导致真菌感染的可能性不能被忽视。基于目前的研究情况,给出以下几点建议。

(1) 开始使用 TNF－α的拮抗剂之前,应告知患者可能有真菌感染的风险。

(2) 如果患者在使用 TNF－α拮抗剂治疗时出现发烧,应考虑真菌感染的可能。

（3）应劝告患者在户外运动时，注意避免真菌感染，如不去洞穴或者鸟类栖息地等。

四、TNF－α 拮抗剂引起的结核感染

TNF－α 拮抗剂的出现，在类风湿关节炎（RA）的治疗进展中具有里程碑式的意义，已被越来越多的研究证实对缓解 RA 患者的症状、改善患者受累关节的功能及阻止关节破坏，具有切实有效的作用。伴随令人兴奋的治疗效果，TNF－α 拮抗剂的安全性也日益引起人们较多的重视。由于 TNF－α 在机体对感染的免疫应答及免疫监视过程中具有重要作用，所以，TNF－α 拮抗剂的应用在理论上会引起感染机会的增加，在 TNF－α 拮抗剂应用于患者中后的临床观察也证实了这一点。在与 TNF－α 拮抗剂的使用相关的感染中，结核感染越来越多地引起重视。结核病是人类最古老的传染病之一，在 TNF－α 拮抗剂的使用以前，结核病在发达国家已不多见，甚至有人一度认为结核在发达国家已近被消灭。新中国成立前结核病死亡率达 200～300 人/10 万，居各种疾病死亡原因之首。新中国成立后人民的生活水平提高，卫生状态改善，特别是开展了群防群治，儿童普遍接种卡介苗，结核病的发病率和病死率大为降低。近年来随着诸多因素的出现及改变，例如人口密度的增加、人口的大流动、结核杆菌耐药现象的出现、HIV 的流行，及 TNF－α 拮抗剂与免疫抑制剂等药物的使用等，结核感染变得日益多见，再次引起了人们的警惕与重视。目前结核感染在美国的发病率约为 6/10 万，在西班牙约为 25/10 万，而在非洲某些地区却高达 300/10 万。据报道，目前全世界每年新发结核感染约 800 万例，再加上隐性的潜伏性结核感染（latent tuberculosis infection，LTBI），估计结核全世界结核感染者数量已达惊人的地步！如果未经正规治疗，约有 1/3 的结核患者会在感染 1 年内死亡，约有一半的结核患者会在 5 年内死亡。据统计，目前结核在全世界每年约造成 200 万人死亡。由此可见，结核仍是目前世界最常见的"感染杀手"，至今依然是单一感染因素引起病死人数最多的疾病。

结核分枝杆菌简称结核杆菌，是一种抗酸染色阳性的棒状杆菌，主要包括人型、牛型结核分枝杆菌，其中对人致病的主要是人型结核菌。结核菌细长并略弯曲，菌体无鞭毛、无芽孢、不能产生内、外毒素，专性需氧，培养要求高，生长缓慢。成分主要有脂质、多糖、蛋白质等。结核杆菌作为兼性胞内寄生菌，以巨噬细胞为宿主细胞，其致病性可能与细菌在组织细胞内大量繁殖引起的炎症、菌体成分和代谢物质的毒性以及机体对菌体成分产生的免疫损伤有关。机体感染了结核杆菌后的结果与机体的免疫活性有关，仅有不到 10% 的少部分免疫活性低的人会发展成有症状的活动性结核，其中大部分表现为肺结核，但在合并 HIV 感染的个体，约 2/3 会出现肺外累及。与以上情况相反，大部分免疫活性正常的个体在感染结核杆菌后，机体的免疫细胞可将结核杆菌吞噬形成肉芽肿。虽然被吞噬后结核杆菌的生长受到抑制，但很难一下子被机体完全清除，从而在人体潜伏下来。在机体的免疫活性低下时，这部分潜伏的结核杆菌就有可能再活动，引起明显的结核感染症状。有研究表明，在结核发病率较低的国家与地区，大部分结核活动都是由原先潜伏在机体内的结核杆菌再次活动引起，与 TNF－α 拮抗剂的应用相关的结核感染很多也是由潜伏的结核杆菌再次活动而

导致。

在 TNF－α 拮抗剂出现以前,RA 或其他自身免疫性疾病患者出现继发性结核并不多见。有研究者回顾性分析了我国 92 例合并结核感染的结缔组织病患者的临床资料,结果发现结核感染以继发型肺结核为主,多于激素应用 5～6 个月后出现,PPD 阳性率低。结缔组织病本身及各种不同抗风湿药物所引起的免疫系统的改变对结核杆菌感染到底有什么样的影响,还没有被完全阐明。加拿大 Brassard 等报告,RA 患者结核病感染危险增高与应用生物制剂或传统的病情缓解抗风湿药(DMARD)有关,尤其是既往有使用皮质类固醇的患者。已经明确的是,糖皮质激素在每日应用的剂量达到 15 mg/d 时可以增加结核杆菌感染的机会。有研究表明,在 2000 年时,美国普通人群中结核的发病率为 5.8/10 万,而在未使用 TNF－α 拮抗剂前 RA 患者中结核病的发病率为 6.2/10 万。在 TNF－α 拮抗剂出现后,美国食品药品监督管理局(FDA)的不良反应记录分析显示患者结核病的发病率比以前增高,特别是使用了英夫利昔单抗(IFX)的 RA 患者,其结核病发病率高达 24.4～52.5/10 万,依那西普(ENT)等其他 TNF－α 拮抗剂所导致的结核感染与 IFX 相比相对少见。英国风湿病学会掌管的生物制剂注册登记数据库(BSRBR)前瞻性地观察了 10 403 例接受 TNF－α 拮抗剂治疗的 RA 患者信息。其中 5 471 例使用 ETN,3 714 例使用 IFX,4 471 例使用阿达木单抗(ADL)。有 2 849 例患者使用≥2 种 TNF－α 拮抗剂。这些接受抗 TNF－α 治疗的患者与接受非生物 DMARD 治疗的 3 106 例活动性 RA 患者进行比较。通过咨询问卷、患者日记和英国病死患者数据库,来发现结核病病人。结果发现所有应用抗 TNF－α 治疗的患者中,共报告 35 例结核患者,其中 16 例患者最近使用药物是 ADL,12 例患者使用 IFX,7 例患者使用 ETN。9 例结核患者是在停药之后诊断的,其中 2 例患者是在停药超过 1 年以上发生的。所有 35 例结核患者中有 21 例患者(57%)肺外结核:ETN 组的 7 例患者中有 3 例,IFX 组的 12 例患者中有 8 例,ADL 组的 16 例患者中有 10 例。播散型结核病只见于 IFX 组(2 例)和 ADL 组(5 例)。ADL 相关的结核发生率为 196/100 000,IFX 为 131/100 000,ETN 为 50/100 000。其研究结论为在 BSRBR 数据库中,结核病仅见于应用抗 TNF－α 治疗的患者,应用 ADL 和 IFX 治疗的患者结核发生率显著高于应用 ETN 治疗的患者。在停用 TNF－α 拮抗剂后仍应提防结核的发生。与总人群相比,抗 TNF 治疗的肺外结核发生率较高,尤其是 IFX 和 ADL 治疗的患者。要提出的是,新发的结核病例并不是来自于临床试验,而是来自药物上市后的临床观察。以上观察发现的结果导致了 TNF－α 拮抗剂产品包装说明书上出现了感染警示,提醒患者有感染风险增加的可能。值得注意的是,使用了 IFX 或 ADL 的 RA 患者,其出现的结核感染大多出现在使用以上两种 TNF－α 拮抗剂后半年内出现,这提示其所引起的结核感染多系通过潜伏体内的结核杆菌的再次活动所致。另外,在使用了 TNF－α 拮抗剂后出现的结核感染者中,出现肺外表现的比例高达 50%左右,而在普通人群中这一比例仅为 18%。

至于不同的 TNF－α 拮抗剂为什么会导致不同的结核感染率,有研究者认为可能与以下几点因素相关:①各种 TNF－α 拮抗剂结构、免疫原性及作用机制不同。IFX 和 ADL 均为作用于 TNF－α 的单克隆抗体,ETN 是一种完全人源化的重组 TNF p75 受体与 IgG1 Fc

片段融合的二聚体可溶性蛋白,3种生物制剂在作用机制上有明显差别。IFX和ADL对TNF-α具有更大的亲和力和持续作用时间,IFX与TNF-α的结合是不可逆的,其半衰期大约是12~14天和8~10天,生物学效应可以持续长达2个月。ETN可以高亲和力,与可溶性的TNF-α结合,但与TNF-α结合是可逆的,解离的TNF-α依然具有生物活,而且ETN的半衰期只有3天,因而对TNF-α的抑制时间也相对短暂。另外,ETN除了抑制TNF-α,还可以同时抑制TNF-β,表现为独特的双相抑制;②IFX和ADL引起的抗体依赖补体介导的细胞毒(ADCC)作用比ETN更为多见;③IFX和ADL对跨膜TNF-α具有更高的亲和力,而跨膜TNF-α在炎症肉芽肿的形成过程中具有重要作用。这一点似乎也解释了为什么IFX和ADL与ETN对克罗恩病、结节病与韦格纳肉芽肿等肉芽肿性疾病,甚至脊柱关节病相关的葡萄膜炎及银屑病,具有不同的疗效,即单抗类药物对以上疾病具有较好疗效,而ETN的疗效则不尽如人意;④IFX、ADL和ETN均与记忆性T淋巴细胞对结核杆菌正常的反应有关,可以引起γ干扰素的产生下降。但体外细胞研究表明IFX和ADL对结核杆菌引起的T淋巴细胞的活化的抑制强度比ETN大。Wallis等报道了相似的研究结果,并且发现IFX和ADL可以明显抑制γ干扰素的产生,而ETN即使在较大剂量应用时,抑制γ干扰素的产生的作用仍不及IFX和ADL。

　　在明确了TNF-α拮抗剂可以使接受治疗的患者的结核易感性提高,并且,会造成曾经感染过结核的患者结核复发这一点后,针对性的预防措施也很快出现。常用的方法包括详细询问病史、胸部X线片检查及旧结核菌素试验(tuberculin skin test,TST)或结核菌素纯蛋白衍化物(PPD)皮试等。值得注意的是,TST存在一定的缺陷:①特异性差,假阳性结果非常普遍地出现于卡介苗接种者中。对于呈现“假阳性”结果的患者,一方面有可能误用抗结核预防性治疗,另一方面也可能会使RA患者失去应用TNF-α拮抗剂治疗的机会,因此在临床中一定要仔细鉴别;②灵敏度低。相对于健康人群,TST在免疫抑制患者中的检测灵敏度更低,导致它在部分卡介苗接种者的TST检测里出现假阴性的结果。秘鲁研究小组发现,RA患者中TST阳性率仅为26%,远低于对照组70%阳性率;③重复性差。TST需要进行两次随访工作,一次做TST实验,一次观察结果,容易存在主观上的结果判断误差。由于上述的诸多问题,最终使TST的阳性结果难以判断,特别针对那些LTBI的阳性结果。另外,TST的应用在不同国家和各指南中不统一。近年来研究表明,两种γ干扰素释放实验,即Quantiferon-TB Gold和T细胞酶联免疫斑点法(T SPOT),因为不受BCG接种与否及患者免疫功能是否抑制的影响,因此在免疫低下患者(尤其是老年人和AIDS患者)中相对于TST法有更好的敏感性及特异性,对提高LTBI患者的诊断率很有帮助。虽然假阴性和不确定因素也存在,但是其发生率远低于TST方法。有多名研究者对该方法和TST方法进行了对比研究,结果显示该方法的敏感性更高,特异性更强。但也有研究发现,患者长期服用糖皮质激素后,该方法阳性率会下降。法国Dintinger研究小组发现,RA病程越长,该方法阳性率越高。目前已有研究报道了接受TNF-α拮抗剂治疗的RA患者中T SPOT的检测情况,结果发现在TNF-α拮抗剂治疗14周以后,IFN-γ的反应强度显著下降,接受ADL疗的RA患者随访12个月,有2例阳性患者发展为活动性结核。

　　已经有证据表明,在应用 TNF－α 拮抗剂前筛选排除潜在的结核患者可以降低结核发生的风险(见表10－1)。因此在应用 TNF－α 拮抗剂治疗时,进行全方位的结核筛查非常重要。中国作为结核高感染地区,采用敏感性高、特异性强的结核检测方法意义重大,通过有效的检测手段,对风湿病患者 LTBI 进行基线评估,并判断糖皮质激素、免疫抑制剂、TNF－α 拮抗剂等生物制剂对结核活动的影响,制定适合我国国情的 LTBI 评判标准、干预措施等相关的临床指南,将大大提高风湿病患者药物治疗的安全性,最大限度地预防结核相关的不良反应。

表 10－1　筛选患者可以降低结核发生风险

起始治疗	TNF－α 拮抗剂治疗/患者年	病例	结核发生率/10 万患者年	发生率比[a]/IRR	发生率比[b]/IRR
2002 年 3 月前★	8 671	41	472	19	5.8
2002 年 3 月后	8 717	15	172	7	2.4
完全服从推荐治疗	4 576	2	43	1.8	未确定
未完全服从推荐治疗	4 170	13	311	1.3	4.8

注:★2002 年 3 月推广预防潜伏结核感染建议;a:和普通人群比;b:和未经 TNF 治疗人群比。

第二节　充血性心力衰竭

　　近 20 年来,TNF－α 在充血性心力衰竭(CHF)中的作用引起越来越多的关注。在 20 世纪 90 年代 Levine 等发现 CHF 患者血液中 TNF－α 水平增高。后来又有研究者报道发现 CHF 患者血液中增高的 TNF－α 水平可能会导致患者的心功能恶化、病情加重并导致住院率及病死率增加。动物试验研究结果亦证实高水平的 TNF－α 会影响左心室的功能。有研究发现 TNF－α 通过影响心肌收缩力、介导细胞凋亡、参与心室重构和促进心源性恶病质发生发展等多种途径对心力衰竭的进程起作用。这几个方面相互作用,构成了心力衰竭复杂的病理生理机制。

　　上述研究结果提示抑制 CHF 患者血液中 TNF－α 水平可能对 CHF 会有治疗作用。随后进行的有关依那西普(ENT)治疗 CHF 的前期临床试验及公开试验也显示了令人振奋的结果,CHF 患者在接受了 ETN 治疗 3 个月后的 6 分钟步行距离、生活质量及心脏射血分数均得到显著改善。

　　依据以上观察结果,随后又进行了更大样本、随机、安慰剂对照的临床试验,以评估 ETN 对 CHF 的治疗效果。在美国进行的 ETN 的相关临床试验被称为 RENAISSANCE (Randomized Etanercept North American Strategy to Study Antagonism of Cytokines)试验,在欧洲进行的 ETN 的相关临床试验被称为 RECOVER (Research into Etanercept: Cytokine Antagonism in Ventricular Dysfunction)试验。在以上两个临床试验中,患者的入

选标准均为心功能美国纽约心脏病协会(NYHA)评级Ⅱ～Ⅲ级至少2个月,并且左室射血分数不超过30%。在RENAISSANCE试验中,共纳入了925例患者,分为3个治疗组,即安慰剂组、ETN 25 mg每周2次组及ETN 25 mg每周3次组。在RECOVER试验中,共纳入了1 123例患者,也分为3个治疗组,即安慰剂组、ETN 25 mg每周1次组及ETN 25 mg每周2次组。令人意外的是,两个试验均在开始不久即因为中间统计分析显示,治疗组出现了高病死率意外,使试验不得不终止。在RENAISSANCE试验中,以上提及的3组患者的病死率分别为14.2%、17.9%及19.8%。而在RECOVER试验中,以上提及的3组患者的死亡率分别为8.8%、5.9%及7.2%。在两个试验中,同样剂量的ETN为什么会导致死亡率相差如此之大?后来的分析提示这可能与入选研究对象的基线特点有关。在RENAISSANCE试验中,入选研究对象病情相对较重,其中罹患高血压病、室性心动过速/室颤的比例显著高于RECOVER试验组。另外,RENAISSANCE试验的随访平均时间为12.7个月,而RECOVER试验的随访平均时间仅为5.7个月。

有关英夫利昔单抗(IFX)治疗CHF的相关试验被设计为Ⅱ期临床、随机、双盲及安慰剂对照,此临床试验亦被称为ATTACH (Anti-TNF alpha Therapy Against Chronic Heart Failure)试验。患者的入选标准为心功能NYHA评级Ⅲ级或Ⅳ级,并且左室射血分数不超过35%。试验共纳入了150例患者,分为3个治疗组,即安慰剂组、IFX 5 mg/kg组及IFX 10 mg/kg组。IFX的给药方法为静脉输液,给药时间分别在第0、2及6周,6周后不再给药,随访时间为1年。在1年后的随访结果发现,以上提及的3组患者的病死率分别为8.2%、8%及15.7%。以上结果显示,IFX并未能改善CHF患者的病死率,并且随着剂量的增加,IFX有可能会导致患者的病情加重,住院率及病死率增加。

美国食品与药品管理局(FDA)在2002年向药物不良反应报告系统(AERS)报告了ETN及IFX相关的CHF病例。在FDA的报告中,使用ETN或IFX的患者,共有38例出现了新发的CHF,有9例原有的CHF患者出现了病情加重。在所报告的38例新发CHF患者中,有一半患者并没有明显的CHF的危险发病因素,例如冠心病、高血压、心肌梗死病史及糖尿病等。38例新发CHF患者中有10例患者的发病年纪在50岁以下,在停止使用TNF－α拮抗剂并抗心力衰竭治疗后,其中有3例心力衰竭病情完全缓解,6例有好转,1例死亡。

Wolfe及Michaud等研究发现类风湿关节炎患者中心力衰竭的发病风险为3.9%(95%可信区间为3.4%～4.3%),显著高于骨关节炎患者的2.3%(95%可信区间为1.6%～3.3%)。接受了TNF－α拮抗剂(包括ETN及IFX)治疗的类风湿关节炎患者发生心力衰竭的风险为2.8%,显著低于接受了非生物制剂病情缓解抗风湿药(DMARDs)治疗的类风湿关节炎患者的3.9%($P = 0.03$)。以上研究显示TNF－α拮抗剂治疗并未显著增加类风湿关节炎患者发生心力衰竭的风险。来自德国、瑞典及英国等国家的生物制剂使用登记中心的数据亦支持以上研究结论。研究还显示,类风湿关节炎患者新发心力衰竭的风险可能与患者的年纪、同时合并有其他心血管疾病、体重指数、DAS28评分及特异性COX－2抑制剂的使用等有关,原有心力衰竭的恶化可能与性别及较大剂量的激素使用有关。

来自 Abbott 制药有限公司的研究及阿达木单抗(ADA)在美国上市后的安全性分析结果均显示 ADA 也没有显著增加类风湿关节炎患者发生心力衰竭的风险。

第三节　皮肤不良反应

皮肤不良反应发生主要是与 TNF-α 拮抗剂本身相关。TNF-α 拮抗剂的常见皮肤不良反应有:皮疹、瘙痒、荨麻疹、多汗、皮肤干燥,少见不良反应包括真菌性皮炎、甲癣、湿疹、脂溢性皮炎、睑腺炎、大疱疹、疖肿、眶周水肿、皮肤角化过度、红斑痤疮、疣、皮肤异常色素沉着和脱发。皮下注射依那西普、阿达木单抗、伐利木单抗和赛妥珠单抗在注射部位可出现上述各类皮肤反应,但是极少导致治疗的中断。皮肤注射局部主要是红斑疹和荨麻疹,尽管皮肤反应会从注射局部蔓延扩散开来,但通常只局限于皮肤,不会引发速发型超敏反应的其他全身表现,症状在治疗开始时立刻出现,可随用药时间的推移逐渐减轻。

出现皮肤不良反应后需要注意事项如下:

(1) 询问患者以前的皮肤病史。

(2) 注意是否存在发热、关节肿痛及皮肤瘙痒等症状。

(3) 注意是否有使用其他导致皮肤不良反应的药物。

(4) 注意用药期间皮肤不良反应的进展、药物的剂量及是否并发感染。

(5) 注意皮肤不良反应的类型,是否需要皮肤科医师会诊及皮肤组织病理学检查。

(6) 根据皮肤病变类型,考虑是否抗核抗体谱及 ANCA 检查,关注血管炎病变和嗜酸粒细胞情况。

(7) 根据皮肤病变类型,给予相关治疗,牛皮癣病变必须给予相关治疗。

(8) 少数皮肤严重病变类型,可能需要中断治疗。

(9) 牛皮癣病变可以中断治疗,或转换另一种不会加重病变的 TNF-α 拮抗剂。

(10) 绝大多数情况下,根据皮肤病变类型和风险效益比,可决定是否重新开始治疗。

第四节　注射部位反应及输液反应

注射部位反应(ISR)主要见于给药途径为皮下注射的 TNF-α 拮抗剂,例如依那西普(ETN)、阿达木单抗(ADA)等。ISR 的发生机制多被认为是 T 淋巴细胞介导的、迟发型的过敏反应。ISR 的最常见临床表现是注射部位的红斑、瘀斑、风疹、瘙痒及感觉迟钝等。ISR 常在皮下注射给药后的第一个月内出现,多数会随时间逐渐缓解。有研究发现,在下一次注射 ETN 时,约有 7% 的患者会在上次注射部位出现红斑。总的来说,ISR 可见于约 1/3 的患者,但由于其程度轻微,仅有 0.3% 的患者是因为 ISR 而停止使用 TNF-α 拮抗剂继续治疗。

输液反应主要见于英夫利昔单抗(IFX),指的是在输液过程中或输液结束 2 小时内发生的任何输液反应,常见表现包括皮疹、红斑、风疹、面部潮红、瘙痒、发热、寒战、恶心、头痛、心动过速及呼吸困难等,约见于20%的IFX使用患者。临床试验发现,935例使用IFX的患者中,有3%会出现非特异性的发热与寒战,仅有不到1%的患者输液反应比较严重。严重的输液反应可以表现为胸闷、支气管痉挛、出汗、过敏、低血压及濒死感。有研究表明,以上严重的输液反应并不是过敏所引起,因为检测发现患者体内的类胰蛋白酶及IgE并无显著升高。

第五节　免疫原性

免疫原性,是指抗原能刺激特定的免疫细胞,使免疫细胞活化、增殖、分化,最后产生抗体和致敏淋巴细胞的特性。抗原的免疫原性,首先,决定于其自身的化学特性,但同一种抗原,对不同种动物或同种动物不同个体间其免疫原性强弱,可表现很大差异,所以,免疫原性是由抗原的化学组成、分子量、化学结构等化学性质和异种性、宿主遗传因素等宿主因素决定的。

各种TNF‐α拮抗剂均为大分子量的蛋白质,虽然TNF‐α拮抗剂的异种性、化学组成、分子量、化学结构上有一定差异性,但是必定具有一定的免疫原性。这种免疫原性,在人体主要表现在以下3个方面:①诱导机体产生抗核抗体(ANA)、抗ds-DNA抗体及其他自身抗体;②诱导机体产生抗TNF‐α拮抗剂的相关抗体,并可能会减少TNF‐α拮抗剂的药物效能;③诱发药物诱导性狼疮。另外,值得注意的是,有关TNF‐α拮抗剂的免疫原性的研究报道大多是有关依那西普、英夫利昔单抗及戈利木单抗的,而有关阿达木单抗及塞妥珠单抗免疫原性的研究报道较为少见。但笔者以为,这并不代表阿达木单抗及塞妥珠单抗就不具有免疫原性。

一、诱导机体产生 ANA、抗 ds-DNA 抗体及其他自身抗体

在英夫利昔单抗的药物说明书中,可看到62%的类风湿关节炎(RA)患者在使用了英夫利昔单抗后血液中会产生ANA,而安慰剂组仅为27%。从已报道的研究中,可以发现RA患者在使用英夫利昔单抗前,血液中ANA的阳性率为24%～40%,而在进行30～104周的英夫利昔单抗治疗后,RA患者血液中ANA的阳性率可以上升到69%～95%。

由于抗ds-DNA抗体检测方法的不同,有关英夫利昔单抗诱导机体产生抗ds-DNA抗体的研究报道结果相差很大。在英夫利昔单抗的药物说明书中,可看到15%的RA患者在使用英夫利昔单抗后,血液中会产生抗ds-DNA抗体,而安慰剂组未见1例。从已报道的研究中,可发现RA患者在使用英夫利昔单抗前,血液中抗ds-DNA抗体的阳性率为0～3%。在一个研究中发现,在使用了英夫利昔单抗治疗后,RA患者血液中抗ds-DNA抗体的阳性率可以从0上升到2.6%。还有的研究发现,RA患者在使用了英夫利昔单抗治疗后,血液

中抗 ds-DNA 抗体的阳性率可以从 1.6％上升到 39％。

在依那西普的药物说明书中，可以看到 11％的 RA 患者在使用了依那西普后血液中会产生 ANA，而安慰剂组仅为 5％。在另一个研究中发现，在使用了依那西普治疗后，RA 患者血液中抗 ds-DNA 抗体的阳性率可以从 0.4％上升到 3％。

值得庆幸的是，以上研究并未发现抗 ds-DNA 抗体的产生与红斑狼疮及其他自身免疫性疾病的临床表现有关。

除了 ANA 及抗 ds-DNA 抗体，许多研究还发现 TNF－α拮抗剂可诱导机体产生抗心磷脂抗体（acL）、抗组蛋白抗体及抗甲状腺球蛋白抗体等其他自身抗体。

二、诱导机体产生 ANA、抗 ds-DNA 抗体及其他自身抗体

TNF－α拮抗剂可以诱导机体产生两大类抗 TNF－α拮抗剂的相关抗体，即人抗人抗体（human antihuman antibodies，HAHA）与人抗嵌合体抗体（human antichimera antibodies，HACAs）。HAHA 主要见于使用依那西普及阿达木单抗的患者，而 HACAs 主要见于使用英夫利昔单抗的患者。有研究报道，使用了阿达木单抗的 RA 患者约有 8％会产生 HAHA，并会影响阿达木单抗对患者的疗效，而使用了依那西普的 RA 患者约有 5％会产生 HAHA。还有研究报道，HACAs 主要见于对英夫利昔单抗疗效反应不好的患者及有输液反应的患者。

三、诱发药物诱导性狼疮

虽然研究并未发现 TNF－α拮抗剂诱导机体产生的抗 ds-DNA 抗体会引起红斑狼疮及其他自身免疫性疾病的临床表现，但却有少数 RA 患者在使用了 TNF－α拮抗剂治疗后，出现了药物诱导性狼疮。来自法国的研究数据显示，约有 0.19％的 RA 患者在使用英夫利昔单抗后会出现药物诱导性狼疮，约有 0.18％的 RA 患者在使用依那西普后会出现药物诱导性狼疮。以上研究报道的药物诱导性狼疮的临床表现相对轻微，多数仅为皮疹、关节炎及浆膜炎等，罕见累及肾脏，在停药 16 周后，以上临床表现可完全缓解。

第六节　肝　损　伤

有关 TNF－α拮抗剂导致肝损伤的报道较为少见。Leonardi 等报道 147 例接受阿达木单抗治疗的银屑病患者中有 2 例因为出现转氨酶升高而终止了阿达木单抗的治疗。一项研究还发现依那西普可以引起肝功能的轻中度的异常，但没有患者因此而停止治疗。除此之外，还有研究发现 8％的接受英夫利昔单抗治疗银屑病患者会出现明显的转氨酶升高，但并不伴有任何临床症状。

根据临床试验结果，有学者建议对转氨酶升高达正常上限 3 倍的 RA 患者，应慎用 TNF－α 拮抗剂，对转氨酶升高达正常上限 5 倍的 RA 患者，应禁止使用 TNF－α 拮抗剂。

第七节　神经系统不良反应

TNF－α 拮抗剂引起的神经系统不良反应主要是脱髓鞘病变，具体包括多发性硬化症（MS）、视神经炎、脑炎、脊髓炎、急性炎症性脱髓鞘性多发性神经病（acute inflammatory demyelinating polyneuropathy，AIDP）也称格林巴利综合征（Guillain-Barré syndrome，GBS）、慢性炎性脱髓鞘性多发性神经病（chronic inflammatory demyelinating polyradiculopathy）、横贯性脊髓炎、脑卒中及脑白质病等。

一、脱髓鞘病变

TNF－α 在脱髓鞘疾病中的作用已经在啮齿动物模型和人类中得到证实。已有发现 TNF－α 在 MS 患者、27%～63% 的格林巴利综合征患者中、25% 的慢性炎症性脱髓鞘性多发性神经病患者及神经损伤患者的血清和脑脊液中水平均有明显增高。在慢性进展性 MS 患者中，TNF－α 水平与患者的残疾程度及神经病变的严重程度明显相关。

以上研究似乎提示，TNF－α 拮抗剂也许对脱髓鞘病变具有治疗效果。虽然有非对照的、回顾性研究表明依那西普对复发性慢性炎性脱髓鞘性多发性神经病患者有效，但多数有关 TNF－α 拮抗剂治疗 MS 的临床试验结果却让人失望。在一项随机、双盲、安慰剂对照的 Ⅱ 期临床研究中，168 例 MS 患者接受了来那西普（Lenercept）的治疗，结果发现来那西普导致 MS 患者病情加重及复发时间缩短。另一个公开的、Ⅰ 期安全性研究中，有两例急性进展性 MS 患者接受了英夫利昔单抗的治疗，结果两例患者均出现病情加重。

在 TNF－α 拮抗剂被批准用于治疗类风湿关节炎（RA）后，陆续有研究报道少数接受 TNF－α 拮抗剂治疗的 RA 患者出现了脱髓鞘病变。例如 Mohan 等报道 18 例使用依那西普的患者及 2 例使用英夫利昔单抗的患者出现了脱髓鞘病变。以上患者出现的神经症状主要包括感觉异常（paresthesia）、视觉障碍（visual disturbances）、精神错乱（confusion）及步态异常（gait disturbances）等，症状出现的时间在治疗后 1 周～15 个月不等，平均时间为 5 个月。以上患者在停止使用 TNF－α 拮抗剂后，上述的神经症状均部分或完全缓解，其中 1 例出现了激发试验阳性。在一项回顾性研究中，3 893 例接受依那西普治疗的 RA 患者，有 8 例（0.2%）出现了脱髓鞘病变。还有研究报道接受英夫利昔单抗治疗的患者出现了多元性神经病、多发性单神经炎、周围性神经病及格林巴利综合征等。有病例报道研究发现 1 例患者在接受了阿达木单抗治疗 2 个月后出现了远端肢体麻木及足下垂（foot drop），以上症状在停药 4 周后完全缓解。一项回顾性研究发现，阿达木单抗同样可以引起 MS 及格林巴利综合征等。有研究发现阿达木单抗引起脱髓鞘病变的比例约为 0.01%。

二、脑卒中

在 TNF-α 拮抗剂治疗后引起脑卒中的报道较为少见。有研究发现 17 万例接受英夫利昔单抗治疗的患者中有 29 例出现了脑卒中,104 000 例接受依那西普治疗的患者中有 26 例出现了脑卒中。Khanna 等研究认为鉴于 TNF-α 拮抗剂治疗后引起脑卒中的情况较为罕见,并且,不能肯定 TNF-α 拮抗剂的病因作用,因此既往具有脑卒中病史并不是 TNF-α 拮抗剂使用的禁忌证。

第八节 血 液 病

随着 TNF-α 拮抗剂临床上应用于治疗类风湿关节炎、强直性脊柱炎、银屑病关节炎等各类疾病,TNF-α 拮抗剂导致的各种不同血液病改变受到关注,一些血液病改变方面的循证医学证据和临床研究文献也逐渐发表。目前 TNF-α 拮抗剂导致的血液病改变主要可以分为恶性血液病如淋巴瘤、白血病和非恶性血液病如中性粒细胞减少、血小板减少症等。

理论上来说 TNF-α 拮抗剂可削弱人对肿瘤细胞的免疫保护能力从而增加肿瘤的发病率,但在大多数临床试验及对长期使用 TNF-α 拮抗剂患者回顾分析文献中,并未发现恶性血液疾病总体发病率明显超出未使用 TNF-α 拮抗剂患者人群的发病率。类风湿关节炎人群本身淋巴瘤的发病率要高于正常人群,这可能和 RA 疾病的本身及免疫抑制剂(如 MTX 的使用)等其他因素有关。

Wolfe F 等人对 18 572 例 RA 患者临床研究中发现,使用 TNF-α 拮抗剂淋巴瘤标准发病率是 2.9(95% CI $1.7\sim4.9$),其中使用 Infliximab 是 2.6(95% CI $1.4\sim4.5$),使用 Etanercept 是 3.8(95% CI $1.9\sim7.5$),而 MTX 治疗是 1.7(95% CI $0.9\sim3.2$),在未接受 MTX 或 TNF-α 拮抗剂治疗的 RA 人群是 1.0(95% CI $0.4\sim2.5$),然而淋巴瘤发病率本身受性别、年龄等其他各种因素影响,该临床研究并未对各组人群的性别、年龄等基础因素进行统计学上的调整。

Askling J 等人对 53 067 例 RA 人群中大约 500 例恶性血液疾病患者临床研究中,RA 人群淋巴瘤 SIR(标准发病率) = $1.9-2.0$,白血病(除外骨髓瘤)SIR = $2.1-2.2$,使用 TNF-α 拮抗剂治疗人群中淋巴瘤 SIR = 2.9,但在对各组人群的性别、年龄等基础因素进行统计学上的调整后,使用 TNF-α 拮抗剂治疗人群中淋巴瘤 SIR 与其他 RA 人群组并无差异,因此认为使用 TNF-α 拮抗剂并不增加淋巴瘤等恶性血液疾病的发病率。

在美国随着 TNF-α 拮抗剂在青少年患者群体中应用,其中发生的肿瘤病例被上报给美国 FDA,上报的 48 例恶性疾病分别为,31 例使用 Infliximab,15 例使用 Etanercept,2 例使用 Adalimumab,其中半数是淋巴瘤(霍奇金淋巴瘤和非霍奇金淋巴瘤),其余为白血病、黑色素瘤、实体器官肿瘤等各种肿瘤,绝大多病例同时使用了其他免疫抑制剂。英国曼彻斯特大学的英国类风湿关节炎流行病小组的 Louise K. Mercer 博士及其同事对比两组自 2001 到 2008 年加入英国风湿病生物制剂注册系统的活动期类风湿关节炎患者的前瞻性研究,其中 11 881 例患者使用 TNF-α 拮抗剂,3 629 例患者接受传统 DMARD 药物治疗,Louise K. Mercer 博士认为:"并没有证据证实类风湿关节炎患者患淋巴瘤的风险会因抗-TNF 治疗而增长,但肯定需要继续随访防止出现时间依赖变化。"因此鉴于目前对 TNF-α 拮抗剂是否增加恶性血液疾病发病率存在争议,2008 年美国风湿病学会 ACR 指南建议对曾经患过恶性血液疾病或有恶性血液疾病高危因素的患者使用 TNF-α 拮抗剂提出警告,尽量避免使用。

在 TNF-α 拮抗剂导致的非恶性血液疾病方面,Bessissow T 等对基于 MEDLINE 和 EMBASE 数据库,以下列关键字搜索:抗肿瘤坏死因子,anti-TNF、Infliximab、Adalimumab、Certolizumab、Etanercept、血液学并发症、血小板减少症、贫血、骨髓和血栓症,获得的相关文献进行荟萃分析,认为 TNF-α 拮抗剂导致的血小板减少症极为少见,并且,通常不引起严重的后果,但是一过性中性粒细胞减少可以高达 16%,既往有中性粒细胞减少或药物治疗引起中性粒细胞减少病史患者发生率更高。由于影响因素较多,使用 TNF-α 拮抗剂与血栓两者之间的联系目前尚不清楚,目前仅有一例嗜酸粒细胞增多症被个案报道。

第九节　血　管　炎

越来越多的临床报道发现 TNF-α 拮抗剂可能对多种血管炎的治疗有效,例如大动脉炎、巨细胞动脉炎、结节性多动脉炎、川崎病、过敏性肉芽肿性动脉炎、韦格纳肉芽肿、白塞病、后葡萄膜炎、冷球蛋白血症血管炎及类风湿血管炎。但是,少数病例报道及药品上市后的调查研究亦发现,TNF-α 拮抗剂在治疗类风湿关节炎的过程中亦会引起血管炎病变。以上发现基于以下一点或几点观察到的现象,用药后出现血管炎临床表现、停药后血管炎表现减轻或缓解,再次用药后血管炎再发、用药后患者血清中出现抗核抗体、抗 ds-DNA 抗体等自身抗体阳性。以上患者发生血管炎的机制尚不明确,但推测可能与以下因素相关:①TNF-α 拮抗剂在体内与 TNF-α 结合形成复合物沉积在小血管,从而可能触发Ⅲ型过敏反应;②TNF-α 拮抗剂可在体内引起自身抗体阳性,引起血管炎,并出现狼疮样表现。

在 TNF-α 拮抗剂引起的血管炎中,多数表现为皮肤血管炎,其病理表现为白细胞碎裂性血管炎(LCV)。美国食品与药品管理局(FDA)曾报道了 20 例使用依那西普后发生的皮肤血管炎及 15 例使用英夫利昔单抗后发生的皮肤血管炎,上述 35 例病例中有 17 例(48.5%)是经过病理活检所证实的;有 22 例(62.8%)在停止使用 TNF-α 拮抗剂后血管炎明显或完全缓解,其中有 6 例在再次使用 TNF-α 拮抗剂治疗后引起 LCV 再发。在使用 TNF-α 拮抗剂出现了 LCV 后,可视具体情况做不同处理。如停止使用 TNF-α 拮抗剂、延长给药间隔时间、降低每次用药剂量、给予激素或抗组胺药及换用另一种 TNF-α 拮抗剂等。

还有研究报道了使用 TNF－α拮抗剂后出现经病理证实的肾小球肾炎、盘状狼疮、坏死性皮肤血管炎及中枢血栓性静脉炎。肾小球肾炎出现的时间在患者使用 TNF－α拮抗剂后的 3～30 个月不等，平均时间为 6 个月。肾小球肾炎的出现被推测与患者使用了 TNF－α拮抗剂诱发自身抗体并导致的自身免疫有关。多数 TNF－α拮抗剂诱发肾小球肾炎的患者在经激素及免疫抑制剂治疗后可很快得到缓解。

（荀志平　杨　波）

参 考 文 献

［1］ Bean A G, Roach D R, Briscoe H, et al. Structural deficiencies in granuloma formation in TNF gene-targeted mice underlie the heightened susceptibility to aerosol Mycobacterium tuberculosis infection ［J］. J Immunol, 1999,162:3504－3511

［2］ Ehlers S, Benini J, Kutsch S, et al. Fatal granuloma necrosis despite intact antibacterial functions in TNFR p55-deficient mice chronically infected with M. Avium ［J］. Infect Immun, 1999, 67:3571－3579.

［3］ Chen W, Havell E A, Harmsen A G. Importance of endogeneous tumor necrosis factor and gamma interferon in host resistance against Pneumocystis Carinii infection ［J］. Infect Immun, 1992,60:1279－1284.

［4］ Allendoerfer R, Deepe G S. Blockade of endogeneous TNF－α exacerbates primary and secondary pulmonary histoplasmosis by differential mechanisms ［J］. J. Immunol, 1998,160:6072－6082.

［5］ Alter M J. Epidemiology of hepatitis B in Europe and worldwide ［J］. Journal of Hepatology, 2003,39 (supplement1):S64－S69.

［6］ Torre D, Zeroli C, Giola M, et al. Serum levels of interleukin－1 alpha, interleukin－1 beta, interleukin－6, and tumor necrosis factor in patients with acute viral hepatitis ［J］. Clinical Infectious Diseases 1994; 18:194－198.

［7］ Fang J W, Shen W W, Meager A, et al. Activation of the tumor necrosis factor-alpha system in the liver in chronic hepatitis B virus infection ［J］. The American Journal of Gastroenterology 1996; 91:748－753.

［8］ Kasahara S, Ando K, Saito K, et al. Lack or tumor necrosis factor alpha induces impaired proliferation of hepatitis B virus-specific cytotoxic T lymphocytes ［J］. Journal of Virology, 2003,77:2469－2476.

［9］ Ostuni P, Botsios C, Punzi L, et al. Hepatitis B reactivation in a chronic hepatitis B surface antigen carrier with rheumatoid arthritis treated with infliximab and low dose methotrexate ［J］. Annals of the Rheumatic Diseases 2003; 62:686－687.

［10］ Zingarelli S, Frassi M, Bazzani C, et al. Use of tumour necrosis alpha-blocking agents in hepatitis B virus-positive patients. Reports of 3 cases and review of the literature ［J］. J Rheumatol 2009; 36:1188－1194.

［11］ Barclay S, Pol S, Mutimer D, et al. The management of chronic hepatitis B in the immunocompromised patient: recommendations from a single topic meeting ［J］. J Clin Virol 2008; 42:104－115.

［12］ European Association for the Study of the Liver. EASL clinical practice guidelines: management of chronic hepatitis B ［J］. J Hepatol 2009;50:227－242.

［13］ Lok AS, McMahon B J. Chronic hepatitis B: update 2009 ［J］. Hepatology 2009; 50:1－36.

［14］ Lavancy D, McMahon B. Worldwide prevalence and prevention of hepatitis C. In Liang TJ & Hoofnagle JH(eds.) ［M］. Hepatitis C. San Diego: Academic Press, 2000, pp. 186－201.

[15] Nelson D R, Lim H L, Marousis C G, et al. Activation of tumor necrosis factor-a system in chronic hepatitis C virus infection [J]. Digestive Diseases and Sciences, 1997; 42:2487 - 2494

[16] Peterson J R, Hsu F C, Simkin P A, Wener MH. Effect of tumournecrosis factor alpha antagonists on serum transaminases andviraemia in patients with rheumatoid arthritis and chronic hepatitisC infection [J]. Ann Rheum Dis 2003; 62:1078 - 1082.

[17] Parke F A, Reveille J D. Anti-tumor necrosis factor agents for rheumatoid arthritis in the setting of chronic hepatitis C infection [J]. Arthritis Rheum 2004; 51:800 - 804.

[18] Zein N N. Etanercept as an adjuvant to interferon and ribavirin in treatment-naive patients with chronic hepatitis C virus infection: a phase 2 randomized, double-blind, placebo-controlled study [J]. J Hepatol 2005; 42:315 - 322.

[19] Aslanidis S, Vassiliadis T, Pyrpasopoulou A, et al. Inhibition of TNFalpha does not induce viral reactivation in patients with chronic hepatitis C infection: two cases [J]. Clin Rheumatol 2007;26: 261 - 264.

[20] Magliocco M A, Gottlieb A B. Etanercept therapy for patients with psoriatic arthritis and concurrent hepatitis C virus infection: report of 3 cases [J]. J Am Acad Dermatol 2004;51:580 - 584.

[21] Vassilopoulos D, Calabrese L H. Rheumatic aspects of human immuno deficiency virus infection and other immunodeficient states [M]. Rheumatology, London: Mosby, 2003, pp. 1115 - 1129.

[22] Duh E J, Maury W J, Folks T M, et al. Tumour necrosis factor alpha activates human immunodeficiency virus type 1 through induction of nuclear factor binding to the NF-kappa B sites in the long terminal repeat [J]. Proceedings of the National Academy of Sciences, 1989,86:5974 - 5978.

[23] Whalen C, Horsburgh C R, Hom D, et al. Accelerated course of human immuno deficiency virus infection after tuberculosis [J]. American Journal of Respiratory and Critical Care Medicine, 1995; 151:129 - 135.

[24] Walker R E, Spooner K M, Kelly G, et al. Inhibition of immunoreactive tumor necrosis factor-alpha by a chimeric antibody in patients infected with human immunodeficiency virus type 1 [J]. The Journal of Infectious Diseases, 1996; 174:63 - 68.

[25] Sha B E, Valdez H, Gelman R S, et al. Effect on etanercept (Enbrel) on interleukin 6, tumor necrosis factor alpha, and markers of immune activation in HIV-infected subjects receiving interleukin 2 [J]. AIDS Research and Human Retroviruses, 2002; 18:661 - 665.

[26] Van der Klooster J M, Bosman R J, Oudemans-van Straaten HM, et al. Disseminated tuberculosis, pulmonary aspergillosis and cutaneous herpes simplex infection in a patient with infliximab and methotrexate [J]. Intensive Care Med, 2003; 29:2327 - 2329.

[27] Strangfeld A, Listing J, Herzer P, et al. Risk of herpes zoster in patients with rheumatoid arthritis treated with anti-NF-α agents [J]. JAMA, 2009; 301:737 - 744.

[28] Wendling D, Streit G, Toussirot E, et al. Herpes zoster during anti-TNF－α treated chronic arthritis [J]. Joint Bone Spine 2008; 75:540 - 543.

[29] Lavagna A, Bergallo M, Daperno M, et al. Infliximab and the risk of latent viruses reactivation in active Crohn's disease [J]. InflammBowel Dis 2007; 13:896 - 902.

[30] McKeown E, Pope J E, Leaf S. Epstein-Barr virus (EBV) prevalence and the risk of reactivation in patients with inflammatory arthritis using anti-TNF agents and in those who are biologic naive [J]. Open Rheumatology Journal 2009; 3:30 - 34.

[31] Miceli-Richard C, Gestermann N, Amiel C, et al. Effect of methotrexate and anti TNF on Epstein-Barr virus T-cell response and viral load in patients with rheumatoid arthritis or spondylarthropathies [J]. Arthritis Res Ther 2009; 11:R77.

[32] Balandraud N, Guis S, Meynard J B, et al. Long-term treatment with methotrexate of tumour necrosis factor inhibitors does not increase Epstein-Barr virus load in patients with rheumatoid arthritis [J]. Arthritis Rheum 2007; 57:762 - 767.

［33］ 孙琳,刘湘源,赵金霞.生物制剂治疗类风湿关节炎致严重感染的状况及预防［J］;临床药物治疗杂志;
2010,01(08):45－49.

［34］ Genovese M C, Bathon J M, Mart in RW, et al. Etanercept versusm ethotrexate in patients with early
rheumatoid arthritis: two-year radiographic and clinical outcomes ［J］. Arthritis Rheum, 2002,46:
1443－1450.

［35］ Klareskog L, vander Heijde D, de Jager JP, et al. Therapeutic effect of the combination of Etanercept
and methotrexate compared with each treatment alone in patients with rheumatoid arthritis:
doubleblind randomized controlled trial ［J］. Lancet, 2004,363:675－681.

［36］ Breedveld F C, Weism an M H, Kavanaugh A F, et al. The PREMIER study: a multicenter,
randomized, double-blind clinical trial of combination therapy with adalimumab plus methotrexate
versus methotrexate alone or adalimumab alone in patients with early, aggressive rheumatoid arthritis
who had not had previous methotrexate treatment ［J］. Arthritis Rheum, 2006,54:26－37.

［37］ Keystone E C, Kavanaugh A F, Sharp J T, et al. Radiographic, clinical and function-al outcomes of
treatment with adalimumab in patients with active rheumatoid arthrit is receiving concomitant
methotrexate therapy: a randomized, placebo-controlled, 52-week trial ［J］. Arthrtis Rheum, 2004,
50:1400－1411.

［38］ St Clair E W, vander Heijde D M, Smolen J S, et al. Combination of infiximab and methotrexate
therapy for early rheumatoid arthritis: a randomized, controlled trial ［J］. Arthritis Rheum, 2004,50:
3432－3443.

［39］ Lipsky P E, vander Heijde D M, St C lair E W, et al. Infximab and methotrexate in the treatment of
rheumatoid arthritis. Anti-Tumor Necrosis Factor Trial in Rheumatoid Arthritis with Concomitant
Therapy Study Group ［J］. N Engl JMed,2000, 343:1594－1602.

［40］ Allendoerfer R, Deepe Jr. G S. Blockade of endogenous TNF－alpha exacerbates primary and
secondary pulmonary histoplasmosis by differential mechanisms ［J］. The Journal of Immunology,
1998; 160:6072－6082.

［41］ Bauman S K, Huffnagle G B, Murphy J W. Effects of tumor necrosis factor alpha on dendritic cell
accumulation in lymph nodes draining the immunization site and the impact on the anticryptococcal cell
mediated immune response ［J］. Infection and Immunity, 2003,71:68－74.

［42］ Beaman L. Effects of recombinant gamma interferon and tumor necrosis factor on in vitro interactions
of human mononuclear phagocytes with Coccidodes immitis ［J］. Infection and Immunity, 1991,59:
4227－4229.

［43］ Mehrad B, Strieter R M, Standiford TJ. Role of TNF alpha in pulmonary host defense in murine
invasive aspergillosis ［J］. The Journal of Immunology, 1999,162:1633－1640.

［44］ Kolls J K, Lei D, Vasquez C, et al. Exacerbation of murine Pneumocystis carinii infection by
adenoviral mediated gene transfer of a TNF inhibitor ［J］. American Journal of Respiratory Cell and
Molecular Biology, 1997,16:112－118.

［45］ Wood K L, Hage C A, Knox KS, et al. Histoplasmosis after treatment with anti-tumor necrosis
factoralpha therapy ［J］. American Journal of Respiratory and Critical Care Medicine, 2003,167:
1279－1282.

［46］ Nakelchik M, Mangino J E. Reactivation of histoplasmosis after treatment with infliximab ［J］. The
American Journal of Medicine, 2002,112:78.

［47］ Zhang Z, Correa H, Begue R E. Tuberculosis and treatment with infliximab ［J］. The New England
Journal of Medicine 2002; 346:623－626.

［48］ Keenan G F, Schaible T F, Boscia J A. Invasive pulmonary aspergillosis associated with infliximab
therapy ［J］. The New England Journal of Medicine, 2001,344:1100.

［49］ Kaur N, Mahl T C. Pneumocystis carinii pneumonia with oral candidiasis after infliximab therapy for
Crohn's disease ［J］. Digestive Diseases and Sciences 2004,49:1458－1460.

[50] Levine B, Kalman J, Mayet L, et al. Elevated curculating levels of tumor necrosis factor in severe chronic heart failure [J]. N Eng Med, 1990,223:236.

[51] Elume A, Miller H. Role of cytokines in heart failure [J]. Am Heart J, 1998,135:181 - 186.

[52] Torre-Amione G, Kapadia S, Lee J, et al. Tumor necrosis factor-alpha and tumor necrosis factor receptors in the failing human heart [J]. Circulation, 1996,93:707 - 711.

[53] Yokoyama T, Vaca I, Rossen R D, et al. Cellular basis for the negative inotropic effects of TNF‐α in the adult mammalian heart [J]. J Clin Invest, 1993,92:2303 - 2312.

[54] Ceconi C, Curello S, Bachelli T, et al. Tumor necrosis factor in congestive heart failure: a mecanism of disease for the new millennium [J]. Progress in Cardio Disea, 1998,41 (S):25 - 30.

[55] Oral H, Dorn G W, Mann D L. Sphingosine mediates the immediate negative inotropic effects of tumor necrosis factor-alpha in the adult mammalian cardiac myocyte [J]. J Biol Chem, 1997,272(8): 4836 - 4842.

[56] Kubota T, Mctiernan C F, Frye C S, et al. Dliated cardiopathy in transgenic mice with cardiac specific overexpression of tumor necrosis factor [J]. Circ Res, 1997,81:627 - 635.

[57] Anker S D, Chua T P, Ponikowski P, et al. Hormonal changes and catabolic imbalance in chronic heart failure and their importance for cardiac cachexia [J]. Circulation, 1997,96:526.

[58] Bozkurt B, Torre-Amione G, Warrem M S, et al. Results of targeted anti-tumor necrosis factor therapy with etanercept (ENBREL) in patients with advanced heart failure [J]. Ci-rculation, 2001, 103:1044 - 1047.

[59] Coletta A P, Clark A L, Banarjee P, et al. RENEWAL(RENAISSANCE and RECOVER)and ATTACH [J]. Eur J Heart Fail, 2002,42:559 - 561.

[60] Mann D L. Inflammatory mediators and the failing heart: past, present, and the foreseeable future [J]. Circulation Research, 2002,91:988 - 998.

[61] Deswal A, Bozkurt B, Seta Y, et al. Safety and efficacy of a soluble P75 tumor necrosis factor receptor (Enbrel, etanercept) in patients with advanced heart failure [J]. Circulation, 1999,99:3224 - 3226.

[62] Bozkurt B, Torre-Amione G, Warren MS, et al. Results of targeted anti-tumor necrosis factor therapy with etanercept (ENBREL) in patients with advanced heart failure [J]. Circulation, 2001,103:1044 - 1047.

[63] Mann D, McMurray J, Packer M, et al. Targeted anticytokine therapy in patients with chronic heart failure: results of the randomized etanercept worldwide evaluation (RENEWAL) [J]. Circulation 2004; 109:1594 - 1602.

[64] Chung E S, Packer M, Lo K H, et al. Randomized, double-blind, placebo-controlled, pilot trial of infliximab, a chimeric monoclonal antibody to tumor necrosis factor-a, in patients with moderate-to-severe heart failure: results of the anti-TNF Therapy Against Heart Failure (ATTACH) trial [J]. Circulation 2003; 107:3133 - 3140.

[65] Kwon H J, Cote T R, Cuffe M S, et al. Case reports of heart failure after therapy with a tumor necrosis factor antagonist [J]. Annals of Internal Medicine, 2003,138:807 - 811.

[66] Wolfe F, Michaud M S. Heart failure in rheumatoid arthritis: rates, predictors, and the effect of antitumor necrosis factor therapy [J]. The American Journal of Medicine, 2004,116:305 - 311.

[67] Khanna D, McMahon M, Furst D E. Safety of tumour necrosis factor-a antagonists [J]. Drug Safety 2004; 27:307 - 324.

[68] Listing J, Strangfeld A, Kekow J, et al. Does tumor necrosis factor alpha inhibition promote or prevent heart failure in patients with rheumatoid arthritis? [J] Arthritis Rheum 2008;58:667 - 77.

[69] Jacobsson L T, Turesson C, Gülfe A, et al. Treatment with tumor necrosis factor blockers is associated with a lower incidence of first cardiovascular events in patients with rheumatoid arthritis [J]. J Rheumatol 2005;32:1213 - 1218.

[70] Dixon W G, Watson K D, Lunt M, et al. Reduction in the incidence of myocardial infarction in patients with rheumatoid arthritis who respond to anti-tumor necrosis factor alpha therapy: results from the British Society for Rheumatology Biologics Register [J]. Arthritis Rheum 2007;56:2905 - 2912.

[71] Sarzi-Puttini P, Atzeni F, Shoenfeld Y, Ferraccioli G. TNF - alpha, rheumatoid arthritis, and heart failure: a rheumatological dilemma [J]. Autoimmun Rev 2005;4:153 - 161.

[72] Lee SJ, Kavanaugh A. Adverse events related to biologic agents [J]. J Allergy Clin Immunol, 116: 900 - 905,2005.

[73] Devos S A. van Den Bossche N,De Vos M,et al. Adverse skin reactions to anti—TNFalpha monoclonal antibody therapy [J]. Dermatology, 2003,206:388 - 390.

[74] Van der Heijde D, Dijkmans B, Geusens P, et al. Efficacy and safety of infliximab in patients with ankylosing spondylitis [J]. Arthritis Rheum, 2005,52:582 - 591.

[75] Weinblatt M E, Keystone E C, Furst D E, et al. Long term efficacy andsafety of adalimumab plus methotrexate in patients with rheumatoidarthritis: ARMADA 4 year extended study [J]. Ann Rheum Dis, 2006,65:753 - 759.

[76] Smolen J, Kay J, Doyle M K, et al. Golimumab in patients with activerheumatoid arthritis after treatment with tumor necrosis alpha inhibitors(GO-AFTER study):a multicenter,randomized,double-blind, placebo-controlled, phase Ⅲ trial [J]. Lancet, 2009,18;374(9685):210 - 221.

[77] Kavanaugh A, Smolen J S, Emery P, et al. Effect of certolizumab pegolwith methotrexate on home and work place productivity and socialactivities in patients with active rheumatoid arthritis [J]. Arthritis Rheum, 2009,15:1592 - 1600.

[78] Zelster R, Valle L, Tanck C, et al. Clinical, histological, and immunophenotypic characteristics of injection site reactions associated with etanercept: a recombinant tumor necrosis factor alpha receptor: Fc fusion protein [J]. Archives of Dermatology, 2001,137:893 - 899.

[79] Etanercept (Enbrel) package insert [R]. 2003.

[80] Bathon J M, Martin R W, Fleischmann R M et al. A comparison of etanercept and methotrexate in patients with early rheumatoid arthritis [J]. The New England Journal of Medicine, 2000, 343: 1586 - 1593.

[81] Wells A F, Kupper H, Fischoff S, et al. Incidence of injection-site reactions association with adalimumab (D2E7) given subcutaneously for at least 6 months: a retrospective analysis of 4 phase 2/3 clinical trials [J]. Arthritis and Rheumatism, 2002,46:S171.

[82] Infliximab (Remicade) package insert, 2002.

[83] Cheifetz A, Smedley M, Martin S, et al. The incidence and management of infusion reactions to infliximab: a large center experience [J]. The American Journal of Gastroenterology, 2003,98:1315 - 1324.

[84] Kavanaugh A, Keenan G F, DeWoody K, et al. Long-term follow-up of patients treated with infliximab in all completed clinical trials category. Arthritis and Rheumatism 2002; 46:S535.

[85] Baert F, Noman M, Vermeire S et al. Influence of immunogenicity on the long-term efficacy of infliximab in Crohn's disease [J]. The New England Journal of Medicine, 2003,348:601 - 608.

[86] Hanauer S B, Feagan B G, Lichtenstein G R, et al. Maintenance infliximab for Crohn's disease: the ACCENT I randomized trial [J]. Lancet, 2002,359:1541 - 1549.

[87] Caramaschi P, Biasi D, Colombatti M, et al. Anti-TNFa therapy in rheumatoid arthritis and autoimmunity [J]. Rheumatology International, 2004,296 - 308.

[88] Sellam J, Allanore Y, Batteux F, et al. Autoantibody induction in patients with refractory spondyloarthropathy treated with infliximab and etanercept [J]. Joint Bone Spine, 2005,72:48 - 52.

[89] Eriksson C, Engstrand S, Sundqvist K G, et al. Autoantibody formation in patients with rheumatoid arthritis treated with anti-TNFa [J]. Annals of the Rheumatic Diseases, 2005,64:403 - 407.

［90］ Klareskog L, Wajdula J, Yeh P, et al. Low autoantibody and anti-etanercept antibody formation and lack of impact on clinical outcomes after five years of treatment with etanercept in patients with rheumatoid arthritis [J]. Arthritis and Rheumatism, 2005,52(supplement):S348 [abstract 881].

［91］ Kapetanovic M C, Geborek P, Saxne T, et al. Development of antibodies against infliximab during infliximab treatment in rheumatoid arthritis: relation to infusion reactions and treatment response [J]. Arthritis and Rheumatism 2005; 52(supplement):S543 [abstract 1440].

［92］ De Rycke L, Baeten D, Kruithof E, et al. Infliximab, but not etanercept, induces IgM anti-doublestranded DNA autoantibodies as main antinuclear reactivity [J]. Arthritis and Rheumatism, 2005,52:2192 - 2201.

［93］ Jonsdottir T, Forslid J, van Vollenhoven A, et al. Treatment with TNF alpha antagonists in patients with rheumatoid arthritis induces anti-cardiolipin antibodies [J]. Annals of the Rheumatic Diseases 2004; 63:1068 - 1075.

［94］ Ferraccioli G, Mecchia F, DiPoi E, Fabris M. Anti-cardiolipin antibodies in rheumatoid arthritis patients treated with etanercept or conventional combination therapy: direct and indirect evidence for a possible association with infections [J]. Annals of the Rheumatic Diseases, 2002,61:358 - 361.

［95］ Allanore Y, Sellam J, Batteux F, et al. Induction of autoantibody in refractory rheumatoid arthritis patients treated by infliximab [J]. Clinical and Experimental Rheumatology, 2004,22:756 - 758.

［96］ Bartelds G M, Wijbrandts C A, Nurmohamed M T, et al. Incidence of human anti-humanized antibodies (HAHAs) to adalimumab in relationship to clinical response in patients with rheumatoid arthritis [J]. Arthritis and Rheumatism, 2005,52(supplement):S560 [abstract 1489].

［97］ De Bandt M, Sibilia J, Le Loe¨t X, et al. Systemic lupus erythematosus induced by anti-tumor necrosis factor alpha therapy: a French national survey [J]. Arthritis Research & Therapy, 2005,7: R545R551.

［98］ Leonardi C L, Powers J L, Matheson R T, et al. Etanercept as monotherapy in patients with psoriasis [J]. N Engl J Med, 2003,349:2014 - 2022.

［99］ Gordon K, Korman N, Frankel E, et al: Efficacy of etanercept in an integrated multistudy database of patients with psoriasis [J]. J Am Acad Dermatol, 2006,54:S101 - S111.

［100］ Reich K, Nestle F O, Papp K, et al: Infliximab induction and maintenance therapy for moderate-to-severe psoriasis: A phase Ⅲ, multicentre, double-blind trial [J]. Lancet, 2005,366:1367 - 1374.

［101］ Sharief M K, Hentges R. Association between tumor necrosis factor-alpha and disease and disease progression in patients with multiple sclerosis [J]. The New England Journal of Medicine, 1991, 325:467 - 472.

［102］ Maimome D, Gregory S, Arnason BGW, Reder AT. Cytokine levels in the cerebrospinal fluid and serum of patients with multiple sclerosis [J]. The Journal of Neuroimmunology, 1991,32:67 - 74.

［103］ Misawa S, Kuwabara S, Mori M, et al. Serum levels of tumor necrosis factor-a in chronic inflammatory demyelinating polyneuropathy [J]. Neurology, 2001,56:666 - 669.

［104］ Chin R L, Sherman W H, Sander H W, et al. Etanercept (Enbrel) therapy for chronic inflammatory demyelinating polyneuropathy [J]. Journal of the Neurological Sciences, 2003,210:19 - 21.

［105］ The Lenercept Multiple Sclerosis Study Group. TNF neutralization in MS: results of a randomized, placebo-controlled multicenter study: the Lenercept Multiple Sclerosis Study Group and the University of British Columbia MS/MRI analysis group [J]. Neurology, 1999,53:457 - 465.

［106］ van Oosten B W, Barkhof F, Truyen L, et al. Increased MRI activity and immune activation in two multiple sclerosis patients treated with the monoclonal anti-tumor necrosis factor antibody CA2. [J] Neurology, 1996; 47,1531 - 1534.

［107］ Mohan N, Edwards E T, Cupps T R, et al. Demyelination occurring during anti-tumor necrosis factor alpha therapy for inflammatory arthritides [J]. Arthritis and Rheumatism, 2001,44:2862 - 2869.

［108］ Noguera-Pons R, Borras-Blasco J, Romero-Crespo I, et al. Optic neuritis with concurrent etanarcept and isoniazid therapy ［J］. The Annals of Pharmacotherapy 2005,39:2131－2135.

［109］ Suskal SA, Nadiminti L, Granstein R D. Etanercept and demyelinating disease in a patient with psoriasis ［J］. Journal of the American Academy of Dermatology 2006,54:160－164.

［110］ Richez C, Blanco P, Lagueny A, et al. Neuropathy resembling CIDP in patients receiving tumor necrosis factor-alpha blockers ［J］. Neurology, 2005,64:1468－1470.

［111］ Enayati P J, Papadakis K A. Association of anti-tumor necrosis therapy with the development of multiple sclerosis ［J］. Journal of Clinical Gastroenterology, 2005,39:303－306.

［112］ Rodriguez-Escalara C, Belzunegui J, Lopez-Dominguez L, et al. Multifocal motor neuropathy with conduction block in a patient with rheumatoid arthritis on infliximab therapy ［J］. Rheumatology (Oxford), 2005;44:132－133.

［113］ Richette P, Dieude P, Damiano J, et al. Sensory neuropathy revealing necrotizing vasculitis during infliximab therapy for rheumatoid arthritis ［J］. The Journal of Rheumatology, 2004,31:2079－2081.

［114］ Cisternas M, Gutierrez M, Jacobelli S. Successful rechallenge with anti-tumor necrosis factor alpha for psoriatic arthritis after development of demyelinating nervous system disease during initial treatment: comment on the article by Mohan et al ［J］. Arthritis and Rheumatism, 2002, 46: 3107－3108.

［115］ Berthelot C N, George S J, Hsu S. Distal lower extremity paresthesia and foot drop developing during adalimumab therapy ［J］. Journal of the American Academy of Dermatology, 2005, 53 (supplement 1):S260－S262.

［116］ FDA Briefing Document. Safety Update on TNF－alpha Antagonists: Infliximab and Etanercept ［J］. FDA, 2001.

［117］ Schiff M H, Burmester G R, Pangan A L, et al. Safety of adalimumab (Humira) in global clinical trials of patients with early vs. longstanding rheumatoid arthritis (RA) ［R］. Abstract SAT0044. Presented at the Annual European Congress of Rheumatology (EULAR), Vienna, Austria, 2005.

［118］ Kent J D, Pangan A L, Fitzpatrick S B. Analysis of the US postmarketing safety of adalimumab (HUMIRA) in patients with rheumatoid arthritis during the first 2 years after approval. Abstract presented at ACR, San Diego, 2005.

［119］ Khanna D, McMa hon M, Furst D E. Safety of tumour necrosis factor-α antagonists ［J］. Drug Safety, 2004,27:307－324.

［120］ Wolfe F, Michaud K. Lymphoma in rheumatoid arthritis: the effect of methotrexate and anti-tumor necrosis factor therapy in 18,572 patients ［J］. Arthritis Rheum, 2004,50:1740－1751.

［121］ Askling J, Fored C M, Baeklung E, et al: Haematopoietic malignancies in rheumatoid arthritis: lymphoma risk and characteristics after exposure to tumour necrosis factor antagonists ［J］. Ann Rheum Dis, 2005,64:1414－1420.

［122］ Diak P, Siegel J, La Grenade L, et al. Tumor necrosis alpha blockers and malignancy in children: forty-eight cases reported to the Food and Drug Administration ［J］. Arthritis Rheum, 2010, 62: 2517－2524.

［123］ Geborek P, Bladström A, Turesson C, et al. Tumournecrosis factor blockers do not increase overall tumour risk in patients with rheumatoid arthritis, but may be associated with an increased risk of lymphomas ［J］. Ann Rheum Dis, 2005, May; 64(5):699－703. Epub 2005 Feb 4.

［124］ Mercer L K, Green A C, Galloway J B, et al. British Society for Rheumatology Biologics Register Control Centre Consortium, Symmons DP, Hyrich KL; British Society for Rheumatology Biologics Register. :The influence of anti-TNFtherapy upon incidence of keratinocyteskincancer in patients with rheumatoidarthritis: longitudinal results from the BritishSocietyf or Rheumatology Biologics Register ［J］. Ann RheumDis, 2012, Jun; 71(6):869－74. doi:10. 1136/annrheumdis－2011－200622. Epub 2012 Jan 12.

[125] Bessissow T, Renard M, Hoffman I, et al. Review article: non-malignant haematological complications of anti-tumour necrosisfactor alpha therapy [J]. Aliment Pharmacol Ther. 2012, Aug; 36(4):312 - 23. doi:10. 1111/j. 1365 - 2036. 2012. 05189. x. Epub 2012 Jun 24.

[126] Furst D E, Breedveld F C, Kalden J R, et al. Updated consensus statement on biologic agents, specifically tumour necrosis factor a (TNFα) blocking agents and interleukin - 1 receptor antagonist (IL - 1ra), for the treatment of rheumatic diseases, 2005 [M]. Annals of the Rheumatic Diseases 2005; 64:iv2 - iv14.

[127] Mohan N, Edwards ET, Cupps T R, et al. Leukocytoclastic vasculitis associated with tumor necrosis factor-alpha blocking agents [J]. The Journal of Rheumatology, 2004,31:1885 - 1887.

[128] Stokes MB, Foster K, Markowitz GS et al. Development of glomerulonephritis during anti-TNF - alpha therapy for rheumatoid arthritis. Nephrology, Dialysis, Transplantation 2005; 20: 1400 - 1406.

[129] Doulton TWR, Tucker B, Reardon J, Velasco N. Antineutrophil cytoplasmic antibody-associated necrotizing crescentic glomerulonephritis in a patient receiving treatment with etanercept for severe rheumatoid arthritis [J]. Clinical Nephrology, 2004,62:234 - 238.

[130] den Broeder A A, Assmann K J, van Riel P L, Wetzels J F. Nephrotic syndrome as a complication of anti-TNFalpha in a patient with rheumatoid arthritis [J]. The Netherlands Journal of Medicine, 2003,61:137 - 141.

[131] Kemp E, Nielsen H, Peterson LJ et al. Newer immunomodulating drugs in rheumatoid arthritis may precipitate glomerulonephritis [J]. Clinical Nephrology, 2001,55:87 - 88.

[132] Mor A, Bingham 3rd C, Barisoni L, et al. Proliferative lupus nephritis and leukocytoclastic vasculitis during treatment with etanercept [J]. The Journal of Rheumatology, 2005,32:740 - 743.

[133] Roux CH, Brocq O, Albert C Breuil V, Euller-Ziegler L. Cutaneous vasculitis and glomerulonephritis in a patient taking the anti-TNF alpha agent etanercept for rheumatoid arthritis [J]. Joint Bone Spine 2004;71:444 - 445.

第十一章

TNF－α 拮抗剂对类风湿
关节炎患者生育的影响

类风湿关节炎(RA)在普通人群中的患病率约为1‰,其中大部分患者为育龄期女性,因此RA患者合并妊娠状态并不鲜见。随着生物制剂的广泛使用,TNF－α 拮抗剂作为目前最新型的抗风湿药物已被广泛应用于育龄期类风湿关节炎患者,TNF－α 拮抗剂孕期安全问题也被普遍关注。

第一节　TNF－α 与妊娠

TNF－α 对妊娠既有正调节作用又有负调节作用,这些作用随着妊娠各时期靶细胞的类型不同甚至同一类型在不同动物而显示出明显的差异。白鼠模型已证实 TNF－α 是对胚胎早期发育具备调控作用的细胞因子之一。妊娠期,适量的 TNF－α 可以促进分解代谢,满足胎儿能量需要,也可能参与胎儿和胎盘组织的生长分化调节,在保护胎儿,作为同种异体自身宿主的复杂免疫反应中,与胎盘分泌的其他多肽性激素一起发挥作用。过量的 TNF－α 则严重影响胎儿的正常生长,或导致流产。TNF－α 通过诱导环氧化酶-2 在孕早期的基因表达,控制环氧化酶从而影响胚胎植入、子宫内膜血管通透性及蜕膜脱落。因其可通过协同其他炎性细胞因子引发子宫收缩而应用于引产术。TNF－α 在妊娠前3个月时含量较低,但随后会增加,到分娩启动时达到峰值。在分娩启动和诸如感染、胎儿生长阻滞的病理状态时,羊水和血清的含量较高的。它可导致复发性周期性流产,在无法解释的孕早期自发性流产患者血清内可检出高浓度 TNF－α 和可溶性 TNF 受体 I。Choy 和 Panayi 对有关 RA 细胞因子机制进行的动物研究表明 TNF 与外周淋巴组织的发生、细胞增殖调控、免疫性不孕和预防子代的细胞结构异常有关。胚胎死亡可能是 TNF 介导的凋亡信号传导的结果,这个过程是机体对有害基因刺激的应答。Pfeffer 的研究表明,NK 细胞在妊娠早期的 Thl 免疫应答中起了重要作用。母鼠怀孕后,其 NK 细胞数目大量增加,产生大量的 TNF 和转化生长因子 TNF－β,若此时有其他刺激因素存在,母鼠很容易发生自发性流产。另外,TNF 可能通过刺激某些保护机制来修复有害因素引起的损伤。因此,TNF－α拮抗剂可能对人体有潜在的不良影响,故有必要在给药的同时进行生殖和婴儿发育安全性方面的监测。

第二节　TNF－α拮抗剂对患者生育的影响

一、研究现状

自 20 世纪 90 年代末依那西普作为第一个被批准用于治疗疼痛性关节炎的 TNF－α拮抗剂进入临床应用以来,截至目前使用经验尚有限,关于其对 RA 患者生育影响的相关研究,尚缺乏大样本的临床试验证实。妊娠期间接受抗 TNF 治疗的患者的精确数据难以评估:研究对象少且分散,无法集中完成大样本的临床调查;患者发现怀孕后随即主动终止妊娠或随即停用 TNF－α药物,仅不足 30 例患者坚持完成孕中期及孕晚期治疗;妊娠期间采用两种以上的生物制剂治疗;妊娠期间接受抗 TNF 治疗时长和剂量不等;妊娠期间并非采用单一生物制剂治疗,而采取抗 TNF 联合 NSAIDs 或/和 DMARDs 的用药方案。此外,相关文献资料难以统计:部分文献数据来自于互联网调查,或根据医生回忆,或缺乏精确的图文统计,这些资料被认为是可疑的;部分文献采用相似的形式重复发表或者不同形式重复报道(如在 OTIS 登记注册,和作为单独的案例刊登)。另一个难题是,部分文献只进行单独的个案描述,而其他文献要么只报道整组患者资料,要么只报道接受单独抗 TNF－α治疗或抗 TNF－α加 DMARD 联合治疗的亚组的患者资料。上述因素使精准地评估 TNF－α拮抗剂对 RA 患者生育的风险面临难题。

目前动物研究显示 TNF－α拮抗剂不存在母体毒性,胚胎毒性或致畸性,通过单克隆抗体类似物(即使剂量超过 40 mg/kg)抑制小鼠的 TNF－α均未出现母体毒性、胚胎毒性及致畸性。阿达木单抗、英夫利昔单抗和依那西普允许妊娠早期少量胎盘转移,但不能排除在妊娠中晚期的胎盘转移。临床研究中,TNF－α拮抗剂使用经验有限,妊娠风险的相关研究因受到诸多制约因素,迄今为止发现,仅在受孕期间使用抗 TNF－α拮抗者发生先天性畸形的概率似乎与一般人群相似,而在整个怀孕过程中均使用抗 TNF－α拮抗的例数太少,尚无确切数据证实 TNF－α拮抗剂导致存在胎儿畸变的风险,针对 TNF－α拮抗剂的安全性目前尚无权威的结论。

二、TNF－α拮抗剂对妊娠的影响

大部分针对 TNF－α拮抗剂生育风险的研究集中在妊娠期,药物致畸性及胎儿出生并发症素来是关注的重点,目前虽有出生缺陷病例报道,但数量少,同时患者往往联用甲氨蝶呤等有致畸性的药物,不能排除其他药物致畸可能。Carter 统计了 FDA 数据库采集的自 TNF 抑制剂上市至 2005 年 12 月使用 TNF－α拮抗剂的孕妇生下先天性畸形儿共 41 例。

其中37％有超过1种的先天性畸形。最常报告的先天性畸形是心脏畸形,其他报告超过1次的先天性畸形是多囊肾、尿道下裂、畸胎瘤、气管狭窄、21三体综合征、阴囊积水,有7例先天性畸形尚未明确类型。共计41例先天性畸形中的24例(59％)呈现VACTERL的部分体征,但只有一例被诊断是真正的VACTERL。VATER指脊椎缺损、肛门闭锁、气管食管瘘、桡骨和肾发育异常,VACTERL加上心脏和四肢的异常。VACTERL是一种非随机的出生缺陷,发生率约为1.6/10 000。其中24例患儿的母亲未同时接受TNF抑制剂之外的其他治疗。OTIS(畸形学信息服务组织)报道了1例使用依那西普的患者因第18号染色体三体而自然流产。Roux等[11]报道,目前观察到的胎儿出生并发症有:早产、新生儿黄疸、新生儿泌尿系大肠杆菌感染等。亦有资料报道8例在孕期及孕早期使用英夫利昔单抗的类风湿关节炎患者,其中1例同时服用了动物实验已证实具有致畸作用的来氟米特产出1例肠旋转不良的婴儿。另一份报告关注到在妊娠期使用英夫利昔单抗治疗的10例患者,8例整个妊娠期维持治疗,1例在孕晚期开始使用,1例在孕早期开始治疗,最终所有孕妇均活产,其中包含3例早产儿,1名低体重儿,1例黄疸婴儿,1例呼吸窘迫并胃溃疡患儿。

关于妊娠期抗-TNF治疗与自发性流产的相关研究资料较多,大多数观点认为接受抗-TNF治疗的RA患者中的自然流产率与普通人群类似。英国风湿病协会生物制剂登记系统(BSRBR)收集了不良事件的数据,报道了130例孕前或孕时应用抗-TNF治疗的RA患者130次妊娠结局,共有88名活产儿。怀孕时应用抗-TNF的自发流产率最高(合用MTX/LEF 33％,未合用MTX/LEF 24％)。相比之下,怀孕前应用抗-TNF患者的自发流产率为17％,而对照组未接受抗-TNF治疗,仅为10％。西班牙注册的生物制剂治疗风湿性疾病的不良事件注册库(BIOBADASER)报道了包含7例使用抗TNF－α治疗的类风湿关节炎妊娠患者,其中,2例婴儿安全出生(其中1例使用依那西普和1例使用英夫利昔单抗),1例治疗终止,1例流产(英夫利昔单抗)。

OTIS(畸形学信息服务组织)还记录了33例妊娠初期使用依那西普(29例)或英夫利昔单抗(4例)治疗的类风湿关节炎孕妇的临床数据,两组中均观察到自发流产,其中依那西普组(3/28)、英夫利昔单抗组(1/4),依那西普组的1名患者其后终止用药,但两对照组的畸形率差别并无显著差异。5例RA和1例幼年特发性关节炎(JIA)妊娠患者中,其中3例顺利分娩,2例流产。有1例报道了在排卵期前使用依那西普治疗的类风湿关节炎患者顺利产出了健康婴儿的例子。在另一实验中,15例使用依那西普和2例使用英夫利昔单抗的孕妇,1例发生流产,6例使用依那西普的顺利分娩。亦有其他文献提到整个孕期使用阿达木单抗或英夫利昔单抗均活产的报道。

最完整的关于妊娠期抗-TNF治疗炎性关节炎的报告来自英国社会风湿病学生物制剂注册,登记了11 473例使用TNF－α拮抗剂患者,报道了32例孕期患者(29例RA,1例银屑病关节炎,1例SpA,1例JIA)的妊娠结局,然而只有23例患者坚持随访(17例依那西普,3例英夫利昔单抗,3例阿达木单抗),其中11例同时服用甲氨蝶呤或来氟米特;只有2例患者坚持完孕早期治疗(1例使用至孕20周,另1例坚持孕期全程)。报告活产率为61％(14/

23),6例发生流产(4例使用依那西普,1例使用阿达木单抗,1例使用英夫利昔单抗,其中包括3例同时服用MTX的患者),3例主动终止妊娠(3例使用依那西普,其中2例同时服用MTX)。调查未发现药物对孕妇及胎儿的确切不良反应,在同时服用依那西普和来氟米特的患者中亦未分娩出畸形胎儿,服用依那西普或英夫利昔单抗的孕妇与74例未服药RA患者及49例非RA患者的妊娠结局并无明显差别,唯一的区别是早产儿和低体重新生儿概率较普通孕妇稍高。2004年Chambers等观察了3组孕妇,包括接受和未接受英夫利昔单抗治疗的RA组及健康组,结果表明,3组间流产率和畸胎率的差异无统计学意义。Hyrich等观察了32例接受TNF－α拮抗剂治疗的孕妇(其中91%为RA患者),结果22例活产,7例流产。3例治疗性终止妊娠,与美国普通人群发生率近似。此外,从OTIS获取的可控数据中,在使用抗-TNF治疗的类风湿关节炎患者中的自然流产率和没有使用抗-TNF制剂治疗或与健康对照组的并没有显著的差异。

这些令人鼓舞的数据表明在孕早期末终止使用TNF－α拮抗剂可能安全。然而,美国风湿病学会会议(377)出具在2007年的一份研究报告和出版在2009年的铸型(387)对此策略提出质疑。在给美国食品和药物管理局关于在妊娠期使用TNF－α拮抗剂后发生先天性畸形的41份报告中(依那西普占22份,英夫利昔占19份),15份(37%)报道了多缺陷,24份(59%)报道了包含与VACTERL综合征(椎骨,肛门,心血管树,气管,食管,泌尿系统,枝芽畸形)特征一致,VACTERL综合征在普通新生人群的发病率是1.6/10 000。然而,数据不足以用来估计TNF－α拮抗剂使用人群的发病情况,没有明确的结论可能得出,专家仍不建议孕期及在未避孕的情况下使用TNF－α拮抗剂。

三、TNF－α拮抗剂对哺乳的影响

目前有关哺乳期使用TNF－α拮抗剂的研究报道罕见,Stengel和Amold报道,在接受治疗的克罗恩病患者乳汁中没有发现英夫利昔单抗,但Briggs等报道,阿达木单抗可能会排泄入乳,但其经口摄取后的剂量和生物利用度未知。目前认为哺乳期患者接受治疗时不应进行哺乳。

四、TNF－α拮抗剂对男性精子的影响

关于TNF－α拮抗剂对男性精子生成的影响研究资料较少,国内有研究发现TNF－α对精子顶体酶活性及顶体反应率有一定的抑制作用。Ann等对来自26例用或未用TNF抑制剂(英夫利昔、依那西普或阿达木单抗)的脊柱关节病患者的精液标本进行分析,并与102名健康志愿者的精液标本进行对比,发现健康男人的精子异常较普遍,在活动性脊柱关节病更为明显,长期使用TNF抑制剂的非活动性脊柱关节病患者的精子质量与健康人相似。

第三节　TNF-α拮抗剂在妊娠、哺乳情况下的治疗策略

RA患者妊娠、哺乳期间的管理是复杂的,因受雌、孕激素的改变,疾病活动度在妊娠期有实质性改善,约16%的患者可得到完全缓解,超过48%的轻中度活动期RA患者在妊娠早期病情可得到有效缓解,然而仍有39%的患者可能出现产后急性关节炎发作,10%~20%的患者可能在妊娠过程中出现病情活动。基于RA患者妊娠、哺乳期间的特点,风湿免疫科医生应助患者达成以下目标:①保证妊娠前RA病情改善或缓解,避免妊娠期间药物调整后疾病活动;②制订合适的妊娠期间药物治疗方案,维持RA病情稳定;③产后药物治疗抑制RA病情活动,并努力实现新生儿母乳喂养。

目前临床已经有5种TNF-α拮抗剂经美国食品药品监督管理局批准,包括应用多年的英夫利昔单抗(INF)、依那西普(ETA)和阿达木单抗(ADA),及近年上市的戈利木单抗和塞妥珠单抗。尽管动物试验已证实其安全性,但迄今为止公布的数据表明,其对妊娠期妇女的安全性尚不肯定,故TNF-α拮抗剂仍被美国食品和药物管理局认定为B类药物(见表11-1)。

表11-1　FDA妊娠期药物分类标准

FDA分类	妊娠用药风险
A	有充分、严格的人体对照研究,早期妊娠妇女用药后未发现对胎儿有危险(并在中、晚期妊娠中亦无危险的证据),可能对胎儿的伤害极小
B	在动物生殖试验中并未显示对胎儿的危险,但无充分、严格孕妇对照研究;或动物生殖试验显示有不良反应,但在充分、严格的孕妇对照研究中,并未显示妊娠早、中、晚期使用后对胎儿有危险
C	在动物生殖试验中证实对胎儿有不良反应,但没有充分、严格的人体对照研究证据,在用药对妊娠妇女利大于弊的情况下可使用
D	有确凿的证据证实用药对人类胎儿有危险,但在用药对妊娠妇女利大于弊的情况下可使用
X	动物或人的研究中已证实可致胎儿异常,或基于人类的经验知其对胎儿有危险,孕妇使用后危险明显高于可能带来的益处

一、患者的妊娠指导

对于育龄期女性患者,医生应常规询问其是否有生育要求,医生应指导患者有计划的妊娠,尽量避免意外受孕,并有义务告知患者妊娠时机及科学避孕相关注意事宜。妊娠前需达到RA病情的显著缓解或改善,推荐应用目前控制RA病情最为有效的免疫抑制剂和生物制剂联合治疗方案。一旦妊娠时机成熟,应选择已证实其妊娠安全性的药物以控制病情,并依照现有公认的临床实践指南依序调整药物治疗方案以适用于妊娠期,禁用有致畸作用的药物(见表11-2)。若患者病情持续进展,不允许停止抗TNF治疗,则需酌情延迟妊娠,病

情允许时可考虑在妊娠前停用 TNF-α 拮抗剂,以下为 SPCs 推荐的 TNF-α 拮抗剂妊娠前的停药间期(见表 11-3)。

表 11-2　抗风湿药物的 FDA 分类及妊娠期、哺乳期用药建议

药物	FDA 分类	临床用药建议
NSAIDs	B(妊娠早期) C(孕 30 周后)	孕 24 周前使用时应选择半衰期短的药物小剂量间断给药 妊娠晚期避免用药,否则增加动脉导管早闭和肾功能受损的风险。NSAIDs 给药前哺乳
激素	C	妊娠早期使用有增加新生儿唇裂、肾上腺功能不全的风险。妊娠期应给与最低有效剂量,在给药前或用药 4 小时后哺乳
DMARDs		
SSZ	B	可用于妊娠哺乳期,用药时应补充叶酸。但早产、高胆红素血症、葡萄糖-6-磷酸脱氢酶缺陷的患儿应避免暴露于母乳
AZA	D	可用于妊娠哺乳期
CsA	C	可用于妊娠期,哺乳期禁用
MTX	X	妊娠哺乳期禁用,怀孕前停药 3～6 个月,妊娠前后均需补充叶酸
LEF	X	妊娠哺乳期禁用,怀孕前停药 2 年,或用消胆胺洗脱治疗,2 次检测(间隔至少 2 周)血浆药物浓度均<0.02 μg/ml。
抗疟药	C	可用于妊娠哺乳期,氯喹引起视网膜毒性和耳毒性的风险高于 HCQ
双磷酸盐	C	妊娠前口服给药相对安全,发现怀孕后即停药

表 11-3　TNF-α拮抗剂妊娠前的停药间期

TNF-α 拮抗剂	胚胎毒性研究报告	妊娠前停药间期
依那西普	妊娠早期抗 TNF 抗体不通过胎盘,妊娠哺乳期人体用药经验不足	暂无推荐
阿达木单抗	无动物毒性,妊娠哺乳期人体用药经验不足	孕前停药 5 月
英夫利昔单抗	无动物毒性,人体散发不良反应病例报道,不足以确定毒性或安全性	孕前停药 6 月
塞妥珠单抗	极少经胎盘分泌,暂无妊娠期研究数据	孕前停药 5 月
戈利木单抗	暂无妊娠期研究数据	孕前至少停药 6 月

二、妊娠期间的患者管理

相当比例的 RA 患者在避孕方面并不具备很好的依从性,为了避免不必要的终止妊娠,对于意外致畸药物暴露下的妊娠,应当由专科医生慎重处理。对于妊娠期间仍坚持 TNF-α 拮抗剂治疗的患者,医生有义务告知患者夫妇孕期使用 TNF-α 拮抗剂的必要性及风险性,需要强调的是,妊娠期使用 TNF-α 拮抗剂并非终止妊娠的指征。对于用药期间发生意外妊娠的患者,首先应停用 MTX、LEF 等具有确切致畸作用的药物,判断药物是否足量以及是否暴露于胚胎发育致畸敏感期,其次,专科医生应对 TNF 拮抗疗法风险/获益进行重新评估,通过现有畸形筛查手段(妊娠 11～12 周及妊娠 18～20 周超声,羊水穿刺或绒毛膜活检)

评估胎儿染色体异常和胎儿畸形是否存在及严重程度,若上述检查未见异常,则可排除胎儿主要的严重先天畸形。此外,妊娠期需要常规定期监测药物不良反应,若产科评估显示无异常畸形,可建议患者继续妊娠。

三、哺乳期间的患者管理

关于药物的哺乳期安全性,通常认为胎儿自母乳摄取的药物剂量(mg)/孕产妇药物剂量(mg)×100%为药物的相对剂量,若比值不超过10%可认为该药物是安全的。目前因缺乏可靠的临床数据,抗TNF治疗期间均不建议患者母乳喂养,若出现分娩后关节疼痛突发加重,应酌情终止母乳喂养,断乳后方可开始TNF拮抗治疗。基于药物的半衰期长,BSR推荐英夫利昔单抗用药期与哺乳期须有6个月间隔,而临床中往往多数患者已在妊娠早期停止用药。新近有研究认为因分娩时药物已被人体清除,哺乳期抗TNF治疗将成为可能。

四、小结

人类使用抗TNF的临床经验是极其有限的,截至目前,坚持中孕期、晚孕期TNF拮抗治疗的孕妇尚不足30例。现有研究认为妊娠期患者接受TNF-α拮抗剂后,其正常分娩率、流产率与普通妇女基本一致,但分娩低体质量儿、早产儿的概率较普通妇女稍高。虽有个别报道孕妇使用TNF-α拮抗剂后分娩畸胎的案例,但其因果关系尚未明确,故TNF-α拮抗剂的孕期安全性尚无法证实,孕期使用TNF-α拮抗剂仍须谨慎。

TNF治疗期间应指导患者有计划的妊娠,尽可能在病情稳定期经历停药间期后妊娠。孕期用药应慎重权衡,必要时在知情同意的情况下可酌情选择TNF-α拮抗剂,并严密监测胎儿发育情况。因TNF-α拮抗剂可能分泌入乳,哺乳期患者应停药,或终止哺乳接受治疗。

因TNF-α拮抗剂对妊娠、胎儿及受哺婴儿的安全性研究尚无确切结论,在权威意见得出前,有待进行大样本的队列研究以及大量的信息登记。对于接受TNF拮抗治疗后分娩的婴儿,应建立长期的追踪随访体制,以发现超声孕检或分娩时被忽略的畸形是否与VACTERL描述的症候群存在关联。

(佘若男　吴系美)

参 考 文 献

[1] Bernas B L. Rheumatoid arthritis and pregnancy [M]. En UpToDate, Rose BD, editor, UpToDate. Waltham, MA:2010.

[2] Tartakovsky B, Be1. Tartakovsky B, Ben Yair E. Cytokines modulate preimplantation development and pregnancy [J]. Dev Biol, 1991,146:343-352.

[3] Imseis H M, Zimmerman P D, Samuels P, Kniss D A. Tumour necrosis factor alpha induces cyclo

oxygenase 2 gene expression in first trimester trophoblasts: suppression by glucocorticoids and NSAIDs [J]. Placenta, 1997,18:521 - 526.

[4] Daher S, Fonseca F, Ribero O, et al. Tumor necrosis factor during pregnancy [J]. Eur J Obstet Gyn R B, 1999,83:77 - 79.

[5] Yu X W, Yan C F, Jin HL, Li X. Tumor necrosis factor receptor 1expression and early spontaneous abortion [J]. Int J Gynecol and Obstet, 2005,88:44 - 48.

[6] Pfeffer k. Biological functions of tumor necrosis factor cytokines and their receptors [J]. Cytokine Growth Factor Rev, 2003,14:185 - 191.

[7] Clark D A, Croitoru K. TH1/TH2, 3 imbalance due to eytokine-producing NK, gammedelta T and NK-gammadelta T cells in murine pregn-ancydecidua in success or failure of pregnancy [J]. Am J Reprod lmmunol, 2001,145:257 - 265.

[8] Orozco C, Dao K, Cush J J, et al. Safety of TNF inhibitors during pregnancy in patients with inflammatory arthritis [J]. Arthritis Rheum 2005;48(Suppl 9) (Fellow abstracts 22) 506:F - 12.

[9] Chambers C D, Johnson D L, Jones KL. and the OTIS Collaborative research group. Pregnancy outcome in women exposed to anti-TNFalpha medications: the OTIS Rheumatoid arthritis in pregnancy study [J]. Arthritis Rheum 2004;50(Suppl 9):S479e80 (Abstract).

[10] Cush J J. Biological use: US perspective on indications and monitoring [J]. Ann Rheum Dis 2005;64 (Suppl 4):18e23.

[11] Giroir BP, Peppel K, Siva M, Beutler B. The biosynthesis of tumor necrosis factor during pregnancy: studies with a CAT reporter transgene and TNF inhibitors [J]. European Cytokine Network 1992;3: 533 - 537.

[12] Treacy G. Using an autologous monoclonal antibody to evaluate the reproductive and chronic toxicity potential for a humanized anti TNF alpha monoclonal antibody [J]. Hum Exp Toxicol 2000; 19: 226 - 228.

[13] Simister N E. Placental transport of immunoglobulins [J]. Vaccine 2003;21:3365 - 9.

[14] Berthelot J M, De Bandt M, Goupille P, et al. Exposition to anti-TNF drugs during pregnancy: outcome of 15 cases and review of the literature [J]. Joint Bone Spine. 2009,76(1):28 - 34.

[15] Carter J D, et al. ACR 2007 [R]. Presentation No:667.

[16] Ronx C H, Broeq O, Breuil V, et al. Pregnancy in rheumatology patients exposed to anti-tumour necrosis factor(TNF)-alpha therapy [J]. Rheumatology(Oxford),2007,46(4):695 - 698.

[17] Mahadevan U, Kane S, Sandborn WJ, et al. Intentional infliximab use during pregnancy for induction or maintenance of remission in Crohn's disease [J]. Aliment Pharmacol Ther, 2005,21:733 - 738.

[18] Joven B E, Garcia-Gonzales A J, Ruiz T, et al. Pregnancy in women receiving anti TNF therapy. Experience in Spain [J]. Arthritis Rheum, 2005,52:S349.

[19] Garcia J, Joven B, Ruiz T, et al. Pregnancy in women receiving anti-TNF alpha therapy. Experience in Spain [J]. Annals Rheum Dis, 2006,65(Suppl. 11):317.

[20] Chambers C D, Johnson D L, Jones K L. Pregnancy outcome in women exposed to anti-TNF alpha medications: the OTIS rheuma-toid arthritis in Pregnancy Study [J]. Arthritis Rheum, 2004; 50:S479.

[21] Chambers C D. Safety of anti-TNF alpha medications in pregnancy [J]. J Am Acad Dermatol 2005;52 (Suppl. 2),AB8:155 - 08.

[22] Koskvik H S, Magnussen A M, Skomsvoll J F. One year follow-up of etanercept exposed pregnancies [J]. Ann Rheum Dis2005;64(Suppl. Ⅲ):449.

[23] Chakravarty E F, Sanchez-Yamamoto D, Bush TE. The use of disease modifying anti-rheumatic drugs in women with rheumatoid arthritis of child bearing age: a survey of practice patterns and pregnancy outcomes [J]. J Rheum 2003;30:241 - 6.

[24] Vesga L, Terdinan J P, Mahadevan U. Adalimumab use in pregnancy [J]. Gut 2006;54:890.

［25］ Tursi A. Effect of intentional infliximab use throughout pregnancy in inducing and maintaining remission in Crohn's disease ［J］. Dig Liver Dis, 2006,38:439 - 40.

［26］ Hyrich K L, Symmons D P, Watson K D, et al. on behalf of the British Society for Rheumatology Biologics register Pregnancy outcome in women who were exposed to anti-tumor necrosis factor agents: results from a national population register ［J］. Arthritis Rheum 2006;54:2701e2.

第十二章

在有感染相关情况下如何
使用 TNF－α 拮抗剂

第一节　合并有细菌、真菌、机会性感染或有以上感染既往史

一、治疗前注意事项

在开始对 RA 患者使用 TNF－α 拮抗剂治疗前，应仔细询问患者的病史，特别是感染史、手术史（尤其要注意有无关节、瓣膜或其他假体）、热带地区旅游史及预防接种史。

已经确诊合并有急性/慢性感染时，应禁止使用 TNF－α 拮抗剂。

合并有可能引起感染的高危因素时，例如皮肤溃疡、在刚过去的 1 年内有过植入的假体感染史及留置导尿管，应禁用或慎用 TNF－α 拮抗剂。

对具有尿路感染史的患者，在决定使用 TNF－α 拮抗剂前应对患者再次进行尿液标本镜检及培养以排除感染。

应记录患者有无合并糖尿病、酗酒、服用糖皮质激素或免疫抑制剂等情况，并在使用 TNF－α 拮抗剂治疗的过程中加强监测以期早期发现可能出现的感染。

具有损伤性的口腔科治疗最好在使用 TNF－α 拮抗剂前进行。

在决定使用 TNF－α 拮抗剂前，建议提前接种肺炎球菌疫苗及每年一次的流感疫苗。

在决定使用 TNF－α 拮抗剂前对患者进行体格检查时，一定要细致全面，尤其要注意测量体温、仔细检查有无局部感染、皮肤有无溃疡及念珠菌等真菌感染及对口腔与牙齿进行仔细检查。

二、治疗中注意事项及应对措施

对使用 TNF－α 拮抗剂治疗中的患者，应密切监测患者有无提示以下感染的临床表现，发热、寒战、皮疹、咳嗽、呼吸困难、可能与阑尾炎相关的腹痛、排尿时灼痛感、可能与肾盂肾

炎及椎间盘炎相关的腰痛、突然出现的关节痛或具有明显局部炎症表现的少/寡关节炎及炎症方面的实验室检查结果恶化(例如白细胞增多、C反应蛋白增高等)。值得注意的是,对使用TNF-α拮抗剂治疗中的患者,在缺乏发热及白细胞增多时并不能完全排除感染。

在疑诊细菌感染或机会性感染时,应立即停用TNF-α拮抗剂。

具有败血症表现(例如高热、寒战、休克)的患者,应立即住院治疗。

对所有疑诊感染的患者,均应在抗感染治疗前按相关规定留取标本进行细菌学检查,随即进行抗感染治疗。抗感染药物的选择由医生根据患者的病史、局部体征、系统体征及合并出现其他疾病等情况综合后,做出决定。在做细菌培养时,应注意,必要时加做结核分枝杆菌培养,特别是对有结核病史的患者。

在患者有咳嗽时,应常规行X线胸片检查。对有呼吸困难的患者,必要时进行血气分析检查。对社区获得性呼吸道感染的患者,抗感染治疗宜选择阿莫西林克拉维酸钾、三代头孢(头孢噻肟及头孢三嗪)或氟喹诺酮(左氧氟沙星)。也有学者建议在一开始即联合使用一种β内酰胺类抗生素及大环内酯类或喹诺酮类抗感染药物以保证对军团杆菌的疗效,因为军团杆菌感染在使用TNF-α拮抗剂治疗的患者中非常多见。对经过抗感染治疗48 h无明显改善的门诊患者,宜立即住院治疗。

对合并有间质性肺病的患者,应注意进行肺炎支原体抗体、肺炎衣原体抗体及可溶性军团杆菌尿抗原等检查以排除非典型肺炎(肺炎支原体或肺炎衣原体感染),必要时通过支气管镜收集支气管肺泡灌洗液进行相关检查。在确诊肺炎支原体、肺炎衣原体或军团杆菌感染后,宜使用大环内酯类药物进行抗感染治疗。对出现军团杆菌感染的患者应住院治疗。在怀疑肺炎感染时,应注意进行病原学检查,并使用大剂量的磺胺甲基异恶唑进行治疗。

对怀疑近端尿路感染的患者,建议开始使用三代头孢类抗生素进行治疗。以后必要时可以换用氟喹诺酮(左氧氟沙星)。

对出现胃肠道感染的患者,建议选用三代头孢类抗生素进行治疗,联用或不用甲硝唑。

抗感染治疗的疗程应根据临床感染状况、感染部位及病原体而定,抗感染治疗应至少持续至临床症状完全缓解。

对出现真菌感染的患者应立即进行抗真菌感染的治疗。对深部的或复发性黏膜或皮肤部位的真菌感染应给予系统用药,应在感染性疾病治疗专家的建议下用药。

对因使用TNF-α拮抗剂治疗而导致的严重感染,应上报药物不良反应监测系统。

三、TNF-α拮抗剂的恢复使用

因使用TNF-α拮抗剂而发生感染的患者,只有在完全康复,并在停止抗感染治疗至少8天通过再次评估后,才可再次使用TNF-α拮抗剂,并在使用后应密切监测病情变化。对于因使用TNF-α拮抗剂而很快再次发生感染的患者,以后不宜再用TNF-α拮抗剂。

减少感染发生的方法。

(1)治疗前仔细体检,以期发现隐蔽的局部慢性感染,并在使用TNF-α拮抗剂前将以上感染治愈。

（2）及时接种更新流感疫苗及肺炎球菌疫苗。

（3）提醒患者及社区基层医生注意：使用 TNF-α 拮抗剂的患者具有较易感染的风险；建议患者加强锻炼及营养，避免过度疲劳。

（4）早期发现感染苗头，争取在感染发生早期进行治疗。

第二节　有急性或慢性的病毒感染

一、治疗前注意事项

详细询问病史。询问患者有无可能的复发性疱疹病毒感染、水痘、带状疱疹、病毒性肝炎（甲型、乙型或丙型）及 HIV 感染（具有高度危险的性行为，血清学检查结果异常）。

告知患者使用 TNF-α 拮抗剂治疗可能会导致病毒感染机会增高，并告诉患者一些病毒接触传播的方式，例如肝炎病毒、流感病毒、HIV 及疱疹病毒。向患者强调在出现病毒感染的临床表现时及时就诊的必要性。

在获得患者的书面知情同意书后，开始使用 TNF-α 拮抗剂治疗前，应常规对乙肝、丙肝及 HIV 进行筛查排除。针对乙肝病毒筛查的不同结果，选择针对性措施决定是否可以使用 TNF-α 拮抗剂治疗：①HBsAg 阳性：一些专家认为，只有在谷丙转氨酶（ALT）处于正常范围，HBV DNA 定量处于低活动水平，HBsAg 阴性，即病情处于非活动期时，才可以使用 TNF-α 拮抗剂。相反，处于活动期的患者应先给予抗病毒治疗，将病情控制至非活动期后，才可以考虑使用 TNF-α 拮抗剂。而美国肝病研究协会（AASLD）和欧洲肝脏研究协会（EASL）建议，HBsAg 阳性的患者应该在使用 TNF-α 拮抗剂前 6 个月开始使用抗病毒药物，并在停药后持续 12 个月。②HBsAg 阴性：对于非活动期的 HBV 感染患者在使用 TNF-α 拮抗剂时，是否应该联合应用抗病毒药物治疗，专家们意见不一。一些专家认为 HBsAg 阴性的 RA 患者使用 TNF-α 拮抗剂时，不需要联合应用抗病毒药物。因为在治疗过程中，仅有很少部分患者会出现血清 HBV DNA 水平轻度升高，而这部分患者中只有少数会发生 HBV 重新激活。广泛使用的抗病毒药物可能会产生耐药的 HBV 毒株及药物的不良反应，对患者造成不必要的躯体损害和经济负担。因此，建议给予非活动期的 HBV 感染患者早期监测和干预，而不联合抗病毒药物治疗。当血清 DNA 病毒载量明显升高，并出现肝功能异常时，再开始使用抗病毒药物。另一些专家认为 HBsAg 阴性的 RA 患者使用 TNF-α 拮抗剂时，需要联合应用抗病毒药物。因为在治疗过程中，部分患者 HBV 可重新激活，对肝脏造成损伤，可引起重度肝坏死，甚至危及生命。同时，临床研究表明抗病毒药物可以预防 HBV 激活，显著降低 HBV 重新激活率。尤其是危重患者，更应该预防性联合使用抗病毒药物。Lok 等根据美国肝脏病协会提出的乙型肝炎指南和欧洲肝脏研究协会提出的慢性乙型肝炎管理临床指南，制定了筛选患者在使用 TNF-α 拮抗剂前，是否需要预防性使用抗病毒药物的流程。它的筛选对象是所有使用 TNF-α 拮抗剂的 RA 患者。在使用 TNF-α 拮抗剂前,首先筛选 HBsAg 和 HBcAb 均阳性的患者。HBsAg 阳性的 RA 患者在使用 TNF-α 拮抗剂时较易发生 HBV 重新激活,因此需要进一步检测 HBeAg、HbeAb 和 HBV DNA,以了解患者使用前的情况,同时预防性使用抗病毒药物,并在使用过程中监测 ALT 水平和 HBV DNA 水平。其次筛选 HBsAg 阴性的患者,如果 HBcAb 阳性,就要观察 HBsAb 和 HBV DNA。当 HBsAb 阴性、HBV DNA 阳性时,表示患者有隐匿性感染,亦需要预防性使用抗病毒药物;当 HBsAb、HBV DNA 均阴性或 HBsAb 阳性时,则不需要预防性使用抗病毒药物。但在使用 TNF-α 拮抗剂期间,均应监测 ALT 水平和 HBV DNA 水平。

荷兰专家 Jansen 等在 2012 年提出的关于感染 B、C 肝炎病毒患者使用 TNF-α 拮抗剂的临床医生指南建议:①在开始使用 TNF 之前,应筛选 HBV 感染患者的转氨酶,评定患者的状态,然后根据风险因素每 3~6 个月检测一次;②在开始使用 TNF-α 之前,筛查乙型肝炎病毒和丙型肝炎病毒,此后基于个性化的风险状况(流行地区、个体身体基本状态、行业)决定复查的频率,并由国家指导方针加以解决;③在使用 TNF-α 拮抗剂的 1~3 年期间,如 HBV/HCV 感染的 RA 患者达到低疾病活动评分(LDAS)或症状完全缓解,可以考虑停止使用 TNF-α 拮抗剂的。

为患者制订适合的免疫接种方案,例如对具有危险因素的患者在使用 TNF-α 拮抗剂治疗前应接种流感疫苗及乙肝疫苗。在使用 TNF-α 拮抗剂治疗的过程中禁忌接种活疫苗,对需要接种活疫苗的患者,应在使用 TNF-α 拮抗剂前进行。鉴于黄热病疫苗同样禁用于正在接受 TNF-α 拮抗剂治疗的患者,因此对计划去热带地区旅游而需要接种黄热病疫苗的患者,应在接受 TNF-α 拮抗剂治疗前进行接种。还应该注意的是黄热病疫苗的接种仅限于服用甲氨蝶呤或泼尼松每次剂量不超过 10 mg 的患者。

对于 TNF-α 拮抗剂治疗前已确诊的急性病毒感染,不论是何种病毒感染,均应在患者感染完全康复后,才可以考虑使用 TNF-α 拮抗剂治疗。

对合并有慢性病毒感染的患者,其是否适合使用 TNF-α 拮抗剂治疗要根据所感染病毒的生物学特征、病毒复制情况及引起的组织损伤情况来综合确定。一般来说,合并有 HIV、HBV 或 HCV 感染的患者禁用 TNF-α 拮抗剂,但对有难治性及致残性高的关节病变的患者,为保证最佳治疗效果,在没有或几乎没有病毒复制的情况下,并且经感染科专家会诊同意后可以谨慎试用 TNF-α 拮抗剂,并且必须在使用后第 1、3、6 及 12 个月时密切监测病毒复制情况及肝功能。使用过程中如果出现有提示病毒感染活动再发的情况,则随时抽血复查病毒复制情况及肝功能。对部分 HBsAg 阳性的患者,一定要先请感染科/肝病科专家会诊,必要时请其为患者制定合适的抗病毒治疗方案。在获得患者的书面知情同意书并按照以上的抗病毒治疗方案治疗了 2 周后,才可以谨慎使用 TNF-α 拮抗剂,同时抗病毒治疗持续使用至停用 TNF-α 拮抗剂后 6~12 个月。对原发性乙肝及急性期乙肝患者禁用 TNF-α 拮抗剂。已有文献报道有 HBsAg 阴性及 HBsAb 阳性的患者在使用 TNF-α 拮抗剂后出现乙肝病毒复制并重新活动。因此 HBsAg 阴性及 HBsAb 阳性的患者在使用 TNF-α 拮抗剂后也应密切监测患者体内病毒复制情况及肝功能。

对有慢性或反复性生殖道病毒感染的患者,如子宫颈的人乳头瘤病毒(HPV)感染及生殖道的单纯疱疹病毒感染,宜慎用 TNF－α 拮抗剂。有文献报道有的患者在使用了依那西普(Etanercept)或英夫利昔单抗(Infliximab)治疗后出现了 HPV 感染的再次活动或加重。虽然并不建议患者在使用 TNF－α 拮抗剂前常规排查 HPV 感染,但在使用 TNF－α 拮抗剂后应对患者进行标准化的妇科随诊。对有 HPV 感染的患者,应在 HPV 感染治愈后才可使用 TNF－α 拮抗剂。

迄今为止,在使用了 TNF－α 拮抗剂后发生的与免疫抑制特殊相关的病毒感染(JC 病毒/多瘤病毒及乳头状瘤多型空泡形病毒/帕波瓦组病毒)仅有极少的报道。其中 1 例是美国北卡罗来纳州的一个 RA 患者在联合使用了甲氨蝶呤与英夫利昔单抗(Infliximab)治疗后出现进展性的多病灶的脑白质病,这种破坏性的病毒感染多继发于 HIV 感染与某些血液病。

至今尚未见使用 TNF－α 拮抗剂后发生严重 EB 病毒感染或细小病毒 B19 感染的报道。有研究显示在 RA 患者中使用 TNF－α 拮抗剂没有对 EB 病毒体内复制产生影响。因此,对合并有 EB 病毒感染或细小病毒 B19 感染的患者,没有禁用 TNF－α 拮抗剂的专家治疗建议。

二、治疗中注意事项及应对措施

对使用 TNF－α 拮抗剂治疗中的患者,应密切监测患者有无以下提示病毒感染的典型临床表现:发热、体重下降、伴有关节痛或肌肉痛的流感样综合征、皮损、视力异常、胃肠道异常、妇科情况异常、神经系统异常、肝细胞溶解及白细胞减少。

在检查结果提示患者体内有肝炎病毒复制及肝功能异常的情况下,特别是肝脏活检证实有肝脏损伤时,应立即停用 TNF－α 拮抗剂,并对患者进行抗病毒治疗。

对有眼睛累及的严重病毒感染,例如单纯疱疹病毒及水痘带状疱疹病毒感染,或有其他脏器累及的严重病毒感染,首先应评估病毒感染的严重性,同时停用 TNF－α 拮抗剂,并在必要时对患者进行抗病毒治疗。

对普通的病毒感染,例如胃肠道病毒感染及流感病毒感染,首先应评估病毒感染的严重性,仅在感染症状严重时停用 TNF－α 拮抗剂,特别是对老年 RA 或者,对患者进行适当的对症处理即可。

对 TNF－α 拮抗剂治疗中出现的急性病毒感染,例如奇昆古尼亚(Chikungunya)病毒感染及登革热,首先要评估病毒感染的严重性,对登革热或者还要评估患者出血的风险,对急性感染期的患者立即停用 TNF－α 拮抗剂,并对患者进行相应的治疗。

三、TNF－α 拮抗剂的恢复使用

对于使用 TNF－α 拮抗剂后引起病毒复制造成器官损伤的患者,例如严重的乙肝、丙肝及 HIV 感染,禁止其以后再次使用 TNF－α 拮抗剂。对于抗病毒治疗后已经稳定的慢性病毒感染，只要没有明显的器官损伤，可以在必要时恢复使用 TNF-α 拮抗剂。对抗病毒治疗后完全康复或者未治疗但自行完全康复的患者，可以恢复使用 TNF-α 拮抗剂。

第三节　合并有结核病或有结核病既往史

一、治疗前注意事项

在开始对 RA 患者使用 TNF-α 拮抗剂治疗前，应仔细询问患者的病史，对患者进行细致的体格检查及 X 片、旧结核菌素试验(tuberculin skin test, TST)或结核菌素纯蛋白衍化物(PPD)皮试等辅助检查，以筛查排除潜伏性结核感染(latent tuberculosis infection, LTBI)或活动性结核。

病史询问时应包括卡介苗接种史、既往的 TST 或 PPD 结果、是否来自疫区、是否与活动性结核患者有过密切接触、是否接受过正规的抗结核治疗。

在 X 片检查发现可疑结核感染灶时，应请专家会诊以明确有无结核，必要时进行 CT 或支气管镜检查。

PPD 皮试须在皮试后 72 h 观察结果，应注意的是，对免疫功能受损的患者，皮试阳性结果定义为直径大于等于 5 mm。皮试结果阳性提示患者可能合并有 LTBI。根据法国 2005 年制定的建议，皮试结果阳性的患者即使没有发现体内有活动性结核，这些患者在使用 TNF-α 拮抗剂前也应进行预防性的抗结核治疗。对皮试结果发泡呈强阳性者，应连续三天收集患者痰液或胃吸取物涂片进行抗酸杆菌检查。

因为其局限性，TST 在有些国家(例如瑞士)中已经不再被推荐用于筛查结核，有 TST 阳性史的患者应再做一次 T 细胞 γ 干扰素释放试验(interferon-γ release assays, IGRA)予以确诊。自 2006 年开始，在法国开始利用特定的血液学检测(QuantiFERON 及 T-SPOT. TB)来筛查结核。在 2001 年前，美国仅批准 TST 用于结核分枝杆菌的检测，自从疾病控制中心(CDC)于 2005 年发表了使用 QFT-G 方法(QuantiFERON Gold Test)检测的指南后，FDA 后来又批准了 2 种新的 IGRAs 方法辅助诊断潜在的和活动性的结核分枝杆菌感染：QFT-GIT(QuantiFERON-TB Gold In-Tube test)和 T-Spot(the T-SPOT. TB test)。美国 CDC 在 2010 年还更新了美国 FDA 批准的在成人和儿童使用 IGRAs 检测结核分枝杆菌感染的指南。

LTBI 的定义是未曾接受过治疗的原发性结核或具有高度再次活动风险的陈旧性结核感染，即既往接受过抗结核治疗但治疗发生在 1970 年以前或疗程不足 6 个月、联合用药不足 2 个月；与原发性肺结核患者有过密切接触、胸部 X 片有某些异常表现、PPD 皮试结果阳性或特定的血液学检测(QuantiFERON 及 T-SPOT. TB)结果阳性但没有活动性结核史及曾接受抗结核治疗史。IGRA 对于 LTBI 诊断的敏感性和特异性均高于 TST，尤其是在免疫抑制人群。目前有研究表明，IGRA 的阳性结果结合 LTBI 相关临床危险因素的共同判读,将有助于在风湿性疾病人群中诊断 LTBI。对这部分患者应考虑预防性的抗结核治疗。

预防性的抗结核治疗应在使用 TNF‐α 拮抗剂前 3 周进行,治疗方案为利福平(10 mg/kg/d)联合异烟肼(3～5 mg/kg/d),晨起顿服,疗程为 3 个月,对不能耐受利福平的患者,或合并肝硬化的患者及年纪过大的老年患者,也可单独使用异烟肼(3～5 mg/kg/d),晨起顿服,疗程为 9 个月。

既往有结核感染病史但已经治愈的患者,不属于 LTBI,在使用 TNF‐α 拮抗剂前无须进行预防性抗结核治疗。

经过筛查证实没有 LTBI 或活动性结核感染的患者,可直接使用 TNF‐α 拮抗剂,而证实有活动性结核感染的患者则需先进行正规的抗结核治疗。抗结核治疗的疗程常为 6～18 个月,与受累的器官有关。在抗结核治疗结束前,原则上禁用 TNF‐α 拮抗剂,但在特别需要使用的情况下,TNF‐α 拮抗剂可在患者临床症状、X 线及痰涂片抗酸杆菌检查完全正常 2 个月后谨慎使用。应注意的是,在使用 TNF‐α 拮抗剂时,患者的抗结核治疗应适当延长,具体疗程应由风湿科专家及感染科专家等会诊后共同确定。

二、治疗中注意事项及应对措施

对使用 TNF‐α 拮抗剂治疗中的患者,应密切监测患者有无以下提示结核感染的典型临床表现:发热、咳嗽咳痰、呼吸困难、咯血、体重下降、盗汗、虚弱及与受累器官相关的局部体征。

对在治疗过程中出现的活动性结核患者,应立即停用 TNF‐α 拮抗剂,并对患者进行正规的抗结核治疗。常用的抗结核治疗方案为“利福平(10 mg/kg/d)＋异烟肼(3～5 mg/kg/d)＋乙胺丁醇(20 mg/kg/d)＋吡嗪酰胺(30 mg/kg/d),治疗 2 个月后改为利福平(10 mg/kg/d)＋异烟肼(3～5 mg/kg/d)”,疗程常为 6～18 个月,与受累的器官有关,在肺结核时一般疗程为 6 个月,在播散型结核或淋巴结核时一般疗程为 9～12 个月,在骨结核或结核性脑膜炎时一般疗程为 12～18 个月。在抗结核治疗的过程中应密切监测可能出现的抗结核药物的不良反应。

三、TNF‐α 拮抗剂的恢复使用

鉴于缺乏前瞻性的研究数据,以下意见仅供参考。根据法国的建议,在权衡了风险效益比后确定 TNF‐α 拮抗剂值得使用的情况下,在抗结核治疗后患者的临床症状、X 线及痰涂片抗酸杆菌检查完全正常 2 个月后,可以恢复使用 TNF‐α 拮抗剂。

四、我国专家组推荐标准如下

(1) PPD 试验硬结直径<10 mm,且无结核感染证据,可以应用。

(2) 10 mm≤硬结直径＜15 mm,且无其他结核感染证据,医生应该酌情应用(如需应用,建议使用同时加用预防性结核治疗)。

(3) 硬结直径≥15 mm 或不足 15 mm 但有水泡或坏死,不宜应用,此时应给予抗结核治疗;X 线胸片证实有活动性结核,禁用;对于接受过标准治疗的陈旧性肺结核患者,如 PPD 试验＜10 mm,可结合患者病情酌情使用,同时需要密切观察,每隔 3 个月应接受肺部 X 线检查,如 PPD 试验≥10 mm,经专科医师会诊,在开始抗结核治疗的同时权衡获益风险比,酌情使用;有肺外活动性结核的患者需先抗结核治疗,结核感染后酌情使用。

(接宏宇　李勇年)

参 考 文 献

[1] Strangfeld A, Hierse F, Rau R, et al. Risk of incident or recurrent malignancies among patients with rheumatoid arthritis exposed to biologic therapy in the German biologics register RABBIT [J]. Arthritis Res Ther, 2010, 12(1):R5.

[2] Listing J, Strangfeld A, Kary S, et al. Infections in patients with rheumatoid arthritis treated with biologic agents [J]. Arthritis Rheum. 2005,52:3403－3412.

[3] Costenbader K H, Glass R, Cui J, et al. Risk of serious infections and malignancies with anti-TNF antibody therapy in rheumatoid arthritis [J]. JAMA. 2006,296(18):2201－2204.

[4] Bernatsky S, Habel Y, Rahme E. Observational studies of infections in rheumatoid arthritis: a metaanalysis of tumour necrosis factor antagonists [J]. J Rheumatol. 2010, 37(5):928－931.

[5] Dixon W G, Watson K, Lunt M, et al. Rates of serious infection, including site-specific and bacterial intracellular infection, in rheumatoid arthritis patients receiving anti-tumour necrosis factor therapy: results from the British Society for Rheumatology Biologics Register [J]. Arthritis Rheum. 2006,54 (8):2368－2376.

[6] Kroesen S, Widmer A F, Tyndall A, et al. Serious bacterial infections in patients with rheumatoid arthritis under anti-TNF－therapy [J]. Rheumatology (Oxford). 2003,42(5):617－621.

[7] Dixon W G, Symmons D P, Lunt M, et al. Serious infection following anti-tumour necrosis factor alpha therapy in patients with rheumatoid arthritis: lessons from interpreting data from observational studies [J]. Arthritis Rheum, 2007,56(9):2896－2904.

[8] Curtis J R, Patkar N, Xie A, et al. Risk of serious bacterial infections among rheumatoid arthritis patients exposed to tumour necrosis factor alpha antagonists [J]. Arthritis Rheum, 2007,56(4): 1125－1133.

[9] Galloway J B, Hyrich K L, Mercer L K, et al. Anti-TNF therapy is associated with an increased risk of serious infections in patients with rheumatoid arthritis especially in the first 6 months of treatment: updated results from the British Society forRhe umatology Biologics Register with special emphasis on risks in the elderly [J]. Rheumatology (Oxford), 2010,50(1):124－131.

[10] Wallis R S, Broder M, Wong J, et al. Granulomatous infectious diseases associated with tumour necrosis factor antagonists [J]. Clin Infect Dis, 2004,38(9):1261－1265.

[11] 刘微,梅轶芳,张志毅. 感染 HBV 的类风湿关节炎患者应用 TNF－α拮抗剂的研究进展[J/OL]. 中华关节外科杂志(电子版),2012,6(5):772－776.

[12] Tsiodras S, Samonis G, Boumpas D T, et al. Fungal infections complicating tumour necrosis factor alpha blockade therapy [J]. Mayo Clinic Proceedings, 2008,83(2):181－194.

[13] Lee H H, Song I H, Friedrich M, et al. Cutaneous side-effects in patients with rheumatic diseases

during application of tumour necrosis factor-alpha antagonists [J]. Br J Dermatol, 2007, 156(3): 486 - 491.

[14] Gomez-Reino J J, Carmona L, Valverde V R, et al. Treatment of rheumatoid arthritis with tumour necrosis factor inhibitors may predispose to significant increase in tuberculosis risk [J]. Arthritis Rheum, 2003,48(8):2122 - 2127.

[15] Keane J, Gershon S, Wise R P, et al. Tuberculosis associated with infliximab, a tumour necrosis factor alpha-neutralizing agent [J]. N Engl J Med, 2001,345(15):1098 - 1104.

[16] Tubach F, Salmon D, Ravaud P, et al. Risk of tuberculosis is higher with anti-tumour necrosis factor monoclonal antibody therapy than with soluble tumour necrosis receptor therapy. The three-years prospective French research axed to ax means to remove brutally or kill with an ax on tolerance of biotherapy registry [J]. Arthritis Rheum, 2009,60(7):1884 - 1894.

[17] Dixon W G, Hyrich K L, Watson K D, et al. Drug-specific risk of tuberculosis in patients with rheumatoid arthritis treated with anti-TNF therapy: results from the British Society for Rheumatology Biologics Register (BSRBR) [J]. Ann Rheum Dis, 2010, 69(3):522 - 528.

[18] Hamdi H, Mariette X, Godot V, et al. Inhibition of anti-tuberculosis T-lymphocyte function with tumour necrosis factor antagonists [J]. Arthritis Research Ther, 2006,8(4):R114.

[19] Saliu O, Sofer C, Stein D S, et al. Tumour necrosis-factor blockers: differential effects on mycobacterial immunity [J]. J Infect Dis, 2006,194(4):486 - 492.

[20] Furst D E, Wallis R, Broder M, et al. Tumour necrosis factor antagonists: different kinetics and/or mechanisms of action may explain differences in the risk for developing granulomatous infection [J]. Sem Arthritis Rheum, 2006,36(3):159 - 167.

[21] Carmona L, Hernandez-Garcia C, Vadillo, et al. Increased risk of tuberculosis in patients with rheumatoid arthritis [J]. J Rheumatol, 2003,30(7):1436 - 1439.

[22] Askling J, Fored C M, Brandt L, et al. Risk and case characteristics of tuberculosis in rheumatoid arthritis associated with tumour necrosis factor antagonists in Sweden [J]. Arthritis Rheum, 2005,52 (7):1986 - 1992.

[23] Carmona L, Gomez-Reino J J, Rodriguez-Valverde, et al. Effectiveness of recommendations to prevent reactivation of latent tuberculosis infection in patients treated with tumour necrosis factor antagonists [J]. Arthritis Rheum, 2005,52(6):1766 - 1772.

[24] Sichletidis L, Settas L, Spyratos D, et al. Tuberculosis in patients receiving anti-TNF agents despite chemoprophylaxis [J]. Int J Tuberc Lung Dis, 2006,10(10):1127 - 1132.

[25] Pratt A, Nicholl K, Kay L. Use of the QuantiFERON TB Gold test as part of a screening programme in patients with RA under consideration for treatment with anti-TNF－alpha agents: the Newcastle (UK) experience [J]. Rheumatology (Oxford), 2007,46(6):1035 - 1036.

[26] Bocchino M, Matarese A, Bellofiore B, et al. Performance of two commercial blood IFN-gamma release assays for the detection of Mycobacterium tuberculosis infection in patient candidates for anti-TNFalpha treatment [J]. Eur J Clin Microbiol Infect Dis, 2008,27(10):907 - 913.

[27] Ponce de Leon D, Acevedo-Vasquez E, Alvizuri S, et al. Comparison of an interferon-gamma assay with tuberculin skin testing for detection of tuberculosis (TB) infection in patients with rheumatoid arthritis in a TB-endemic population [J]. J Rheumatol, 2008,35(5):776 - 781.

[28] Bongartz T, Sutton A J, Sweeting M J, et al. Anti-TNF antibody therapy in rheumatoid arthritis and the risk of serious infections and malignancies: systematic review and meta-analysis of rare harmful effects in randomised controlled trials. JAMA 2006,295:2275 - 85 [J]. Erratum in, JAMA. 2006, 295(19):2482.

[29] Chung S J, Kim J A K, Park M C, et al. Reactivation of hepatitis B viral infection in inactive HbsAg carriers following anti-tumour necrosis factor-α therapy [J]. J Rheumatol. 2009,36(11):2416 - 2420.

第十三章

在有自身免疫性疾病相关情况下如何使用 TNF－α 拮抗剂

第一节　合并系统性红斑狼疮相关情况下如何使用 TNF－α 拮抗剂

一、治疗前注意事项

使用 TNF－α 拮抗剂后可引起机体出现一些自身免疫异常,其中主要是自身抗体(以抗核抗体及抗双链 DNA 抗体为主,主要是 IgM 亚型,与系统性红斑狼疮(SLE)患者中 IgG 亚型为主不同)的产生,多数不会引起临床症状,然而也有引起狼疮样综合征发病的报道,一般在使用了 TNF－α 拮抗剂 16 个月左右。应注意的是,此时狼疮的诊断依据中不应再包含抗核抗体。因此,在准备使用 TNF－α 拮抗剂前,建议常规对抗核抗体进行检查,以明确治疗前的基线状况。

如在准备使用 TNF－α 拮抗剂前只是发现抗核抗体的存在,而没有自身免疫性疾病的临床表现,则可以使用 TNF－α 拮抗剂。因为没有证据表明此时使用 TNF－α 拮抗剂会引起不良反应风险增加,或会降低使用效果。

如患者除了抗核抗体,还有 SLE 或其他自身免疫性疾病的临床表现,此时患者应慎用 TNF－α 拮抗剂,在使用时要密切注意病情变化。

在使用 TNF－α 拮抗剂后,建议定期复查抗核抗体。

二、治疗中注意事项及应对措施

对使用 TNF－α 拮抗剂治疗中的患者,应密切监测患者在治疗过程中有无出现狼疮的相关临床表现,例如,虚弱无力、发热、颧部红斑、蝶形红斑、口腔溃疡、脱发、关节炎及浆膜炎等。TNF－α 拮抗剂引起的狼疮一般较少累及肾脏。如果,患者没有以上提及的临床表现,则无须常规进行更多的实验室检查以排除狼疮。

如果,在使用过程中发现了抗核抗体阳性,不论其滴度多高,如果没有相应的临床表现,可以继续使用 TNF‐α 拮抗剂。

如果,患者除了抗核抗体,还有 SLE 或其他自身免疫性疾病的临床表现,此时患者应进一步检查抗核抗体、抗双链 DNA 抗体、抗心磷脂抗体及抗 ENA 抗体等实验室检查,以明确有无相关 SLE 或其他自身免疫性疾病。是否可继续使用 TNF‐α 拮抗剂要根据患者的病情来决定。如果,患者只是出现了轻度的皮肤表现,则在权衡风险效益比后可谨慎继续使用,或换用另一种 TNF‐α 拮抗剂。上述皮肤表现常会在停止使用 TNF‐α 拮抗剂后 3 个月内自行消失。如患者的临床表现较重,则需要停止使用 TNF‐α 拮抗剂。

三、TNF‐α 拮抗剂的恢复使用

TNF‐α 拮抗剂应在患者 SLE 或其他自身免疫性疾病彻底痊愈后才可谨慎再次使用,但建议最好更换另一种 TNF‐α 拮抗剂,并在使用时密切注意病情变化。

第二节　在有脱髓鞘病变相关情况下如何使用 TNF‐α 拮抗剂

一、治疗前注意事项

有文献报道使用 TNF‐α 拮抗剂后,可引起机体原有的多发性硬化(MS)病变加重或新出现脱髓鞘病变,特别是 MS 及视神经炎,以上病变在停用 TNF‐α 拮抗剂后多数可以好转。曾有临床试验尝试使用英夫利昔单抗治疗 MS,疗效不佳,或是导致原有病变加重。因此在准备使用 TNF‐α 拮抗剂前,建议常规询问患者是否有提示 MS 的神经系统症状或 MS 的病史。如果,有哪怕一丝的可疑表现,也应请神经科专家会诊以确诊或排除 MS。如有确诊为活动期 MS,则禁止使用 TNF‐α 拮抗剂。如果 MS 病情已经静止,在必要时可以谨慎使用 TNF‐α 拮抗剂,但应先请神经科专家会诊权衡风险效益比。对有 MS 病史的患者使用 TNF‐α 拮抗剂时,应事先告知患者可能存在的风险,并密切监测病情变化。如患者没有神经系统的临床表现,并不推荐常规对神经系统进行核磁共振检查。

二、治疗中注意事项及应对措施

对使用 TNF‐α 拮抗剂治疗中的患者,应密切监测患者在治疗过程中有无出现 MS 的相关临床表现,如感觉异常、视力异常、高级脑功能损伤、精神错乱、膀胱或括约肌功能失调及精神性运动不能及面瘫等。如患者出现以上提及的临床表现,则需要立即停止使用 TNF‐α 拮抗剂,还需进行相关的辅助检查以排除其他相关的可能原因,例如,药物诱导的多神经病、多神经根病及类风湿血管炎。可选择的辅助检查有脑部或脊髓的核磁共振、腰椎穿刺及运动/视觉/感觉诱发电位等。

三、TNF-α拮抗剂的恢复使用

患者MS病情彻底痊愈后,在必要时请神经科专家会诊,权衡风险效益比后可谨慎再次使用TNF-α拮抗剂,但建议最好更换另一种TNF-α拮抗剂,并在使用时密切关注病情变化。

第三节　TNF-α拮抗剂在其他疾病中的使用

除了类风湿关节炎(RA)、强直性脊柱炎(AS)、银屑病及炎性肠病等已被批准使用的适应证外,TNF-α拮抗剂还被证明对几种复发性自身免疫性疾病(如炎性疾病及系统性硬化症等)、原发性或继发性血管病、慢性炎性疾病(如结节病及成人Still病)、自身炎性疾病(如TNF-α受体相关周期性综合征[TNF-α receptor-associated periodic syndrome (TRAPS)]及某些重叠综合征[例如RA与系统性红斑狼疮(SLE)重叠,也被称为rhupus]亦有帮助。但上述疾病仅在对激素及免疫抑制剂疗效不佳时才考虑使用TNF-α拮抗剂。研究发现TNF-α拮抗剂对干燥综合征无效。

一、特发性炎性肌病

有关TNF-α拮抗剂对特发性炎性肌病的疗效尚存在争议。有研究发现TNF-α拮抗剂对包涵体肌炎疗效不肯定,但有病例报道发现,多发性肌炎患者在使用了依那西普或IFX后有效,而皮肌炎患者在使用后有的出现病情加重。研究还发现TNF-α拮抗剂对多发性肌炎的疗效较局限而且短暂,平均仅能维持3～4个月。因此,多发性肌炎患者在使用TNF-α拮抗剂时,仅建议作为诱导缓解使用,然后逐渐换用传统的免疫抑制剂。

二、系统性硬化症

有关TNF-α拮抗剂治疗系统性硬化症的研究比较少见。在一个研究中发现IFX对系统性硬化症患者的皮肤表现疗效不好。另一个研究发现依那西普对系统性硬化症患者的关节表现有较好疗效,但对皮肤及肺脏表现疗效不好。

三、原发性血管炎

有关TNF-α拮抗剂治疗巨细胞动脉炎的疗效尚存在争议。有少数病例报道IFX、依那西普和阿达木单抗均对激素抵抗型或合并缺血性视神经病变的巨细胞动脉炎有效。但后来有随机对照研究显示 IFX 对巨细胞动脉炎及风湿性多肌痛均无效,还有随机对照研究发现依那西普有助于巨细胞动脉炎患者激素减量。综上所述,TNF‑α 拮抗剂目前仅被建议用于激素及免疫抑制剂疗效不好的巨细胞动脉炎及风湿性多肌痛患者。

有少数研究发现依那西普及 IFX 对大动脉炎有效,可以使 90% 的患者病情缓解,有助于患者激素减量及停用免疫抑制剂。但停用 TNF‑α 拮抗剂后病情容易复发。

有少数研究发现依那西普对 ANCA 相关性血管炎疗效欠佳,单抗类 TNF‑α 拮抗剂对 ANCA 相关性血管炎有一定的疗效,但尚待进一步的研究证实。应注意的是,在使用大剂量激素及免疫抑制剂时加用 TNF‑α 拮抗剂容易发生严重感染及恶性肿瘤。

许多研究已经发现 IFX(5 mg/kg)对白塞病,尤其是白塞病的眼部、胃肠道及神经系统表现,具有较好的疗效,可使 90% 的患者得到缓解,使 75% 的患者完全缓解,部分患者在停药后可以获得很久的疗效。因此,有学者建议将 IFX 作为治疗白塞病眼部病变的一线药物,对其他的白塞病表现,则作为传统药物治疗失败后的选择。还有随机对照研究发现依那西普对白塞病的口腔溃疡及关节表现有效。

TNF‑α 拮抗剂还被发现对中性粒细胞介导的疾病具有较好疗效,例如坏疽性脓皮病及 Sweet 综合征。

四、结节病

虽然有报道发现 TNF‑α 拮抗剂(主要是依那西普)可以引起结节病,但亦有研究发现单抗类 TNF‑α 拮抗剂可治疗复发性结节病,还有研究报道依那西普对传统治疗效果欠佳的慢性肺结节病疗效也不好。

五、成人 Still 病

有研究发现依那西普及 IFX 对激素与甲氨蝶呤治疗失败的成人 Still 病具有疗效,部分患者甚至可以获得长期缓解,但也有研究报道 TNF‑α 拮抗剂对成人 Still 病疗效有限。有研究发现白介素‑1 受体抑制剂对成人 Still 病有效。

六、TNF‑α 受体相关周期性综合征(TRAPS)

有研究发现,在使用依那西普可控制 TRAPS 的病情活动及继发性淀粉样变引起的神经系统表现时,可减少激素的用量;但也有研究报道依那西普对 TRAPS 的疗效不够稳定。还有研究报道 IFX 对 TRAPS 无效,并可使病情加重。

（李　博　曹传敏）

参 考 文 献

[1] Wetter D, Davis M D. Lupus-like syndrome attributable to anti-tumour necrosis factor • therapy in 14 patients during an 8-year period at Mayo Clinic [J]. Mayo Clin Proc, 2009,84:979－984.

[2] Charles P J, Smeenk R J, De Jong J, et al. Assessment of antibodies to double-stranded DNA induced in rheumatoid arthritis patients following treatment with infliximab, a monoclonal antibody to tumour necrosis factor alpha: findings in open-label and randomised placebo-controlled trials [J]. Arthritis Rheum, 2000,43:2383－2390.

[3] De Rycke L, Kruithof E, Van Damme N, et al. Antinuclear antibodies following infliximab treatment in patients with rheumatoid arthritis or spondylarthropathy [J]. Arthritis Rheum, 2003, 48: 1015－1023.

[4] Shakoor N, Michalska M, Harris C A, et al. Drug-induced systemic lupus erythematosus associated with etanercept therapy. Lancet 2002;359:579－580.

[5] Debandt M, Vittecoq O, Descamps V, et al. Anti-TNF－alpha-induced systemic lupus syndrome [J]. Clin Rheumatol, 2003,22:56－61.

[6] De Rycke L, Baeten D, Kruithof E, et al. Infliximab, but not etanercept, induces IgM anti-double-stranded DNA autoantibodies as main antinuclear reactivity: biologic and clinical implications in autoimmune arthritis [J]. Arthritis Rheum 2005,52:2192－2201.

[7] Carlson E, Rothfield N. Etanercept-induced lupus-like syndrome in a patient with rheumatoid arthritis [J]. Arthritis Rheum, 2003;48:1165－1166.

[8] Cairns A P, Duncan M K, Hinder A E, et al. New onset systemic lupus erythematosus in a patient receiving etanercept for rheumatoid arthritis [J]. Ann Rheum Dis 2002,61:1031－1032.

[9] Ramos-Casals M, Roberto-Perez-Alvarez, Diaz-Lagares C, et al. Autoimmune diseases induced by biological agents: a doubleedged sword? [J] Autoimmun Rev, 2010,9:188－193.

[10] De Bandt M, Sibilia J, Le Loet X, et al. Systemic lupus erythematosus induced by anti-tumour necrosis factor alpha therapy: a French national survey [J]. Arthritis Res Ther, 2005,7:R545－51.

[11] Ramos-Casals M, Brito-Zerón P, Munoz S, et al. Autoimmune diseases induced by TNF targeted therapies: analysis of 233 cases [J]. Medicine (Baltimore), 2007,86:242－251.

[12] Sarzi-Puttini P, Atzeni F, Capsoni F, et al. Druginduced lupus erythematosus [J]. Autoimmunity, 2005,38:507－518.

[13] Richez C, Dumoulin C, Schaeverbeke T. Infliximab-induced chilblain lupus in a patient with rheumatoid arthritis [J]. J Rheumatol2005;32:760－761.

[14] Richez C, Blanco P, Dumoulin C, et al. Lupus erythematosus manifestations exacerbated by etanercept therapy in a patient with mixed connective tissue disease [J]. Clin Exp Rheumatol 2005,23: 273.

[15] Richez C, Blanco P, Lagueny A, et al. Neuropathy resembling CIDP in patients receiving tumour necrosis factor-blockers [J]. Neurology, 2005;64:1468－1470.

[16] Eriksson C, Engstrand S, Sundqvist K G, et al. Autoantibody formation in patients with rheumatoid arthritis treated with anti-TNF alpha [J]. Ann Rheum Dis, 2005; 64:403－407.

[17] Pink A E, Fonia A, Allen M H, et al. Antinuclear antibodies associate with loss of response to antitumour necrosis factor-alpha therapy in psoriasis: a retrospective, observational study [J]. Br J Dermatol, 2010,162:780－785.

[18] Robinson W H, Genovese M C, Moreland L W. Demyelinating and neurologic events reported in association with tumour necrosis factor alpha antagonism: by what mechanisms could tumor necrosis factor alpha antagonists improve rheumatoid arthritis but exacerbate multiple sclerosis? [J] Arthritis Rheum 2001,44:977－983.

［19］ Mohan N, Edwards E T, Cupps T R, et al. Demyelination occuring during anti-tumour necrosis factor atherapy for inflammatory arthritides ［J］. Arthritis Rheum, 2001,44:2862-2869.

［20］ Wiendl H, Hohlfeld R. Therapeutic approaches in multiple sclerosis: lessons from failed and interrupted treatment trials ［J］. BioDrugs, 2002,16:183-200.

［21］ The Lenercept Multiple Sclerosis Study Group and the University of British Columbia MS/MRI Analysis Group. Tnf neutralization in MS: Results of a randomised, placebo-controlled multicenter study ［J］. Neurology, 1999,53:457-465.

［22］ Aringer M, Graninger W B, Steiner G, et al. Safety and efficacy of tumour necrosis factor alpha blockade in systemic lupus erythematosus: an open-label study ［J］. Arthritis Rheum, 2004,50: 3161-3169.

［23］ Aringer M, Steiner G, Graninger WB, et al. Effects of short-term infliximab therapy on autoantibodies in systemic lupus erythematosus ［J］. Arthritis Rheum, 2007,56:274-279.

［24］ Matsumura R, Umemiya K, Sugiyama T, et al. Anti-tumour necrosis factor therapy in patients with difficult-to-treat lupus nephritis: a prospective series of nine patients ［J］. Clin Exp Rheumatol, 2009, 27:416-421.

［25］ Barohn RJ, Herbelin L, Kissel J T, et al. Pilot trial of etanercept in the treatment of inclusion-body myositis ［J］. Neurology, 2006,66(2 Suppl 1):S123-124.

［26］ Iannone F, Sciosca C, Faloppone P C, et al. Use of etanercept in the treatment of dermatomyosotis: a case series ［J］. J Rheumatol 2006;33:1802-1804.

［27］ Efthimiou P, Schwartzman S, Kagen L J, et al. Possible role for tumour necrosis factor inhibitors in the treatment of resistant dermatomyositis and polymyositis: a retrospective study of eight patients ［J］. Ann Rheum Dis 2006;65:1233-1236.

［28］ Dastmalchi M, Grundtman C, Alexanderson H, et al. A high incidence of disease flares in an open pilot study of infliximab in patients with refractory inflammatory myopathies ［J］. Ann Rheum Dis, 2008,67:1670-1677.

［29］ Hengstman G J, De Bleecker J L, Feist E, et al. Open-label trial of anti-TNF-alpha in dermato- and polymyositis treated concomitantly with methotrexate ［J］. Eur Neurol, 2008,59:159-163.

［30］ Denton C P, Engelhart M, Tvede N, et al. An open-label pilot study of infliximab therapy in diffuse cutaneous systemic sclerosis ［J］. Ann Rheum Dis, 2009,68:1433-1439.

［31］ Lam G K, Hummers L K, Woods A, et al. Efficacy and safety of etanercept in the treatment of scleroderma-associated joint disease ［J］. J Rheumatol, 2007,34:1636-1637.

［32］ Hoffman G S, Cid M C, Rendt-Zagar K E, et al. Infliximab for maintenance of glucocorticosteroid-induced remission of giant cell arteritis: a randomised trial ［J］. Ann Intern Med, 2007,146:621-630.

［33］ Salvarani C, Macchioni P, Manzini C, et al. Infliximab plus prednisone or placebo plus prednisone for the initial treatment of polymyalgia rheumatica: a randomised trial ［J］. Ann Intern Med, 2007,146: 631-639.

［34］ Salvarani C, Pipitone N, Boiardi L, et al. Do we need treatment with tumour necrosis factor blockers for giant cell arteritis? ［J］ Ann Rheum Dis, 2008,67:577-579.

［35］ Molloy E S, Langford C A, Clark T M, et al. Anti-tumour necrosis factor therapy in patients with refractory Takayasu arteritis: longterm follow-up ［J］. Ann Rheum Dis, 2008,67:1567-1569.

［36］ Little M A, Bhangal G, Smyth C L, et al. Therapeutic effect of anti-TNF-alpha antibodies in an experimental model of anti-neutrophil cytoplasm antibody-associated systemic vasculitis ［J］. J Am Soc Nephrol, 2006,17:160-169.

［37］ Sangle S R, Hughes G R, D'Cruz D P. Infliximab in patients with systemic vasculitis that is difficult to treat: poor outcome and significant adverse effects ［J］. Ann Rheum Dis, 2007,66:564-565.

［38］ Lamprecht P, Voswinkel J, Lilienthal T, et al. Effectiveness of TNF-alpha blockade with infliximab in refractory Wegener's granulomatosis ［J］. Rheumatology (Oxford) 2002;41:1303-1307.

［39］ Morgan M D，Drayson M T，Savage C O，et al． Addition of Infliximab to Standard Therapy for ANCAAssociated Vasculitis ［J］． Nephron Clin Pract 2010；117：c89－c97．

［40］ Almoznino G，Ben-Chetrit E． Infliximab for the treatment of resistant oral ulcers in Behçet's disease：a case report and review of the literature ［J］． Clin Exp Rheumatol，2007，25（4 Suppl 45）：S99－102．

［41］ Niccoli L，Nannini C，Benucci M，et al． Long-term efficacy of infliximab in refractory posterior uveitis of Behçet's disease：a 24-month follow-up study ［J］． Rheumatology （Oxford），2007，46：1161－1164．

［42］ Accorinti M，Pirraglia MP，Paroli M P，et al． Infliximab treatment for ocular and extraocular manifestations of Behçet's disease ［J］． Jpn J Ophthalmol，2007，51：191－196．

［43］ Melikoglu M，Fresko I，Mat C，et al． Short-term trial of etanercept in Behçet's disease：a double blind，placebo controlled study ［J］． J Rheumatol，2005，32：98－105．

［44］ van Laar J A，Missotten T，van Daele P L，et al． Adalimumab：a new modality for Behçet's disease? ［J］ Ann Rheum Dis，2007，66：565－566．

［45］ Sweiss N J，Welsch M J，Curran J J，et al． Tumour necrosis factor inhibition as a novel treatment for refractory sarcoidosis ［J］． Arthritis Rheum，2005，53：788－791．

［46］ Stagaki E，Mountford W K，Lackland D T，et al． The treatment of lupus pernio：results of 116 treatment courses in 54 patients ［J］． Chest，2009，135：468－476．

［47］ Kraetsch H G，Antoni C，Kalden J R，et al． Successful treatment of a small cohort of patients with adult onset of Still's disease with infliximab：first experiences ［J］． Ann Rheum Dis，2001，60（Suppl 3）：55－57．

［48］ Husni M E，Maier A L，Mease P J，et al． Etanercept in the treatment of adult patients with Still's disease ［J］． Arthritis Rheum，2002，46：1171－1176．

［49］ Fautrel B，Sibilia J，Mariette X，et al． Tumour necrosis factor alpha blocking agents in refractory adult Still's disease：an observational study of 20 cases ［J］． Ann Rheum Dis，2005，64：262－266．

［50］ Nedjai B，Hitman G A，Quillinan N，et al． Proinflammatory action of the antiinflammatory drug infliximab in tumour necrosis factor receptor-associated periodic syndrome ［J］． Arthritis Rheum，2009，60：619－625．

其他系统疾病情况下如何
使用 TNF－α 拮抗剂

第一节　在有充血性心力衰竭或其他心血管疾病
相关情况下如何使用 TNF－α 拮抗剂

一、充血性心力衰竭情况下如何使用 TNF－α 拮抗剂

1. 治疗前注意事项

美国纽约心脏病协会(NYHA)按诱发心力衰竭症状的活动程度将心功能分为 4 级。

Ⅰ级:患者有心脏病,但日常活动量不受限制,一般体力活动不引起过度疲劳、心悸、气喘或心绞痛。

Ⅱ级:心脏病患者的体力活动轻度受限制,休息时无自觉症状,一般体力活动会引起过度疲劳、心悸、气喘或心绞痛。

Ⅲ级:患者有心脏病,以致体力活动明显受限制。休息时无症状,但稍做一般体力活动即可引起过度疲劳、心悸、气喘或心绞痛。

Ⅳ级:心脏病患者不能从事任何体力活动,休息状态下也出现心衰症状,体力活动后加重。

在准备对伴有心脏疾病的患者使用 TNF－α 拮抗剂前,应常规评估患者有无充血性心力衰竭(CHF)的临床表现,例如,活动后呼吸困难、休息时或仰卧位呼吸困难、早晨感觉胸部紧箍、下肢水肿、心动过速、肺底有明显的捻发音及心源性哮喘等。对有活动后呼吸困难的心脏疾病的患者,应先请心脏病专家会诊,明确心脏射血分数(EF)是否大于 50%。值得注意的是,RA 患者在出现 CHF 时,其心脏的收缩功能常无明显异常。这时 CHF 的诊断主要应依据患者的临床表现与客观的体征或检查结果,例如出现心室纤颤和(或)心脏超声异常和(或)脑钠素(BNP)或脑钠肽前体(pro-BNP)升高等。此时即使患者的 EF 正常或仅轻度

下降(>40%),亦可做出 CHF 的诊断。

对没有 CHF 病史或临床表现的患者,不建议常规进行心脏超声检查。

不要对伴有中度或重度的 CHF 患者(即 NYHA 分级为Ⅲ级或Ⅳ级)使用 TNF-α拮抗剂。心功能 NYHA 分级为Ⅲ级或Ⅳ级是英夫利昔单抗(IFX)及阿达木单抗(ADL)的绝对禁忌证,而依那西普(ENT)一般不建议使用于心功能 NYHA 分级为Ⅲ级或Ⅳ级的患者。在无或仅有轻度的 CHF 患者(即 NYHA 分级为Ⅰ级或Ⅱ级)使用 TNF-α拮抗剂时,宜密切监测患者的心功能。

2. 治疗中注意事项及应对措施

对使用 TNF-α拮抗剂治疗中的患者,应密切监测患者在治疗过程中有无以上提及的 CHF 的临床表现。一旦 CHF 确诊,应立即停止使用 TNF-α拮抗剂,并请心脏病专家会诊协助治疗。

3. TNF-α拮抗剂的恢复使用

对使用 TNF-α拮抗剂过程中新发 CHF 或原有轻度 CHF 加重的患者,原则上永久禁止再次使用 TNF-α拮抗剂。

二、充血性心力衰竭以外的其他心血管疾病情况下如何使用 TNF-α拮抗剂

1. 治疗前注意事项

不要对伴有中度或重度的 CHF 患者(即 NYHA 分级为Ⅲ级或Ⅳ级)使用 TNF-α拮抗剂。除此之外,其他心血管疾病(如冠状动脉粥样硬化性心脏病、中风、短暂性脑缺血发作及动脉阻塞性疾病等)的病史并不是患者使用 TNF-α拮抗剂治疗的禁忌证。

2. 治疗中注意事项及应对措施

对使用 TNF-α拮抗剂治疗中的心血管疾病患者,应密切监测患者在治疗过程中有无心肌梗死、心绞痛及脑血管意外等心血管事件的临床表现。一旦出现,为谨慎起见,应立即停止使用 TNF-α拮抗剂,并根据病变部位请心脏病专家、神经科专家或血管病专家会诊协助治疗。

3. TNF-α拮抗剂的恢复使用

应根据患者的心血管事件后的恢复情况及患者的关节病变严重情况综合决定。总的原则是,在没有中度或重度的 CHF 时(即 NYHA 分级为Ⅲ级或Ⅳ级),必要时可以再次使用 TNF-α拮抗剂。

三、炎性关节炎患者在伴有心血管疾病相关情况下如何治疗

1. 对心血管病发病风险的管理

(1) 类风湿关节炎、强直性脊柱炎及银屑病关节炎等与糖尿病类似,均可以导致心血管

病发病风险增高。

（2）类风湿关节炎患者关节病变的控制有利于患者降低心血管病发病风险。

（3）风湿关节炎患者心血管病发病风险的评估应该每年至少一次，在治疗改变时均应进行再次评估。评估时应依据相应的国家指南进行。

（4）当存在以下 3 种因素中的至少 2 种时，即病程长于 10 年、类风湿因子和（或）抗环瓜氨酸肽抗体阳性及有关节外临床表现，依据公式算得的风险评估的结果应乘以 1.5。

（5）在使用 SCORE 模式时，应计算 TC/HDL-C 比值。

（6）治疗应依据相应的国家指南进行。

（7）他汀类药物、血管紧张素转化酶抑制剂及血管紧张素 II 受体拮抗剂一般为此类患者心血管病治疗首选。

（8）具有心血管病或心血管病发病危险因素的患者，应慎用非甾体类抗炎镇痛药。

（9）糖皮质类激素应使用尽可能低的剂量。

（10）鼓励患者戒烟。

2. 对血脂异常患者的治疗

除了低密度脂蛋白水平外，年龄（男性不低于 50 岁，女性不低于 60 岁或已绝经）、早发冠状动脉性疾病的家族史、吸烟或戒烟不超过 3 年、高血压病、2 型糖尿病及高密度脂蛋白水平低于 1 mmol/L 等均被视为心血管病发病危险因素。

高心血管病发病危险的标准定义如下：①具有冠状动脉性疾病的病史；②具有高危险性的 2 型糖尿病，即患者有糖尿病肾病，具有至少 2 个以下危险因素：年龄（男性不低于 50 岁，女性不低于 60 岁或已绝经）、早发冠状动脉性疾病的家族史、吸烟或戒烟不超过 3 年、高血压病、高密度脂蛋白水平低于 1 mmol/L 或具有微量蛋白尿；③冠心病事件发病风险大于 20% 长达 10 年。

低密度脂蛋白治疗目标：

在低密度脂蛋白水平超过 4.1 mmol/L 时即应进行饮食控制。

药物治疗应达到的目标如下：

	低密度脂蛋白水平	
	g/L	mmol/L
没有其他发病危险因素	＜2.20	5.7
1 项其他发病危险因素	＜1.90	4.9
2 项其他发病危险因素	＜1.60	4.1
2 项以上其他发病危险因素	＜1.30	3.4
高心血管病发病危险	＜1.00	2.6

3. 系统性冠状动脉风险评估(The Systematic Coronary Risk Evaluation，SCORE)公式

第二节　在有慢性炎性肠病相关情况下如何使用 TNF-α 拮抗剂

　　TNF-α拮抗剂已被批准用于治疗银屑病及慢性炎性肠病(IBD)，被批准用于治疗儿童斑块型银屑病的 TNF-α 拮抗剂仅有依那西普，被批准治疗慢性 IBD 的仅有单抗类的TNF-α拮抗剂，其中英夫利昔单抗被批准治疗克罗恩病及溃疡性结肠炎，而阿达木单抗仅被批准用于治疗克罗恩病。在临床上常遇到如此异常反应(paradoxical reactions)现象，即一些患者在使用了 TNF-α 拮抗剂治疗后恰恰出现了银屑病或慢性 IBD。上述异常反应现象已经引起了较广泛的重视。本章主要叙述在慢性 IBD 时如何使用 TNF-α 拮抗剂。

一、治疗前注意事项

　　文献报道的 TNF-α 拮抗剂引起慢性 IBD 多发生在使用依那西普治疗强直性脊柱炎或幼年特发性关节炎患者，在前者中的发生率约为 0.8/100 患者·年，在后者中为 1.9/100 患

者·年。

在开始对 RA 患者使用 TNF - α 拮抗剂治疗前,应常规仔细询问患者的病史及对患者进行相应的体格检查,注意患者有无慢性 IBD。对没有症状及病史的患者,并不需要常规进行消化道内镜检查。

在怀疑存在慢性 IBD 时,应进行消化道内镜及活检等检查以明确诊断。对存在活动性 IBD 的患者,应选择单抗类的 TNF - α 拮抗剂。对仅有慢性 IBD 病史而目前已痊愈的患者,所有 TNF - α 拮抗剂均可使用。

二、注意事项及应对措施

对使用 TNF - α 拮抗剂治疗中的患者,应密切监测患者在治疗过程中有无出现 IBD 的相关异常临床表现,例如腹痛、假性肠梗阻、伴有黏液或血的腹泻、肛门瘘管或脓肿、口腔溃疡、发热等。如果出现以上可疑表现,应记录出现的时间、有无伴随的其他临床表现,记录患者在之前服用的所有药物。要对出现可疑表现的患者进行仔细的体格检查,以排除 IBD 以外的可能的其他病因,并评估以上可疑表现的严重程度及有无其他并发症。怀疑病因为感染时,还应进行粪便培养及相应的血清学检查。要及时请消化内科专家会诊,必要时进行消化道内镜及活检检查以明确诊断。

在使用 TNF - α 拮抗剂治疗过程中出现可以确诊的 IBD 时,如正在使用的是依那西普,应立即换为单抗类的 TNF - α 拮抗剂,或停用依那西普,改为硫唑嘌呤或柳氮磺吡啶。对非常严重的 IBD 病变,必要时请外科会诊,决定是否需要手术治疗。

三、TNF - α 拮抗剂的恢复使用

患者 IBD 病情彻底缓解后,可以再次使用 TNF - α 拮抗剂。

第三节 在有慢性阻塞性肺病、支气管扩张或间质性肺病相关情况下如何使用 TNF - α 拮抗剂

一、治疗前注意事项

慢性阻塞性肺病(COPD)、闭塞性细支气管炎(bronchiolitis obliterans,BO)、支气管扩张或间质性肺病(ILD)在 RA 患者中并不罕见,即使没有吸烟等其他危险因素存在时。在开始对 RA 患者使用 TNF - α 拮抗剂治疗前,应常规仔细询问患者的病史及对患者进行相应的体格检查,注意患者有无以上提及的呼吸系统疾病。

在怀疑存在以上提及的呼吸系统疾病时,应进行 X 线胸片、肺功能或支气管镜等检查以

明确诊断。在怀疑有 ILD 时,应进行肺部 CT 检查。

如果肺功能、肺部 CT 等检查存在异常,使用 TNF-α 拮抗剂治疗前应先请呼吸内科专家会诊权衡风险效益比。

具有 COPD 或支气管扩张的病史并不是使用 TNF-α 拮抗剂的禁忌证,但应记住在这些患者中使用 TNF-α 拮抗剂有导致严重的重叠感染的风险,因此在使用 TNF-α 拮抗剂后应密切检查病情。

具有 ILD 的患者在有其他治疗选择时应尽量避免使用 TNF-α 拮抗剂,因为有引起呼吸功能失代偿的风险。在没有其他治疗选择的条件下,在严密监测肺功能的情况下,可谨慎使用 TNF-α 拮抗剂。在使用时,应每半年复查 X 线胸片及肺功能,在有肺功能及呼吸症状时,应及时进行肺部 CT 检查。

二、治疗中注意事项及应对措施

对使用 TNF-α 拮抗剂治疗中的患者,应密切监测患者在治疗过程中有无出现呼吸系统的相关异常临床表现,如活动后呼吸困难、休息时呼吸困难、咳嗽、肺底捻发音、双肺呼气哮鸣音、杵状指、发热等。

在使用 TNF-α 拮抗剂治疗过程中出现 COPD 时,应立即停止吸烟,仔细寻找有无耳鼻喉、口腔等局部感染灶,并及时请呼吸内科专家会诊,必要时立即停止使用 TNF-α 拮抗剂。

在使用 TNF-α 拮抗剂治疗过程中出现 ILD 时,如患者有症状,应立即停止使用 TNF-α 拮抗剂,并及时请呼吸内科专家会诊。

三、TNF-α 拮抗剂的恢复使用

患者 COPD 病情彻底缓解后,可再次使用 TNF-α 拮抗剂。如感染是引起 COPD 加重的原因,应在感染痊愈后请感染专家会诊权衡风险效益比后才可再次使用 TNF-α 拮抗剂。

对仍处于进展期的 ILD 患者,应禁止再次使用 TNF-α 拮抗剂。在 RA 病情控制确有需要的条件下,可优先考虑使用利妥昔单抗(美罗华)。

第四节　在有血液系统疾病情况下如何使用 TNF-α 拮抗剂

一、在淋巴瘤以外的血液系统疾病情况如何使用 TNF-α 拮抗剂

1. 治疗前注意事项

在开始对怀疑伴有血液系统疾病的 RA 患者使用 TNF-α 拮抗剂治疗前,应仔细询问患者的病史,注意有无血液系统疾病的临床表现,如虚弱无力、体重下降、持续发热、呼吸困

难、牙龈或鼻腔黏膜出血、骨痛、病理性骨折及夜间出汗等。应对患者进行细致的体格检查，寻找可能提示血液系统疾病的体征，如皮肤苍白、紫癜或瘀斑、淋巴结肿大、脾脏肿大及肝脏肿大等。

应常规进行外周血细胞计数检查，确定有无血细胞异常下降或升高，并进一步寻找可能的原因。发现血液免疫球蛋白异常时，应进行血浆或尿液的蛋白电泳检查，必要时每 3～6 个月定期复查。

根据欧洲抗风湿病联盟(EULAR)制定的 TNF－α 拮抗剂使用建议及目前市场上在售的 5 种 TNF－α 拮抗剂的产品特点总结(summary of product characteristics，SPC)，既往有血液系统疾病并不是使用 TNF－α 拮抗剂的禁忌证。在美国风湿病学会(ACR)2008 年制定的治疗推荐(recommendations)中，在过去 5 年内被诊断有淋巴组织增生的疾病的患者禁止使用 TNF－α 拮抗剂，如急性白血病、多发性骨髓瘤、Waldenström 巨球蛋白血症、慢性淋巴细胞性白血病和慢性骨髓增殖性疾病(CMPD)等。

鉴于缺乏足够的临床数据，意义未明的单克隆丙种球蛋白病(MGUS)及孤立性浆细胞瘤(solitary plasmacytoma)患者，宜根据病情的不同情况慎用 TNF－α 拮抗剂。如仅是血浆蛋白免疫固定电泳发现单克隆丙种球蛋白血症(峰值<1 g/L)，而没有诊断明确的血液系统疾病的表现，则意义不大，TNF－α 拮抗剂在必要时可以使用，但要每 3～6 个月定期复查血浆蛋白电泳。如血浆蛋白免疫固定电泳发现单克隆丙种球蛋白峰值>1 g/L，则需分两种情况分别处理。

一种情况是患者 MGUS 的诊断明确，具有明确的、稳定的单克隆丙种球蛋白血症。此时 TNF－α 拮抗剂在必要时可使用，但要每 3～6 个月定期复查血浆蛋白电泳。一旦发现 MGUS 有进展或出现其他相关异常表现，如其他丙种球蛋白水平下降、血细胞减少及蛋白尿等，则需要立即停止使用 TNF－α 拮抗剂，并注意鉴别有无骨髓瘤或淋巴瘤的依据。

另一种情况是单克隆丙种球蛋白血症仅近期才发现，尚无足够信息判断其发生时间及发展倾向，此时应首先排除骨髓瘤或淋巴瘤。在明确排除了骨髓瘤或淋巴瘤后，TNF－α 拮抗剂在必要时可使用，但要每 3 个月定期复查血浆蛋白电泳，以后可逐渐延长到每 6 个月复查。一旦发现病情有进展或出现以上提及的其他相关异常表现，则需要立即停止使用 TNF－α 拮抗剂。

决定对低度或重度危险的骨髓增生异常综合征(MDS)患者使用 TNF－α 拮抗剂前，一定要先请血液病专家会诊，并获得其同意。

鉴于目前市场上在售的 5 种 TNF－α 拮抗剂的 SPC 中包括全血细胞减少、再生障碍性贫血、白细胞减少、中性粒细胞减少及血小板减少等不良反应，因此临床上对有血细胞减少的患者，要注意鉴别血细胞减少的原因，是否可使用 TNF－α 拮抗剂要根据病情区别对待。

(1) 如血细胞减少是某种血液系统疾病的表现，则根据以上提及的各种不同具体情况决定是否可使用 TNF－α 拮抗剂。

(2) 如血细胞减少是因其他原因，例如，病毒感染、脾功能亢进、维生素缺乏等，是否可使用 TNF－α 拮抗剂要综合考虑血细胞减少是否可逆(是否需要治疗)及严重程度做出选择。

（3）对费尔提综合征（Felty syndrome）中出现的血细胞减少，是否可使用 TNF-α 拮抗剂要根据感染的风险来定。

（4）对严重的自身免疫学血细胞减少，例如溶血性贫血、血小板减少及全血细胞减少等，应禁止使用 TNF-α 拮抗剂。此时推荐使用利妥昔单抗（美罗华）治疗 RA。轻中度的血细胞减少则需根据病情区别对待。

对伴有血红蛋白病的患者，由于溶血危象时常伴有叶酸储存减少，因此在决定使用 TNF-α 拮抗剂要注意补充叶酸，特别是联合使用甲氨蝶呤的患者。

2. 治疗中注意事项及应对措施

对使用 TNF-α 拮抗剂治疗的患者，应密切监测患者在治疗过程中有无以上提及的血液系统疾病的临床表现。定期复查外周血细胞计数，对血液免疫球蛋白异常的患者，应每3～6个月进行血浆和（或）尿液的蛋白电泳检查。一旦发现以上提及的严重情况，应立即停止使用 TNF-α 拮抗剂及甲氨蝶呤等免疫抑制剂，并请血液病专家会诊协助诊断与治疗。

镰状细胞贫血患者常伴有脾脏功能异常，此时使用 TNF-α 拮抗剂更容易引起感染，所以在使用时建议预防性使用青霉素以防感染，必要时可接种肺炎球菌疫苗及流感疫苗。

3. TNF-α 拮抗剂的恢复使用

对是否可以再次使用 TNF-α 拮抗剂，目前尚无令人信服的推荐意见，应与血液病病专家共同决定。以下几点建议可供参考。

（1）对确诊为淋巴瘤或髓系恶性肿瘤时，例如急性白血病、骨髓瘤、Waldenström 巨球蛋白血症、慢性淋巴细胞性白血病和慢性粒细胞性白血病等，除在特别需要的情况外，不应再次使用 TNF-α 拮抗剂。

（2）对使用过程中发病确诊为 MGUS 的患者，TNF-α 拮抗剂在必要时可再次使用，但应每3个月定期复查血浆蛋白电泳，以后可以逐渐延长至每6个月复查。一旦发现病情有转化为骨髓瘤等恶性情况的倾向或出现以上提及的其他相关异常表现，则需要立即停止使用 TNF-α 拮抗剂。

（3）对使用过程中发病确诊为 MDS 的患者，TNF-α 拮抗剂在必要时可再次使用，但应先请血液病专家会诊，排除恶性肿瘤转化的风险。

（4）对使用过程中出现血细胞减少的患者，是否可再次使用 TNF-α 拮抗剂要综合考虑血细胞减少的原因、是否可逆（是否需要治疗）及严重程度。

（5）如出现因使用 TNF-α 拮抗剂而触发溶血性贫血，则不建议再次使用 TNF-α 拮抗剂。

二、有淋巴瘤相关时情况如何使用 TNF-α 拮抗剂

1. 治疗前注意事项

目前市场上在售的 5 种 TNF-α 拮抗剂的 SPC 中，淋巴组织增生的疾病仅被列为慎用 TNF-α 拮抗剂，美国风湿病学会（ACR）则推荐在过去 5 年内被诊断有淋巴组织增生的疾病的患者禁止使用 TNF-α 拮抗剂。其言外之意为在患者已经完全康复及关节病变较重的

情况下,可权衡风险效益比后酌情使用。但是,在此情况下,其实还有其他更好的选择,那就是利妥昔单抗(美罗华)。因此,笔者认为,如 RA 患者合并有淋巴瘤,在患者经济情况允许的情况下,利妥昔单抗(美罗华)应该是优于 TNF－α 拮抗剂的首先选择。

2. 治疗中注意事项及应对措施

对使用 TNF－α 拮抗剂治疗中的 RA 患者,应密切监测患者在治疗过程中有无出现淋巴瘤的临床表现,如不明原因的发热、体重明显下降、反复感染、夜间出汗、瘙痒症、皮疹、淋巴结肿大和肝脾肿大等。一旦出现,为谨慎起见,应立即停止使用 TNF－α 拮抗剂及甲氨蝶呤等免疫抑制剂,并请血液病专家会诊以确诊或排除淋巴瘤。如确诊为淋巴瘤,还应上报药物检测中心。

3. TNF－α 拮抗剂的恢复使用

确诊为淋巴瘤的患者,应永久禁止再次使用 TNF－α 拮抗剂。

（沈观乐　许香广）

参 考 文 献

[1] Khanna D, McMahon M, Furst D E. Anti-tumour necrosis factor a therapy and heart failure: what have we learned and where do we go from here? [J] Arthritis Rheum, 2004,50:1040 - 1050.

[2] Davis J M 3rd, Roger V L, Crowson C, et al. The presentation and outcome of heart failure in patients with rheumatoid arthritis differs from that in the general population [J]. Arthritis Rheum 2008,58:2603 - 2611.

[3] Liang K P, Myasoedova E, Crowson C S, et al. Increased prevalence of diastolic dysfunction in rheumatoid arthritis [J]. Ann Rheum Dis, 2010,69:1665 - 1670.

[4] Wolfe F, Michaud K. Heart failure in rheumatoid arthritis: rates, predictors, and the effect of anti-tumour necrosis factor therapy [J]. Am J Med, 2004,116:305 - 311.

[5] Nicola P J, Maradit-Kremers H, Roger V L, et al. The risk of congestive heart failure in rheumatoid arthritis: a population-based study over 46 years [J]. Arthritis Rheum, 2005,52:412 - 420.

[6] Maradit-Kremers H, Nicola P J, Crowson C S, et al. Raised erythrocyte sedimentation rate signals heart failure in patients with rheumatoid arthritis [J]. Ann Rheum Dis, 2007,66:76 - 80.

[7] Dunlay S M, Weston S A, Redfield M M, et al. Tumour necrosis factor (alpha) and mortality in heart failure. A community study [J]. Circulation, 2008,118:625 - 631.

[8] Coletta A P, Clark A L, Banarjee P, et al. Clinical trials update: RENEWAL (RENAISSANCE and RECOVER) and ATTACH [J]. Eur J Heart Fail, 2002,4:559 - 561.

[9] Chung S J, Kim J A K, Park M C, et al. Reactivation of hepatitis B viral infection in inactive HbsAg carriers following anti-tumour necrosis factor-α therapy [J]. J Rheumatol, 2009,36:2416 - 2420.

[10] Mann D L, McMurray J J, Packer M, et al Targeted anticytokine therapy in patients with chronic heart failure: results of the Randomised Etanercept Worldwide Evaluation (RENEWAL) [J]. Circulation, 2004,109:1594 - 1602.

[11] Kwon H J, Cote T R, Cuffe M S, et al. Case reports of heart failure after therapy with a tumour necrosis factor antagonist [J]. Ann Intern Med, 2003,138:807 - 811.

[12] Peters M J, Welsh P, McInnes I B, et al Tumour necrosis factor {alpha} blockade reduces circulating N-terminal pro-brain natriuretic peptide levels in patients with active rheumatoid arthritis: results from a prospective cohort study [J]. Ann Rheum Dis, 2010,69:1281 - 1285.

[13] Listing J, Strangfeld A, Kekow J, et al Does tumour necrosis factor alpha inhibition promote or prevent heart failure in patients with rheumatoid arthritis? [J] Arthritis Rheum, 2008,58:667-77.

[14] Setoguchi S, Schneeweiss S, Avorn J, et al. Tumour necrosis factor-alpha antagonist use and heart failure in elderly patients with rheumatoid arthritis [J]. Am Heart J, 2008,156:336-341.

[15] Braun J, Baraliakos X, Listing J, et al. Differences in the incidence of flares or new onset of inflammatory bowel diseases in patients with ankylosing spondylitis exposed to therapy with antitumour necrosis factor alpha agents [J]. Arthritis Rheum, 2007,57:639-647.

[16] Gerloni V, Pontikaki I, Gattinara M, et al. Focus on adverse events of tumour necrosis factor alpha blockade in juvenile idiopathic arthritis in an open monocentric long-term prospective study of 163 patients [J]. Ann Rheum Dis, 2008,67:1145-1152.

[17] Toussirot E. Late-onset ankylosis spondylitis and spondylarthritis: an update on clinical manifestations, differential diagnosis and pharmacological therapies. Drugs Aging, 2010,77:90.

[18] Rudwaleit M, Baeten D. Ankylosing spondylitis and bowel disease [J]. Best Pract Res Clin Rheumatol, 2006,20:451-471.

[19] Haraoui B, Krelenbaum M. Emergence of Crohn's disease during treatment with the anti-tumor necrosis factor agent etanercept for ankylosing spondylitis: possible mechanisms of action [J]. Semin Arthritis Rheum, 2009,39:176-181.

[20] Perez T, Remy-Jardin M, Cortet B. Airways involvement in rheumatoid arthritis: clinical, functional, and HRCT findings. Am J Respir Crit Care Med, 1998,157:1658-1665.

[21] Rajasekaran A, Shovlin D, Saravanan V, et al. Interstitial lung disease in patients with rheumatoid arthritis: comparison with cryptogenic fibrosing alveolitis over five years [J]. J Rheumatol, 2006,33: 1250-1254.

[22] Triggiani M, Granata F, Gianattasio G, et al. Lung involvement in rheumatoid arthrits [J]. Sarcoidosis Vasc Diffuse Lung Dis, 2003,20:171-179.

[23] Tanaka N, Kim J S, Newell J D, et al. Rheumatoid arthritis-related lung diseases: CT findings [J]. Radiology, 2004,232:81-91.

[24] Tansey D, Wells A U, Colby T V, et al. Variations in histological patterns of interstitial pneumonia between connective tissue disorders and their relationship to prognosis [J]. Histopathology, 2004,44: 585-596.

[25] Young A, Koduri G, Batley M, et al. Mortality in rheumatoid arthritis. Increased in the early course of disease, in ischaemic heart disease and in pulmonary fibrosis [J]. Rheumatol (Oxford), 2007,46: 350-357.

[26] Rangel-Moreno J, Hartson L, Navarro C, et al. Inducible bronchus-associated lymphoid tissue (iBALT) in patients with pulmonary complications of rheumatoid arthritis [J]. J Clin Invest, 2006, 116:3183-3194.

[27] Michel M, Habibi A, Godeau B, et al. Characteristics and outcome of connective tissue diseases in patients with sickle-cell disease: report of 30 cases [J]. Semin Arthritis Rheum 2008,38:228-40.

[28] Nistala K, Murray K J. Co-existent sickle cell disease and juvenile rheumatoid arthritis. Two cases with delayed diagnosis and severe destructive arthropathy [J]. J Rheumatol, 2001,28:2125-2128.

[29] Caporali R, Bugatti S, Rossi S, et al. Rheumatoid arthritis in beta-thalassemic trait: clinical, serologic and immunogenetic profile [J]. Joint Bone Spine, 2004,71:117-120.

[30] Giakoumi X, Tsironi M, Floudas C, et al. Rheumatoid arthritis in thalassemia intermedia: coincidence or association? [J] Isr Med Assoc J, 2005,7:667-669.

[31] Butthep P, Rummavas S, Wisedpanichkij R, et al. Increased circulating activated endothelial cells, vascular endothelial growth factor, and tumour necrosis factor in thalassemia [J]. Am J Hematol, 2002,70:100-106.

[32] Geborek P, Bladstrom A, Turesson C, et al. Tumour necrosis factor blockers do not increase overall

tumour risk in patients with rheumatoid arthritis, but may be associated with an increased risk of lymphomas [J]. Ann Rheum Dis，2005,64:699 - 703.

[33] Baecklund E, Iliadou A, Askling J, et al. Association of chronic inflammation, not its treatment, with increased lymphoma risk in rheumatoid arthritis [J]. Arthritis Rheum, 2006,54:692 - 701.

[34] Wolfe F. Inflammatory activity, but not methotrexate or prednisolone use predicts non-Hodgkin's lymphoma in rheumatoid arthritis. A 25-year study of 1767 RA patients [J]. Arthritis Rheum, 1998, 41(Suppl):188.

[35] Kavanaugh A, Keystone E C. The safety of biologic agents in early rheumatoid arthritis [J]. Clin Exp Rheumatol, 2003,21(Suppl 31):203 - 208.

[36] Schiff M H, Gelhorn A J, Chartash E, et al. Malignancies in rheumatoid arthritis (RA) clinical trials with adalimumab [J]. Arthritis Rheum, 2003,48:S700.

[37] Brown S L, Greene M H, Gershon S K, et al. Tumour necrosis factor antagonist therapy and lymphoma development. Twenty-six cases reported to the Food and Drug Administration [J]. Arthritis Rheum，2002,46:3151 - 3158.

[38] Bongartz T, Warren FC, Mines D, et al. Etanercept therapy in rheumatoid arthritis and the risk of malignancies: a systematic review and individual patient data meta-analysis of randomised controlled trials [J]. Ann Rheum Dis, 2009,68:1177 - 1183.

[39] Wolfe F, Michaud K. Lymphoma in rheumatoid arthritis: the effect of methotrexate and anti-TNF therapy in 18,572 patients [J]. Arthritis Rheum, 2004,50:1740 - 1751

[40] Wolfe F, Michaud K. The effect of methotrexate and anti-tumour necrosis factor therapy on the risk of lymphoma in rheumatoid arthritis in 19562 patients during 89. 710 person-years of observation [J]. Arthritis Rheum, 2007,56:1433 - 1439.

[41] Askling J, Baecklund E, Granath F, et al. Anti-tumour necrosis factor therapy in rheumatoid arthritis and risk of malignant lymphomas: relative risks and time trends in the Swedish Biologics Register [J]. Ann Rheum Dis, 2009,68:648 - 653.

[42] Mariette X, Tubach F, Bagheri H, et al. Lymphoma in patients treated with anti-TNF: results of the 3-year prospective French RATIO registry [J]. Ann Rheum Dis, 2010,69:400 - 408.

[43] Mariette X. Lymphoma, rheumatoid arthritis, and TNFalpha antagonists [J]. Joint Bone Spine 2010, 77:195 - 197.

[44] Lees CW, Ironside J,Wallace WA, et al. Resolution of non-small-cell lung cancer after withdrawal of anti-TNF therapy [J]. N Engl J Med, 2008,359:320 - 321.

第十五章

特殊状态下如何使用
TNF－α 拮抗剂

第一节　在有实体肿瘤情况下如何使用 TNF－α 拮抗剂

一、治疗前注意事项

在开始对 RA 患者使用 TNF－α 拮抗剂治疗前,应常规对肿瘤进行排查。

(1) 应仔细询问患者的病史,注意患者及其家人有无肿瘤相关的危险因素,如结肠多发性息肉、乳腺癌或卵巢癌病史、食管慢性炎伴腺上皮化生、子宫颈发育异常等。

(2) 对具有肿瘤危险因素的患者,应对其进行细致的体格检查,寻找可能提示肿瘤存在的体征,同时进行相关实验室及器械检查。为筛查妇科方面肿瘤,女性要注意乳房及腹部触诊,必要时进行子宫颈巴氏涂片,对 50 岁以上的女性,建议进行乳房 X 线拍片。为排除消化系统肿瘤,建议检查粪便常规及隐血,必要时进行胃镜或结肠镜检查。对重度吸烟的患者应注意耳鼻喉检查及胸部 X 线拍片或 CT 检查。

具有肿瘤危险因素的患者可否使用 TNF－α 拮抗剂,目前尚无令人信服的研究结论。目前通用的做法是,权衡风险效益比后慎重使用,除非是在特别必要使用的情况下。使用前,须请相关方面专家会诊,并应获得患者及其家人的书面知情同意书。

2006 年发表的一篇荟萃分析指出 TNF－α 单克隆抗体会增加患者肿瘤发生的风险,但随后来自多个中心的、包括更多患者的研究却发现除了皮肤癌外,TNF－α 拮抗剂并不增加患者实体肿瘤的发生风险。因此,TNF－α 拮抗剂是否会增加患者肿瘤的发生风险,目前尚无肯定结论。目前市场上在售的 5 种 TNF－α 拮抗剂的产品特点总结(Summary of Product Characteristics, SPC),实体肿瘤的病史并不是 TNF－α 拮抗剂使用的禁忌证,而只是建议慎用。

不同的组织机构在不同的时间曾多次对如何在实体肿瘤相关情况下使用 TNF－α 拮抗剂提出了自己的建议。英国国家卫生与临床优化研究所(National Institute for Health and

Clinical Excellence，NICE)在 2002 年提出既往有肿瘤病史及肿瘤前期状况是 TNF - α 拮抗剂使用的禁忌证,除了基底细胞瘤(basal cell carcinoma)或患者病情已经痊愈 10 年以上。英国风湿病学会(The Britizh Society for Rheumatologo，BSR)在 2006 年提出有肿瘤前期状况(如结肠多发性息肉、食管慢性炎伴腺上皮化生、子宫颈发育异常等)及肿瘤病史的患者应权衡风险效益比后再慎用 TNF - α 拮抗剂,但如患者病情已痊愈 10 年以上则可使用。欧洲抗风湿病联盟(The European League Against Rheumatism，EULAR)在 2009 年指出,并没有证据说明使用 TNF - α 拮抗剂在最初的 5 年内会使肿瘤发生风险增加。因此 EULAR并未就这方面做出特别的推荐,只是建议密切监测。

目前被较多接受的观点是对过去 5 年内有非黏膜基底细胞癌(non-mucosal basal carcinoma)或鳞状细胞癌以外的肿瘤病史的患者禁止使用 TNF - α 拮抗剂,但如患者肿瘤已痊愈 5 年以上,则可使用 TNF - α 拮抗剂,但要获得肿瘤专家的同意,并在使用后应密切监测病情。

以下 4 种特殊情况值得特别注意。

(1) 皮肤基底细胞瘤或皮肤鳞状细胞癌。有研究显示接受免疫抑制剂治疗,包括TNF-α拮抗剂,会使皮肤基底细胞癌及皮肤鳞状细胞癌快速进展恶化。因此,皮肤基底细胞癌及皮肤鳞状细胞癌患者应禁止使用 TNF - α 拮抗剂。

(2) 黑色素瘤。虽然目前已有的研究数据并未发现使用 TNF - α 拮抗剂会使黑色素瘤发病风险增加,但鉴于黑色素瘤非常容易转移,因此除非有明确的证据证明黑色素瘤已经痊愈,TNF - α 拮抗剂方可慎用,并应在使用后密切监测患者病情。

(3) 人乳头瘤病毒(human papillomavirus，HPV)引起的子宫颈发育异常。在出现癌前病变时应禁止使用 TNF - α 拮抗剂,但癌前病变痊愈后在必要时可考虑再次使用 TNF - α 拮抗剂。

(4) 乳腺癌。对 5 年以内发生乳腺癌的患者,在治愈后如没有发现肿瘤进展或复发的证据,则在必要时可使用 TNF - α 拮抗剂,但要获得肿瘤专家的同意。

二、治疗中注意事项及应对措施

对使用 TNF - α 拮抗剂治疗中的患者,应密切监测患者在治疗过程中有无出现肿瘤的相关临床表现,特别是在有肿瘤发生危险因素的患者,应定期进行体检及相关肿瘤筛查。鉴于使用 TNF - α 拮抗剂会使皮肤癌发生风险增加,因此,应与皮肤科专家一起,至少每年一次对皮肤进行全面的检查。一旦发现肿瘤,应立即停止使用 TNF - α 拮抗剂及甲氨蝶呤、来氟米特等免疫抑制剂,并请肿瘤专家会诊,协助诊断与治疗,同时应向药物监测系统报告。在使用 TNF - α 拮抗剂数周或数月之内发生的肿瘤,应注意有无类癌综合征。

三、TNF - α 拮抗剂的恢复使用

理论上,TNF - α 拮抗剂应在肿瘤彻底根除至少 5 年后才可再次使用。当有证据提示肿

瘤有扩散或转移时，应禁止再次使用 TNF－α 拮抗剂。

第二节　在有全身性过敏或皮肤反应情况下
如何使用 TNF－α 拮抗剂

一、全身性过敏情况下如何使用 TNF－α 拮抗剂

1. 治疗前注意事项

有文献报道使用 TNF－α 拮抗剂可以引起严重的全身性过敏反应，其中主要以英夫利昔单抗多见，其他 TNF－α 拮抗剂则相对少见。全身性过敏反应在临床上常表现为速发型反应与迟发型反应两种形式。

速发型反应常发生在用药后 3～4 h 以内，见于 3%～6% 的使用英夫利昔单抗的患者，常表现为发热、寒战、恶心、呕吐、头痛、瘙痒、皮疹、面红、风团、胸痛、心悸、呼吸困难、血压升高等，严重者也可出现危及生命的低血压或休克，庆幸的是严重的反应仅见于不到 1% 的患者。速发型反应与血液中出现抗英夫利昔单抗的抗体有关。

迟发型反应相对少见，见于 1%～2% 的使用英夫利昔单抗的患者，多发生在再次用药 3～12 天以后，常表现为关节痛、肌痛、发热、瘙痒、皮疹、风团、头痛、面部或手水肿、吞咽时不适或疼痛等。迟发型反应也与血液中出现抗英夫利昔单抗的抗体有关。

在开始对 RA 患者使用 TNF－α 拮抗剂治疗前，应常规询问患者的药物及食物过敏史。对没有过敏史的患者在使用 TNF－α 拮抗剂治疗前无须预防性抗过敏治疗。

2. 治疗中注意事项及应对措施

使用 TNF－α 拮抗剂治疗后出现的轻度速发型反应在降低输液速度或暂停输液数分钟至 1～2 h 后常可缓解。较严重的速发型反应需立即停用 TNF－α 拮抗剂，必要时给予抗组胺药物、糖皮质激素、甚至生命支持治疗。

使用 TNF－α 拮抗剂治疗后出现的较严重的迟发型反应也需立即停用 TNF－α 拮抗剂，将患者收住院，必要时给予抗组胺药物、糖皮质激素、甚至生命支持治疗。病情稳定后需做抗核抗体、抗中性粒细胞胞浆抗体、补体、冷球蛋白等检查。

3. TNF－α 拮抗剂的恢复使用

曾有轻度速发型反应的患者可再次使用 TNF－α 拮抗剂，注意，在使用时降低输液速度，也可给予抗组胺药物、糖皮质激素、对乙酰氨基酚等进行预防性治疗。只有不到 5% 的此类患者不能耐受再次使用 TNF－α 拮抗剂。曾出现严重的速发型反应（例如低血压、休克及支气管痉挛等）的患者禁止再次使用 TNF－α 拮抗剂。在特别需要使用的情况下可尝试在密切监测的条件下换用其他 TNF－α 拮抗剂。

鉴于迟发型反应症状可能会较严重，因此曾有迟发型反应的患者原则上禁止再次使用 TNF－α 拮抗剂，在特别需要使用的情况下可尝试在密切监测的条件下（常须将患者收住

院)换用其他 TNF－α 拮抗剂。

二、在有皮肤反应相关情况下如何使用 TNF－α 拮抗剂

1. 治疗前注意事项

有文献报道使用 TNF－α 拮抗剂可以引起注射部位反应(ISR)、银屑病或银屑病样皮损、皮炎、苔藓样变、结节病、环状肉芽肿(granuloma annulare)、间质肉芽肿性皮炎、类风湿结节、皮肤血管炎、自身免疫性、大疱皮肤病及脱发等。ISR 多发生在使用皮下注射药物的患者,见于约10%～20%的患者,常在注射部位出现红斑、疼痛、瘙痒等表现,多发生在治疗开始后的数周内,多持续数天,可自行消退。银屑病或银屑病样皮损多发生在使用 TNF－α 拮抗剂后的前 3 个月内,但也有数年后甚至停药后才发生的报道。发生银屑病或银屑病样皮损的多数为女性患者。值得注意的是,有的 TNF－α 拮抗剂也被批准用于治疗斑块型银屑病及银屑病性关节炎,这是临床上遇到的异常反应(paradoxical reactions)现象。

在开始对 RA 患者使用 TNF－α 拮抗剂治疗前,应常规询问患者有无以上提及的皮肤病史。具有轻度的上述皮肤病史并不是使用 TNF－α 拮抗剂的绝对禁忌证,但是,对这部分患者需要在使用 TNF－α 拮抗剂前检查有无活动性皮肤病及病变的范围与严重度。

2. 治疗中注意事项及应对措施

对使用 TNF－α 拮抗剂治疗的患者,应密切监测患者在治疗过程中有无出现皮肤反应的相关临床表现,如 ISR、发热、关节痛、瘙痒与皮疹等。如出现相关皮肤反应,应记录皮肤病变出现的时间、类型、特点、部位,并记录患者有无与其他感染患者密切接触史、有无同时存在其他症状(如发热、关节痛、瘙痒等);应及时请皮肤科专家会诊,必要时进行皮肤活检以明确诊断;怀疑系统性疾病时应进行血常规(尤其要注意嗜酸粒细胞是否增多)、抗核抗体、抗中性粒细胞胞浆抗体、补体及冷球蛋白等检查。

使用 TNF－α 拮抗剂治疗后出现 ISR 时多数患者不需要停用 TNF－α 拮抗剂,必要时给予抗组胺药物或外用糖皮质激素治疗。在随后的使用过程中,可提前 1 h 使药物达到室温后再缓慢注射,这样可会降低 ISR 发生的机会。

对于在使用 TNF－α 拮抗剂期间确诊的银屑病,要评估病变的范围、严重度及对患者生活质量的影响,同时,还要注意评估 RA 患者关节病变的严重程度。多数患者可以继续使用 TNF－α 拮抗剂,可使用同一种,也可换用另一种 TNF－α 拮抗剂。对出现银屑病的患者,鉴于在停用 TNF－α 拮抗剂或换用另一种 TNF－α 拮抗剂后皮疹多不能自行好转,常需要使用外用药物或系统用药治疗皮肤病变,尤其是银屑病皮肤病变较严重时。

多数的皮肤反应不需要停用 TNF－α 拮抗剂,仅在少数引起严重、较广泛病变的情况下,才需要停用 TNF－α 拮抗剂。

3. TNF－α 拮抗剂的恢复使用

仅有 ISR 的患者可再次使用 TNF－α 拮抗剂。多数曾有皮肤反应的患者可再次使用 TNF－α 拮抗剂。鉴于有文献报道再次使用同种 TNF－α 拮抗剂后引起银屑病复发,因此,

对曾出现银屑病的患者应在权衡风险效益比后，才可谨慎再次使用同种 TNF－α 拮抗剂。曾因使用 TNF－α 拮抗剂引起严重、较广泛病变的患者禁止再次使用。

三、在有皮肤血管炎相关情况下如何使用 TNF－α 拮抗剂

1. 治疗前注意事项

有文献报道使用 TNF－α 拮抗剂可引起皮肤血管炎，但也有报道称 TNF－α 拮抗剂可以用于治疗 RA 引起的继发性皮肤血管炎。TNF－α 拮抗剂引起的皮肤血管炎出现时间跨度较大，从数天到 2 年不等，平均为 4 个月。

在开始对 RA 患者使用 TNF－α 拮抗剂治疗前，应常规询问患者有无皮肤血管炎病史，并对皮肤进行仔细检查。皮肤血管炎并不是 TNF－α 拮抗剂使用的禁忌证。

2. 治疗中注意事项及应对措施

对使用 TNF－α 拮抗剂治疗中的患者，应密切监测患者在治疗过程中有无出现与皮肤血管炎相关的临床表现，如皮肤溃疡、血管性紫癜等，多不伴有全身表现。在出现相关皮肤血管炎表现后，应及时请皮肤科专家会诊，必要时进行皮肤活检以明确诊断；还要注意病变的范围与严重程度，评估其是否与使用 TNF－α 拮抗剂相关；要注意皮肤血管炎的出现与使用 TNF－α 拮抗剂之间的时间关联，在停止使用 TNF－α 拮抗剂后皮肤血管炎是否会好转；要注意有无引起感染的可能；注意有无服用其他可能引起皮肤血管炎的药物。当怀疑系统性疾病等其他原因时，应进行抗核抗体、抗中性粒细胞胞浆抗体、补体、冷球蛋白血症、肾脏功能、尿常规、肝炎病毒免疫学及胸片检查等。

对确定为使用 TNF－α 拮抗剂治疗后引起的皮肤血管炎，为慎重起见，应立即停止使用 TNF－α 拮抗剂，然后根据皮肤血管炎病变的范围及严重程度决定如何治疗。对病变仅限于皮肤的白细胞碎裂性皮肤血管炎，在停止使用 TNF－α 拮抗剂后皮肤血管炎多会自行明显好转。如出现系统性血管炎，常需要使用大剂量糖皮质激素及免疫抑制剂等治疗，此时还需要向药物监测系统上报药物不良反应情况。

3. TNF－α 拮抗剂的恢复使用

在皮肤血管炎痊愈后可再次使用同种 TNF－α 拮抗剂，但常会引起皮肤血管炎复发。然而换用另一种 TNF－α 拮抗剂同样可能会引起皮肤血管炎。因此，对曾有使用 TNF－α 拮抗剂引起皮肤血管炎病史的患者，再次使用时一定要格外小心，应密切观察病情。

第三节　在透析相关情况下如何使用 TNF－α 拮抗剂

透析不是 TNF－α 拮抗剂使用的禁忌证，但应注意以下几点。

（1）鉴于 TNF－α 拮抗剂会引起感染机会增加及伤口愈合延迟，因此，在使用 TNF－α 拮抗剂前要确认动静脉瘘已造好，以保证无须在 TNF－α 拮抗剂使用后再进行手术。

（2）透析本身及 TNF-α 拮抗剂的使用均会引起感染机会增加,因此在透析过程中使用 TNF-α 拮抗剂时应密切观察病情,并与肾科专家密切合作。

（3）由于英夫利昔单抗要通过静脉输入,因此要考虑到患者的容量负荷及心脏功能。

（4）有关英夫利昔单抗是否具有可透析性的资料较少,因此使用 IFX 最好在刚结束透析时。通过皮下注射使用的药物受透析影响不大。

（5）透析的患者需要使用 TNF-α 拮抗剂时,首选可通过皮下注射使用的药物。

（6）要注意调整联合使用的药物的剂量,如甲氨蝶呤(MTX)等。

第四节　在有手术、牙科治疗、烧伤及外伤等相关情况下如何使用 TNF-α 拮抗剂

一、在有手术相关情况下如何使用 TNF-α 拮抗剂

有研究报道使用 TNF-α 拮抗剂可使类风湿关节炎(RA)患者及克罗恩病患者术中及术后感染风险增加,增加程度与患者的一般情况及手术类型有关。因此,正在使用 TNF-α 拮抗剂的患者在遇到手术相关情况时要特别小心。

对于择期手术,法国风湿病学会建议在没有其他感染风险因素存在的情况下,应在术前至少 2 周停用依那西普、至少 4 周停用英夫利昔单抗及阿达木单抗。对于存在其他感染风险因素的条件下,如下消化道的污染性手术、假体植入手术、患者有感染病史、皮肤有开放性伤口、合并有糖尿病和正在使用糖皮质激素治疗等,建议停用 TNF-α 拮抗剂更长时间,至少要 4～5 个药物半衰期,具体可以参考表 15-1。TNF-α 拮抗剂在术后没有感染的情况下,手术伤口完全愈合后才可继续使用,一般建议至少要在术后 2 周。如果是假体植入手术,更应格外谨慎。

表 15-1　术中污染风险的高低与 TNF-α 拮抗剂应该停用的时间

药物	半衰期	术中污染风险的高低			
		低 (2 个半衰期)	中等 (3 个半衰期)	高 (4 个半衰期)	极高 (5 个半衰期)
依那西普	70 h	约 7～10 d	约 14～15 d	约 20～21 d	约 25～28 d
英夫利昔单抗	10 d	约 20～21 d	约 28～30 d	约 40～42 d	约 50～56 d
阿达木单抗	15 d	约 28～30 d	约 42～45 d	约 56～60 d	约 70～75 d
戈利木单抗	10～15 d	约 28～30 d	约 42～45 d	约 56～60 d	约 70～75 d
塞妥珠单抗	10～15 d	约 28～30 d	约 42～45 d	约 56～60 d	约 70～75 d

对于急诊手术,术前应立即停用 TNF-α 拮抗剂。在合并有其他感染风险因素存在的情况下,如下消化道污染手术等,建议预防性使用抗感染药物,并在术后密切观察病情。术

后在没有感染的情况下,在手术伤口完全愈合及停用抗感染药物后才可继续使用 TNF-α 拮抗剂。

应该加以注意的是,脾脏切除手术或功能性无脾均会引起患者感染机会增加。这部分患者在使用 TNF-α 拮抗剂时感染机会更高,因此,建议患者长期使用苄星青霉素预防感染;但要注意不能使用磺胺甲基异恶唑预防感染,特别是联合使用甲氨蝶呤的患者,因为磺胺甲基异恶唑会增加甲氨蝶呤的血液毒性。脾脏切除还会损伤机体接种疫苗的效果,因此这部分患者在使用疫苗时,建议使用结合型疫苗(conjugated vaccines)预防肺炎、脑膜炎及流感,建议每年均进行一次流感疫苗接种。

脾脏切除后的患者必要时仍可在术后使用 TNF-α 拮抗剂,但必须是在手术伤口完全愈合以后,而且在使用 TNF-α 拮抗剂后,要长期使用苄星青霉素预防感染。

二、在牙科治疗、烧伤及外伤等相关情况下如何使用 TNF-α 拮抗剂

有多个研究发现,牙周组织疾病的及时治疗有助类风湿关节炎(RA)患者病情的控制。还有研究报道使用 TNF-α 拮抗剂会增加 RA 的牙龈炎症。因此,患有口腔及牙科疾病时,特别是牙周组织疾病,应在使用 TNF-α 拮抗剂前首先治疗口腔疾患。在使用 TNF-α 拮抗剂后,有口腔及牙科疾病史的患者应注意口腔卫生,定期做口腔科检查,在发现可疑情况时应尽快治疗。在使用 TNF-α 拮抗剂治疗过程中进行龋齿修复或去除牙垢时,建议最好预防性使用抗感染药物。在进行可能引起感染的牙科治疗时,如拔牙、根尖肉芽肿或牙周组织脓肿治疗等,应停止使用 TNF-α 拮抗剂,并同时预防性使用抗感染药物。做种植牙时一般不需要停止使用 TNF-α 拮抗剂。

对使用 TNF-α 拮抗剂治疗过程中出现严重及广泛性烧伤时,应立即停止使用 TNF-α 拮抗剂,直至烧伤部位痊愈。对骨折患者,仅在需要手术治疗时才需要停止使用 TNF-α 拮抗剂。对严重创伤者,立即停止使用 TNF-α 拮抗剂。

(王　丽　李俊达)

参 考 文 献

[1] Furst D E, Keystone E C, Fleischmann R, et al. Updated consensus statement on biological agents for the treatment of rheumatic diseases, 2009 [J]. Ann Rheum Dis, 2010,69(Suppl 1):i2 - i29.

[2] Ledingham J, Deighton C, British Society for Rheumatology Standards, Guidelines and Audit Working Group. Update on the British Society for Rheumatology guidelines for prescribing TNF · blockers in adults with rheumatoid arthritis (update of previous guidelines of April 2001) [J]. Rheumatology (Oxford) 2005,44:157 - 163.

[3] Ding T, Ledingham J, Luqmani R, et al. BSR and BHPR rheumatoid arthritis guidelines on safety of anti-TNF therapies [J]. Rheumatology (Oxford), 2010,49:2217 - 2219.

[4] Lebwohl M, Blum R, Berkowitz E, et al. No evidence for increased risk of cutaneous squamous cell carcinoma in patients withrheu matoid arthritis receiving etanercept for up to 5 years [J]. Arch

Dermatol, 2005,141:861‐864.

[5] Smith K J, Skelton H G. Rapid onset of cutaneous squamous cell carcinoma in patients with rheumatoid arthritis after starting tumour necrosis factor alpha receptor IgG1‐Fc fusion complex therapy [J]. J Am Acad Dermatol, 2001,45:953‐956.

[6] Chakravarty E F, Sanchez‐Yamamoto D, Bush T M. The use of disease modifying antirheumatic drugs in women with rheumatoid arthritis of childbearing age: a survey of practice patterns and pregnancy outcomes [J]. J Rheumatol, 2003,30:241‐246.

[7] Wolfe F, Michaud K. Biologic treatment of rheumatoid arthritis and the risk of malignancy [J]. Arthritis Rheum, 2007,56:2886‐2895.

[8] Amari W, Zeringue A L, McDonald J R, et al. Non‐melanoma and melanoma skin cancer risk in a national cohort of veterans with rheumatoid arthritis [J]. Arthritis Rheum, 2009,60(Suppl):S516. (Abst 1379).

[9] Askling J, van Vollenhoven R F, Granath F, et al. Cancer risk in patients with rheumatoid arthritis treated with anti‐tumour necrosis factor alpha therapies: does the risk change with the time since start of treatment? [J] Arthritis Rheum, 2009,60:3180‐3189.

[10] Askling J on behalf of the ARTIS Study Group. Anti‐TNF therapy and risk of skin cancer, data from the Swedish ARTIS Regsitry 1998‐2006 [J]. Ann Rheum Dis, 2009,68(Suppl 3):423.

[11] Stern R S, Lunder E J. Risk of squamous cell carcinoma and methotrexate (psoralen) and UV‐A radiation (PUVA). A meta‐analysis [J]. Arch Dermatol, 1998,134:1582‐1585.

[12] Kyle S, Chandler D, Griffiths C E, et al. Guideline for anti‐TNF‐alpha therapy in psoriatic arthritis [J]. Rheumatology (Oxford), 2005,44:390‐397.

[13] Anderson G M, Nakada M T, DeWitte M. Tumour necrosis factor‐alpha in the pathogenesis and treatment of cancer [J]. Curr OpinPhar macol, 2004,4:314‐320.

[14] Lucas R, Kresse M, Latta M, et al. Tumour necrosis factor: how to make a killer molecule tumor‐specific? [J] Curr Cancer DrugTargets, 2005,5:381‐392.

[15] Mocellin S, Rossi C R, Pilati P, et al. Tumour necrosis factor, cancer and anticancer therapy [J]. Cytokine Growth Factor Rev, 2005,16:35‐53.

[16] Koebel C M, Vermi W, Swann J B, et al. Adaptive immunity maintains occult cancer in an equilibrium state [J]. Nature, 2007,450:903‐907.

[17] Zhao X, Mohaupt M, Jiang J, et al. Tumour necrosis factor receptor 2‐mediated tumour suppression is nitric oxide dependent and involves angiostasis [J]. Cancer Res, 2007,67:4443‐4450.

[18] Daniel D, Wilson N S. Tumour necrosis factor: renaissance as a cancer therapeutic? [J] Curr Cancer Drug Targets, 2008,8:124‐131.

[19] Lejeune F J, Liénard D, Matter M, et al. Efficiency of recombinant human TNF in human cancer therapy [J]. Cancer Immun, 2006,6:6.

[20] Larmonier N, Cathelin D, Larmonier C, et al. The inhibition of TNF‐alpha anti‐tumoural properties by blocking antibodies promotestumour growth in a rat model [J]. Exp Cell Res, 2007,313:2345‐55.

[21] Seynhaeve A L, Eggermont A M, Ten Hagen T L. TNF and manipulation of the tumour cell‐stromal interface:"ways to make chemotherapy effective" [J]. Front Biosci 2008,13:3034‐3045.

[22] Mortara L, Balza E, Sassi F, et al. Therapy‐induced antitumour vaccination by targeting tumour necrosis factor alpha to tumour vessels in combination with melphalan [J]. Eur J Immunol, 2007,37:3381‐3392.

[23] Rothman N, Skibola C F, Wang S S, et al. Genetic variation in TNF and IL10 and risk of non‐Hodgkin lymphoma: a report from the InterLymph Consortium [J]. Lancet Oncol, 2006,7:27‐38.

[24] Al‐Lamki R S, Sadler T J, Wang J, et al. Tumour necrosis factor receptor expression and signaling in renal cell carcinoma [J]. Am J Path, 2010,177:1‐11.

[25] Williams G M. Antitumour necrosis factor‐alpha therapy and potential cancer inhibition [J]. Eur J

Cancer Prev, 2008,17:169 - 177.

[26] Helmig S, Alahmadi N, Schneider J. Tumour necrosis factor-α gene polymorphisms in asbestos-induced diseases [J]. Biomarkers, 2010,15:400 - 409.

[27] Kulbe H, Thompson R, Wilson J L, et al. The inflammatory cytokine tumour necrosis factor-alpha generates an autocrine tumourpromoting network in epithelial ovarian cancer cells [J]. Cancer Res, 2007,67:585 - 592.

[28] Onizawa M, Nagaishi T, Kanai T, et al. Signaling pathway via TNF - alpha/NF-kappaB in intestinal epithelial cells may be directly involved in colitis-associated carcinogenesis [J]. Am J Physiol Gastrointest Liver Physiol, 2009,296:G850 - G859.

[29] Garber K. First results for agents targeting cancer-related inflammation [J]. J Natl Cancer Inst, 2009,101:1110 - 1112.

[30] Meng Y, Beckett M A, Liang H, et al. Blockade of tumour necrosis TNF - α signalling in tumourassociated macrophages as a radiosensitizing strategy [J]. Cancer Res, 2010,70:1534 - 1542.

[31] Burmester G R, Mease P, Dijkmans B A, et al. Adalimumab safety and mortality rates from global clinical trials of six immunemediated inflammatory diseases [J]. Ann Rheum Dis, 2009, 68:1863 - 1869.

[32] Hyrich K L, Watson K D, Isenberg D A, Symmons DP; BSR Biologics Register. The British Society for Rheumatology Biologics Register:6 years on [J]. Rheumatology (Oxford), 2008,47:1441 - 1443.

[33] Pallavicini F, Caporali R, Sarzi-Puttini P, et al. Tumour necrosis factor antagonist therapy and cancer development: Analysis of the LORHEN registry [J]. Autoimmun Rev, 2010,9:175 - 180.

[34] Stone J H, Holbrook J T, Marriott M A, et al. Solid malignancies among patients in the Wegener's Granulomatosis Etanercept Trial [J]. Arthritis Rheum, 2006,54:1608 - 1618.

[35] Moustou A E, Matekovits A, Dessinioti C, et al. Cutaneous side effects of anti-tumour necrosis factor biologic therapy: a clinical review [J]. J Am Acad Dermatol, 2009,61:486 - 504.

[36] Riegert-Johnson D L, Godfrey J A, Myers J L, et al. Delayed hypersensitivity reaction and acute respiratory distress syndrome following infliximab infusion [J]. Inflamm Bowel Dis, 2002,8:186 - 191.

[37] Viguier M, Richette P, Bachelez H, et al. Paradoxical cutaneous manifestations during anti-TNF therapy [J]. Joint Bone Spine, 2010,137:64 - 71.

[38] Flendrie M, Vissers W H, Creemers M C, et al. Dermatological conditions during TNF alpha-blocking therapy in patients with rheumatoid arthritis: a prospective study [J]. Arthritis Res Ther, 2005,7:R666 - 676.

[39] Baughman R P, Lower E E, Bradley D A, et al. Etanercept for refractory ocular sarcoidosis: results of a double-blind randomised trial [J]. Chest, 2005,128:1062 - 47.

[40] Massara A, Cavazzini L, La Corte R, et al. Sarcoidosis appearing during anti-tumour necrosis factor alpha therapy: A new "class effect" paradoxical phenomenon. Two case reports and literature review [J]. Semin Arthritis Rheum, 2010,39:313 - 319.

[41] Voulgari P V, Markatseli T E, Exarchou S A, et al. Granuloma annulare induced by anti-tumour necrosis factor therapy [J]. Ann Rheum Dis, 2008,67:567 - 570.

[42] Deng A, Harvey V, Sina B, et al. Interstitial granulomatous dermatitis associated with the use of tumour necrosis factor alpha inhibitors [J]. Arch Dermatol, 2006,142:198 - 202.

[43] Karie S, Launay-Vacher V, Deray G. Guide de prescription des médicaments chez le patient insuffisant rénal (GPR Immunosuppresseurs) [J]. [Drugs renal toxicity.] Presse Med, 2006,2:368 - 78.

[44] Dinarello C A. Interleukin - 1 and tumour necrosis factor and their naturally occurring antagonists during hemodialysis [J]. Kidney Int Suppl 1992;38:S68 - 77.

[45] Saougou I, Papagoras C, Markatseli T E, et al. A case report of a psoriatic arthritis patient on hemodialysis treated with tumour necrosis factor blocking agent and a literature review [J]. Clin

Rheumatol，2010,29:1455－1459.

[46] Nakamura T，Higashi S I，Tomoda K，et al. Etanercept can induce resolution of renal deterioration in patients with amyloid A amyloidosis secondary to rheumatoid arthritis [J]. Clin Rheumatol，2010,29:1395－1401.

[47] Don B R，Kim K，Li J，et al. The effect of etanercept on suppression of the systemic inflammatory response in chronic hemodialysis patients [J]. Clin Nephrol，2010,73:431－438.

[48] Hirano Y，Kojima T，Kanayama Y，et al. Influences of anti-tumour necrosis factor agents on postoperative recovery in patients with rheumatoid arthritis [J]. Clin Rheumatol，2010,29:495－500.

[49] Kawakami K，Ikari K，Kawamura K，et al. Complications and features after joint surgery in rheumatoid arthritis patients treated with tumour necrosis factor-alpha blockers：perioperative interruption of tumour necrosis factor-alpha blockers decreases complications？[J] Rheumatology (Oxford)，2010,49:341－347.

[50] Marchal L，D'Haens G，van Assche G，et al. The risk of post-operative complications associated with infliximab therapy for Crohn's disease：a controlled cohort study [J]. Aliment Pharmacol Ther，2004，19:749－754.

[51] Coquet-Reinier B，Berdah S V，Grimaud J C，et al. Preoperative infliximab treatment and postoperative complications after laparoscopic restorative proctocolectomy with ileal pouch-anal anastomosis：a case-matched study [J]. Surg Endosc，2010,24:1866－1871.

[52] Kunitake H，Hodin R，Shellito P C，et al. Perioperative treatment with infliximab in patients with Crohn's disease and ulcerative colitis is not associated with an increased rate of postoperative complications [J]. J Gastrointest Surg，2008,12:1730－1736.

[53] Appau K A，Fazio V W，Shen B，et al. Use of infliximab within 3 months of ileocolonic resection is associated with adverse postoperative outcomes in Crohn's patients [J]. J Gastrointest Surg，2008,12:1738－1744.

[54] Selvasekar C R，Cima R R，Larson D W，et al. Effect of infliximab on short-term complications in patients undergoing operation for chronic ulcerative colitis [J]. J Am Coll Surg 2007,204:956－962.

[55] Mor I J，Vogel J D，da Luz Moreira A，et al. Infliximab in ulcerative colitis is associated with an increased risk of postoperative complications after restorative proctocolectomy [J]. Dis Colon Rectum，2008,51:1202－1207.

[56] Yang Z，Wu K，Fan D. Meta-analysis：pre-operative infliximab treatment and short-term post-operative complications in patients with ulcerative colitis [J]. Aliment Pharmacol Ther，2010,31:486－492.

[57] Wendling D，Balblanc J C，Brousse A，et al. Surgery in patients receiving anti-tumour necrosis factor alpha treatment in rheumatoid arthritis：an observational study on 50 surgical procedures [J]. Ann Rheum Dis，2005,64:1378－1379.

[58] Bibbo C，Goldberg J W. Infectious and healing complications after elective orthopaedic foot and ankle surgery during tumour necrosis factor-alpha inhibition therapy [J]. Foot Ankle Int，2004,25:331－335.

[59] Giles J T，Bartlett S J，Gelber A C，et al. Tumour necrosis factor inhibitor therapy and risk of serious postoperative orthopedic infection in rheumatoid arthritis [J]. Arthritis Rheum，2006,55:333－337.

[60] Ruyssen-Witrand A，Gossec L，Salliot C，et al. Complication rates of 127 surgical procedures performed in rheumatic patients receiving tumour necrosis factor alpha blockers [J]. Clin Exp Rheumatol，2007，25:430－436.

[61] Salliot C，Gossec L，Ruyssen-Wiltrand A，et al. Infections during tumour necrosis factor-alpha blocker therapy for rheumatic diseases in daily practice：a systematic retrospective study of 709 patients [J]. Rheumatology (Oxford)，2007,46:327－334.

[62] Den Broeder A A，Creemers M C，Fransen J，et al. Risk factors for surgical site infections and other

complications in elective surgery in patients with rheumatoid arthritis with special attention for anti-tumour necrosis factor: a large retrospective study [J]. J Rheumatol, 2007,34:689 - 695.

[63] Gilson M, Gossec M, Mariette X, et al. Risk factors of total joint arthroplasty infection in patients receiving TNF - α blockers: a casecontrol study [J]. Arthritis Res Ther, 2010,12:R145.

[64] Bauer A S, Blazar P E, Earp B E, et al. Mycobacterial hand infections occurring postoperatively in patients treated with tumour necrosis factor-alpha inhibitors for inflammatory arthritis: report of three cases [J]. J Hand Surg Am, 2010,35:104 - 108.

[65] Nishida K, Hashizume K, Kadota Y, et al. Time-concentration profile of serum etanercept in Japanese patients with rheumatoid arthritis after treatment discontinuation before orthopedic surgery [J]. Mod Rheumatol, 2010,20:637 - 639.

[66] Fautrel B, Constantin A, Morel J, et al. Recommendations of the French Society for Rheumatology. TNFalpha antagonist therapy in rheumatoid arthritis [J]. Joint Bone Spine, 2006,73:433 - 441.

[67] Ledingham J, Deighton C. Update on the British Society for Rheumatology guidelines for prescribing TNFα blockers in adults with rheumatoid arthritis (update of previous guidelines of April 2001) [J]. Rheumatology (Oxford), 2005,44:157 - 163.

[68] Ortiz P, Bissada N F, Palomo L, et al. Periodontal therapy reduces the severity of active rheumatoid arthritis in patients treated with or without tumour necrosis factor inhibitors [J]. J Periodontol, 2009, 80:535 - 540.

第十六章

特殊人群如何使用
TNF－α 拮抗剂

第一节　在妊娠及哺乳相关情况下如何使用 TNF－α 拮抗剂

一、怀孕前注意事项

甲氨蝶呤(MTX)常与 TNF－α 拮抗剂联合使用,鉴于 MTX 有致畸作用,因此,计划妊娠的患者应首先停止使用 MTX。MTX 在人体血浆中的半衰期为 3~4 h,离开血浆间隙的时间约为 20 h。因此,从理论上说,停止使用 MTX 一天后就可怀孕。但鉴于 MTX 的致畸性,且有诸多尚未明确的因素,如 MTX 在血液中的半衰期并不能完全反映其在组织中的清除情况等,为慎重起见,女性患者应在停止使用 MTX 至少 1 个月后,才可以考虑怀孕。由于精子发生周期持续约 71~72 天,因此有研究建议对于男性患者,至少应在停止使用 MTX 至少 3 个月后,才可考虑生育。

在灵长类动物中进行的研究显示依那西普(ETN)、英夫利昔单抗(IFX)及阿达木单抗(ADA)并不具有致畸性及致突变性。在啮齿类动物中进行的研究显示塞妥珠单抗对雌性小鼠无致畸性及致突变性,但可使雄性小鼠精子数目减少。目前,关于戈利木单抗对生育影响方面的研究非常少见。有关 ETN 及 ADA 的胎盘转移方面的数据很少,有研究显示 ETN 及 ADA 的脐血浓度仅为母体血液中浓度的 4%。有关 ETN 及 ADA 在妊娠前 3 个月及中后期使用对胎儿发育影响方面的报道很少,但目前尚未见 ETN 及 ADA 引起胎儿缺陷的报道。IFX 可以通过胎盘,在胎儿及母体血液中的浓度完全相同。有研究还发现,甚至在胎儿出生半年后,其血液中仍可测到 IFX 的存在。很多研究显示在妊娠前 3 个月及中晚期使用 IFX 并不会对胎儿产生特殊的不好的影响。目前,已有越来越多的数据显示在妊娠期间使用 TNF－α 拮抗剂不影响正常的怀孕过程。但是,鉴于目前缺乏足够的数据证明其安全性,不建议在妊娠及哺乳期间使用 TNF－α 拮抗剂。因此一旦开始使用 TNF－α 拮抗剂后,应注意采取有效避孕措施。

在开始对育龄期的 RA 患者使用 TNF-α 拮抗剂治疗前,应常规询问患者有无近期生育要求。如果,患者在近几个月内有生育计划,则禁止使用 TNF-α 拮抗剂。如控制病情确实需要使用 TNF-α 拮抗剂,最好推迟生育计划。

在 4 种 TNF-α 拮抗剂的产品特点总结(SPC)中,列出了停止使用 TNF-α 拮抗剂多久以后才可以生育的时间,其中,IFX 建议停用 6 个月,ADA 建议停用 5 个月,塞妥珠单抗建议停用 5 个月,戈利木单抗建议停用 6 个月。应注意的是,以上建议停止使用 TNF-α 拮抗剂的时间并不是建立在科学研究的基础上,而只是为了谨慎起见。一般来说,经过 5 个半衰期后药物绝大部分已经从血浆容积完全清除。因此,即使是按照最长的半衰期计算,一般在理论上来说,停药两个半月后怀孕就可以了。以上建议的停药时间在临床上不利于 RA 病情的控制。临床上来自无对照的病例观察、多个生物制剂使用登记中心及荟萃分析的数据多数显示暴露于 TNF-α 拮抗剂的妊娠结果与未暴露于 TNF-α 拮抗剂的妊娠结果无明显差异,特别是使用 IFX 的患者更显得相对安全。多个研究结果也提示在妊娠前 3 个月使用 TNF-α 拮抗剂是安全的。因此,有学者建议在妊娠早期,在控制病情需要时,可谨慎使用 TNF-α 拮抗剂。综合考虑上述因素,一个明智的建议是,如在控制病情需要时可继续使用 TNF-α 拮抗剂,但不能联合使用 MTX,一旦妊娠被确认,则最好停止使用。

目前有关 TNF-α 拮抗剂对精子形成的影响方面的研究很少,鉴于尚未发现 TNF-α 拮抗剂具有致突变及致畸性,因此法国有专家建议男性患者在有生育计划时无须停用 TNF-α 拮抗剂。但对联合使用 MTX 的患者,还是建议停药至少 3 个月,才可以考虑生育。

二、TNF-α 拮抗剂治疗过程中的妊娠

虽然尚未发现,使用 TNF-α 拮抗剂治疗过程中怀孕会导致胎儿缺陷,但在使用 TNF-α 拮抗剂治疗过程中怀孕时仍应注意以下几点。

(1) 如果有联合使用 MTX,应立即停止使用 MTX,并向患者及家属交待可能的致畸风险。

(2) 重新评估 TNF-α 拮抗剂治疗的风险效益比。

(3) 向患者及其家属交代已有的研究尚未发现,在使用 TNF-α 拮抗剂治疗过程中怀孕会导致胎儿缺陷;如在产科检查没有发现胎儿异常的情况下,可以考虑继续妊娠。

(4) 定期对胎儿进行超声检查。

(5) 向药物监测系统报告。

三、哺乳

虽然有研究显示乳汁中仅有较少的 TNF-α 拮抗剂,但目前尚无足够的证据能证明在哺乳期使用 TNF-α 拮抗剂是安全的,因此不建议在哺乳期使用 TNF-α 拮抗剂。英国风

湿病学会甚至建议最后一次使用 IFX 至少要在 6 个月后才可哺乳。如患者病情控制确实需要使用 TNF－α 拮抗剂,则最好在断奶后再用。

第二节　TNF－α 拮抗剂在儿童及青少年患者中的使用

TNF－α 拮抗剂不但可在成年患者中使用,在儿童及青少年患者中同样也可使用。这要归功于美国食品与药品管理局(FDA)于 1999 年作出的相关决定,即要求药厂在进行生物制剂临床试验时必须同时提供其在儿童中的数据。

由于儿童并不是"小号的成年人",很多药物在儿童中的药物效应动力学及药物代谢动力学可能与在成年人中有着较大的差异。因此在儿童用药的药物选择及使用上并不是单纯按照体重减少剂量那样简单,而是有一些特殊因素需要考虑。一般来说,儿童风湿病患者在使用药物时要综合考虑以下因素,药物在儿童的药物效应动力学及药物代谢动力学、儿童的营养需求、生长发育、对免疫系统与预防接种的影响及服药的依从性。药物效应动力学及药物代谢动力学对儿童风湿病患者选择及使用抗风湿药物虽然很重要,但是,多数抗风湿药物目前在儿童中还缺乏这方面的资料。在给儿童患者使用抗风湿药物时,一定要注意患儿有无厌食、体重下降等热量及营养摄入不足的表现。如有存在,应及时请有经验的营养师会诊予以纠正,必要时可通过鼻胃管或静脉补充营养成分。除了疾病本身外,一些抗风湿药物也会影响患儿的生长发育。如甲氨蝶呤(MTX)在儿童肿瘤患者中可引起骨量减少。激素除会引起骨量减少外,还会引起生长延缓。风湿病患儿在使用抗风湿药物时尤其要注意对免疫系统的影响。部分患儿尚处在计划免疫期,在使用抗风湿药物时更应注意。年龄较小的患儿多不愿意服药,这也给患儿的父母增加了不少麻烦。在给这些年龄较小的患儿使用抗风湿药物时,宜选择口感较好、最好是液体剂型。对于学龄期患儿,所使用的抗风湿药物最好每天服药次数不超过两次。对处于青春期的患儿,还要考虑到其特有的逆反心理,在选择药物时要有利于患者的服药依从性。

一、TNF－α 拮抗剂在幼年特发性关节炎中的适应证

关节炎是儿童时期较常见的一组风湿性疾病,其起病方式、病程和转归各不相同,推测病因也不相同,可致残。在美国这类关节炎被称为"幼年类风湿关节炎"(juvenile rheumatoid arthritis，JRA),而在欧洲则被称为"幼年慢性关节炎"(juvenile chronic arthritis，JCA)。美国在 1977 年将 JRA 分为全身型(Still 病)、多关节型、少关节型 3 种类型。应注意的是,虽然名为 JRA,但其中只有 15% 的患者类风湿因子呈阳性,故这个命名不是特别贴切。同时这一分类也不包括幼年强直性脊柱炎中出现的关节炎。1977 年欧洲幼年慢性关节炎的分类标准则包括的范围又太广,除上述的几种关节炎外,幼年强直性脊柱炎、炎性肠病性关节炎及由于其他结缔组织病所引起的关节炎均包括在内。为了便于国际协作组对这类疾

病的免疫遗传学、流行病学、转归和治疗方案实施等方面进行研究,国际抗风湿病联盟(International League Against Rheumatism,ILAR)儿科委员会专家组经过多次讨论(1994年于智利圣地亚哥,1997年于南非德本和2001年8月在加拿大埃得蒙顿),将儿童时期不明原因、持续6周以上的关节肿胀统一命名为幼年特发性关节炎(juvenile idiopathic arthritis,JIA)(见表12-3),取代了美国的JRA和欧洲的JCA这两个概念。JIA临床表现差异较大,目前公认的儿童关节炎亚型分类是:①全身型;②少关节型;③多关节型[类风湿因子(RF)阴性];④多关节型(RF阳性);⑤银屑病关节炎;⑥与附着点炎症相关的关节炎;⑦未定类的JIA。

依那西普(Etanercept,ETN)在2000年成为第一个被FDA批准用于治疗中重度的、有多关节累及的、对其他一种或多种改善病情抗风湿药(DMARDs)反应欠佳的JIA的TNF-α拮抗剂,后来还被批准用于治疗8岁以上患儿的斑块型银屑病。阿达木单抗(Adalimumab,ADA)在2008年亦被批准用于治疗多关节型JIA。虽然早期有研究报道英夫利昔单抗(Infliximab,IFX)对JIA有效,但未能被后来的研究所证实,因此IFX未被获准用于JIA的治疗。目前尚未见有关戈利木单抗及塞妥珠单抗在幼年患者中使用的研究报道。应注意的是,TNF-α拮抗剂并未被批准用于治疗其他类型的JIA,如ILAR分类中的①型及⑤~⑦类。另外,IFX虽未被批准治疗JIA,但被批准用于治疗6岁以上患儿的克罗恩病。对于JIA相关的急性或慢性葡萄膜炎,ETN的疗效尚存在争议,并不被推荐使用,而数个研究均证实ADA及IFX具有较好的疗效。在其他TNF-α拮抗剂疗效不好的条件下,或对于JIA相关的、有失明危险的急需治疗的葡萄膜炎,IFX仍值得考虑。

二、TNF - α 拮抗剂在儿童及青少年患者中的使用方法

1. 依那西普(Etanercept,ETN)

(1)适用年龄。2000年,ETN在美国被批准用于2岁以上的JIA患者。ETN在欧洲被批准的适应证年龄是不小于4岁,虽然后来德国有研究发现4岁以下患者使用ETN的安全性与较年长患儿无差异,但ETN在欧洲被批准的儿童适用年龄并没有改变。

(2)剂量与用法。ETN可单用或与MTX联合用药,被批准的使用方法为0.4 mg/kg每周2次或0.8 mg/kg每周1次,有研究显示两种使用方法效果无显著差异。还应注意,每次单个注射部位的最大剂量不超过25 mg。曾有研究对全身型JIA(即Still病)在使用批准剂量的ETN效果不好时尝试使用加倍剂量,但效果并不好。因此,无论对哪种类型JIA,均不建议加大ETN的剂量。

(3)给药途径。皮下注射。

2. 阿达木单抗(Adalimumab,ADA)

(1)适用年龄。2008年,ADA在美国被批准用于4岁以上的JIA患者。ADA在欧洲被批准的儿童JIA适应条件是,13岁以上及30 kg以上体重的患儿。

(2)剂量与用法。ADA必须与MTX联合用药,被批准的使用方法为:对30 kg以上体

重的患儿,40 mg/kg 每 2 周 1 次;对 30 kg 以下体重的患儿,20 mg/kg 每 2 周 1 次。

(3) 给药途径。皮下注射。

3. 英夫利昔单抗(Infliximab,IFX)

严格地说,IFX 并未被批准用于 JIA。但在上述的特殊情况下,仍可尝试在不小于 4 岁的患儿中使用。IFX 的使用方法为 6 mg/kg,首次使用后第 2 周使用第 2 次,第 6 周使用第 3 次,以后改为每 8 周使用 1 次,即 0、2、6 再加 8 周的模式。在 JIA 患者使用 IFX 时,强调与 MTX(10～15 mg/周)联合使用。为了防止过敏反应,推荐在使用前予以糖皮质激素。对于使用中出现的轻度的过敏反应,可尝试减慢输液速度,如没有好转,或出现比较严重的过敏反应,必须马上停止使用 IFX,必要时进行抗过敏治疗。输液结束后,推荐在医院留观 2 h。值得注意的是,有研究发现,使用 3 mg/kg 的 IFX 比使用 6 mg/kg 的 IFX 更容易出现过敏反应。IFX 的给药途径是静脉输液。

三、TNF‑α 拮抗剂在儿童及青少年患者中的安全性

总体来说,TNF‑α 拮抗剂在儿童及青少年患者中的耐受性较好。TNF‑α 拮抗剂相关的不良反应多出现在开始治疗后的一年半以内,多数情况不严重,在停药后症状得到很快缓解。TNF‑α 拮抗剂相关的不良反应大体上分为两大类,即速发型不良反应及迟发型不良反应。

1. 速发型不良反应

(1) 注射部位反应(ISR)。ISR 在使用 TNF‑α 拮抗剂的患儿中很常见,在使用 ETN 的患儿中发生率为 30%～40%,在使用 ADA 的患儿中还要略高。对出现了 ISR 的患儿,建议在下次注射前,提前将药物从冰箱取出放在室温下 30 min,并且,两次注射部位应间隔 3 cm 以上,必要时可以提前 1 h 使用 EMLA 贴或膏;局部持续感觉疼痛时,可尝试使用冰敷;具有明显局部炎症表现者,应给予局部使用糖皮质激素治疗。

(2) 其他。其他的速发型不良反应还包括有头痛(20%)、胃肠道症状(20%)、皮疹(10%)等。

2. 迟发型不良反应

(1) 感染。有研究发现 TNF‑α 拮抗剂可使患儿上呼吸道感染、结核及机会性感染、水痘带状疱疹病毒感染等发生的风险增加,还可使普通细菌导致的严重感染增加,其中单抗类比 ETN 更为多见。对有葡萄膜炎的患儿,还应警惕眼内感染。

(2) 肿瘤。有研究发现 JIA 患儿中肿瘤(主要是淋巴瘤)的发生风险高于普通患儿。德国有报道,少数联合使用了 TNF‑α 拮抗剂及 MTX 的患儿出现了肿瘤。目前尚未见肿瘤发生与使用 TNF‑α 拮抗剂之间存在肯定关联的相关报道。

(3) 自身免疫性疾病。可能与使用 TNF‑α 拮抗剂相关的自身免疫性疾病主要有系统性红斑狼疮、肾小球肾炎、桥本氏甲状腺炎、白细胞碎裂性血管炎和间质性肺病等。在一些使用 TNF‑α 拮抗剂的患儿中还会出现一些自身抗体产生。

（4）异常反应（paradoxical reactions）。有报道少数使用了 ETN 的患儿出现了葡萄膜炎、慢性炎性肠病及银屑病样病变，少数使用了 IFX 的患儿出现了结节病。还有出现脱髓鞘病变、视神经炎及其他神经系统疾病的可能。

（5）其他。例如，白细胞减少、焦虑、抑郁、疲劳及头晕等。

四、TNF-α拮抗剂在儿童及青少年患者中的使用注意事项

TNF-α拮抗剂在儿童及青少年患者中的使用前注意事项与在成年患者中大部分相同，在使用前应详细询问病史及做系统回顾、仔细进行体格检查（尤其强调要包括眼科检查）、进行 X 线胸片等相关辅助检查，一方面评估患儿 JIA 的严重程度，另一方面排除有无相关使用禁忌证。值得特别注意的是患儿的预防接种史。具体事宜详见本章第四节 TNF-α拮抗剂的使用与预防接种。为预防感染发生，使用 TNF-α拮抗剂的患儿还应避免进食未经过巴氏杀菌的牛奶，如有条件，买来的熟食及热狗等食物最好重新加热后再吃。

目前，关于 TNF-α拮抗剂在儿童及青少年患者中的减药、停药方法，尚无获得公认的、有循证医学证据支持的推荐意见。常用的方法是在患儿 JIA 病情完全缓解后继续使用 1 年，然后，尝试逐渐减量或延长用药间隔时间。

第三节　TNF-α拮抗剂在老年患者中的使用

老年患者同样可使用 TNF-α拮抗剂，但与年轻人相比，老年患者使用 TNF-α拮抗剂的风险要大，而收到的效益相对要小，尤其是 75 岁以后的患者。另外，有时老年患者使用 TNF-α拮抗剂的风险效益比甚至还大于系统使用小剂量糖皮质激素。

一、药物代谢动力学

已有研究发现，依那西普、阿达木单抗及塞妥珠单抗在机体的清除与容积分布在老年患者及年轻人中均无明显差别。目前尚未见有关戈利木单抗及英夫利昔单抗在老年患者中的药物代谢动力学方面的研究。不过，在以上几种 TNF-α拮抗剂的说明书中，65 岁以上患者使用时均不需要进行相应的剂量调整。

二、疗效

有研究表明，TNF-α拮抗剂在 65 岁以上患者中使用，对降低疾病活动度的作用与在年轻患者中一样有效。但也有研究表明，65 岁以上患者使用 TNF-α拮抗剂时，疗效不佳的比例高于年轻患者，在 75 岁以上的患者中，TNF-α拮抗剂改善功能残疾的效果相对要差。荷

兰也有研究显示,年轻人使用 TNF－α 拮抗剂的临床效果要好于老年患者,老年患者使用后残疾状况及生活质量的改善要小于年轻人。

三、安全性

有研究显示,使用 TNF－α 拮抗剂后,发生严重感染的患者的平均年龄要高于使用 TNF－α 拮抗剂的所有患者的平均年龄。还有研究发现,使用 IFX 的 70 岁以上的老年患者,因发生严重感染而停药的风险与年轻人相比要增加 6 倍。来自英国的研究也发现年龄与使用 TNF－α 拮抗后发生的严重感染明显相关,而且,老年患者中因发生严重感染而停药的现象比年轻人中多见。但也有研究发现年龄与使用 TNF－α 拮抗后发生感染没有关系。

第四节　TNF－α 拮抗剂的使用与预防接种

一、在 TNF－α 拮抗剂使用前

在使用 TNF－α 拮抗剂前,应确认需要接种疫苗的患者首先要完成预防接种,并且接种时间应提前在使用 TNF－α 拮抗剂前至少 3 周。例如,如血中抗体阴性,在使用 TNF－α 拮抗剂前最好在易感患儿中接种水痘疫苗。但值得注意的是,在使用 TNF－α 拮抗剂前无论如何不能接种卡介苗。

欧洲有国家建议在使用 TNF－α 拮抗剂前常规接种乙肝疫苗。

在使用 TNF－α 拮抗剂前,还应询问患者有无近期或中期出去旅游的计划,特别是去黄热病疫苗被强制接种的国家。如存在这种情况,应在去之前至少 3 周进行接种相关疫苗。

二、在 TNF－α 拮抗剂使用期间需要接种的疫苗

在 TNF－α 拮抗剂使用期间禁止接种活的病毒或细菌疫苗。例如,麻疹-流行性腮腺炎-风疹(MMR)三联疫苗、口服脊髓灰质炎减毒活疫苗糖丸、腺病毒疫苗、水痘疫苗、天花疫苗、卡介苗、黄热病疫苗、带状疱疹疫苗、鼻流感疫苗及伤寒杆菌活疫苗等。

建议在使用 TNF－α 拮抗剂前常规接种肺炎球菌疫苗,特别是有脾切除、慢性支气管炎、糖尿病病史的患者,及救助站内的老年患者和既往有肺炎球菌致肺部感染病史的患者,等等。

建议在 TNF－α 拮抗剂使用期间每年常规接种一次流感疫苗。

如患者在 TNF－α 拮抗剂使用期间计划去黄热病疫苗被强制接种的国家,应事先咨询传染病专家的意见。有专家建议去之前应停用 TNF－α 拮抗剂及其他免疫抑制剂至少 5 个半衰期,然后考虑接种黄热病疫苗,接种疫苗 3 周后才能出发。如联合使用甲氨蝶呤,则至

少需要停药 1～3 个月才能接种黄热病疫苗。接种黄热病疫苗后,至少 4 周后才能恢复使用 TNF－α 拮抗剂。

（李　博　武　磊）

参 考 文 献

［1］ Murashima A, Watanabe N, Ozawa N, et al. Etanercept during pregnancy and lactation in a patient with rheumatoid arthritis: drug levels in maternal serum, cord blood, breast milk and the infant's serum ［J］. Ann Rheum Dis, 2009,68:1793－1794.

［2］ Vasiliauskas E A, Church J A, Silverman N, et al. Case report: evidence for transplacental transfer of maternally administered infliximab to the newborn ［J］. Clin Gastroenterol Hepatol, 2006,4:1255－8.

［3］ Ostensen M, Eigenmann G O. Etanercept in breast milk ［J］. J Rheumatol, 2004,31:1017－8.

［4］ Chakravarty E F, Michaud K, Wolfe F. Skin cancer, rheumatoid arthritis, and tumour necrosis factor inhibitors ［J］. J Rheumatol, 2005,32:2130－2135.

［5］ Kinder A J, Edwards J, Samanta A, et al. Pregnancy in a rheumatoid arthritis patient on infliximab and methotrexate ［J］. Rheumatol, 2004,43:1195－6.

［6］ Mahadevan U, Terdiman J P, Aron J, et al. Infliximab and semen quality in men with inflammatory bowel disease ［J］. Inflamm Bowel Dis, 2005,11:395－399.

［7］ Garcia J, Joven B, Ruiz T, et al. Pregnancy in women receiving anti-TNF alpha therapy. Experience in Spain ［J］. Ann Rheum Dis, 2006,65(Suppl Ⅱ):317.

［8］ Salmon JE, Alpert D. Are we coming to terms with tumour necrosis factor inhibition in pregnancy? ［J］ Arthritis Rheum, 2006,54:2353－2355.

［9］ Hyrich K L, Symmons D P M, Watson K D, et al. Pregnancy outcome in women who were exposed to anti-tumour necrosis factor agents: results from a national population register ［J］. Arthritis Rheum, 2006,54:2701－2702.

［10］ Carter J D, Ladhani A, Ricca L R, et al. A safety assessment of TNF antagonists during pregnancy: a review of the FDA database ［J］. Arthritis Rheum, 2007,56(9 Suppl.):S286.

［11］ Carter J D, Ladhani A, Ricca L R, et al. A safety assessment of tumour necrosis factor antagonists during pregnancy: a review of the Food and Drug Administration database ［J］. J Rheumatol, 2009, 36:635－641.

［12］ Berthelot J M, de Bandt M, Goupille P, et al. Exposition to anti-TNF drugs during pregnancy: outcome of 15 cases and review of the literature ［J］. Joint Bone Spine, 2009,76:28－34.

［13］ Tursi A. Effect of intentional infliximab use throughout pregnancy in inducing and maintaining remission in Crohn disease ［J］. Dig Liver Dig, 2006,38:439－440.

［14］ Rosner I, Haddad A, Boulman N, et al. Pregnancy in rheumatology patients exposed to anti-tumour necrosis factor (TNF) ［J］. Rheumatology (Oxford), 2007,46:1508－1509.

［15］ Roux CH, Brocq O, Breuil V, et al. Pregnancy in rheumatology patients exposed to anti-tumour necrosis factor (TNF) therapy ［J］. Rheumatol, 2007,46:695－698.

［16］ Mishkin DS, van Deinse W, Becker WM, et al. Successful use of adalimumab (Humira) for Crohn's disease in pregnancy ［J］. Inflamm Bowel Dis, 2006,12:827－828.

［17］ Snoeckx Y, Keenan G, Sanders M, et al. Pregnancy outcomes in women taking infliximab. The infliximab safety database ［J］. Arthritis Rheum, 2008,58(Suppl9):S426.

［18］ Johnson D L, Jones K L, Chambers C. Pregnancy outcomes for women exposed to adalimumab: The OTIS autoimmune diseases in pregnancy project ［J］. Arthritis Rheum, 2008,58(Suppl9):S682.

［19］ King Y E, Watson K D. Pregnancy outcome in women exposed to anti-TNF agents. An update from the British Society for Rheumatology Biologics Register BSRBR [J]. Arthritis Rheum，2008，58 (Suppl9)：S542.

[20] Bazzani C，Ramoni V，Scrivo R，et al. Pregnancy outcomes in women exposed to biologic treatment and affected by chronic arthritis [J]. Ann Rheum Dis，2010，69(Suppl3)：678.

[21] Shikawa H，Kanamono T，Kojima T，et al. Treatment for young female patients with rheumatoid arthritis using biological agents—Results from 6 years of surveillance of clinical practice in Japanese TBC registry for the patients with rheumatoid arthritis using biologics [J]. Ann Rheum Dis，2010，69 (Suppl3)：679.

[22] Vinet E，Pineau C，Gordon C，et al. Biologic therapy and pregnancy outcomes in women with rheumatic diseases [J]. Arthritis Rheum，2009，61：587 - 592.

[23] Ostensen M，Förger F. Management of R A medications in pregnant patients [J]. Nat Rev Rheumatol，2009，5：382 - 390.

[24] Skomsvoll J F，Wallenius M，Koksvik H S，et al. Drug insight：Anti-tumour necrosis factor therapy for inflammatory arthropathies during reproduction，pregnancy and lactation [J]. Nat Clin Pract Rheumatol，2007，3：156 - 164.

[25] Ali Y M，Kuriya B，Orozco C，et al. Can tumour necrosis factor inhibitors be safely used in pregnancy? [J] J Rheumatol，2010，37：9 - 17.

[26] Elliott A B，Chakravarty E F. Immunosuppressive medications during pregnancy and lactation in women with autoimmune diseases [J]. Women's Health，2010，6：431 - 442.

[27] Mahadevan U，Kane S，Sandborn W J，et al. Intentional infliximab use during pregnancy for induction or maintenance of remission in Crohn's disease [J]. Aliment Pharmacol Ther，2005，21：733 - 738.

[28] Villiger P M，Caliezi G，Cottin V，et al. Effects of TNF antagonists on sperm characteristics in patients with spondyloarthritis [J]. Ann Rheum Dis，2010，69：1842 - 1844.

[29] Kane S，Ford J，Cohen R，et al. Absence of infliximab in infants and breast milk from nursing mothers receiving therapy for Crohn's disease before and after delivery [J]. J Clin Gastroenterol，2009，43：613 - 616.

[30] Porter C，Kopotsha T，Smith B，et al. No significant transfer of certolizumab pegol compared with IgG in the perfused human placenta in vitro [J]. Ann Rheum Dis，2010，69(Suppl3)：210.

[31] Martin P L，Oneda S，Treacy G. Effects of an anti-TNF - alpha monoclonal antibody，administered throughout pregnancy and lactation，on the development of the macaque immune system [J]. Am J Reprod Immunol，2007，58：138 - 149.

[32] Henrickson M，Reiff A. Prolonged efficacy of etanercept in refractory enthesitis-related arthritis. J Rheumatol，2004，31：2055 - 2061

[33] Tse S M L，Burgos-Vargas R，Laxer R M. Anti-tumour necrosis factor alpha blockade in the treatment of juvenile spondylarthropathy [J]. Arthritis Rheum，2005，52：2103 - 2108.

[34] Hyams J，Crandall W，Kugathasan S，et al. Induction and maintenance infliximab therapy for the treatment of moderate-to-severe Crohn's disease in children [J]. Gastroenterol，2007，132：1167 - 1170.

[35] Rosh J R，Lerer T，Markowitz J，et al. Retrospective evaluation of the safety and effect of Adalimumab therapy (RESEAT) in pediatric Crohn's disease [J]. Am J Gastroenterol，2009，104：3042 - 3049.

[36] Paller A S，Siegfried E C，Langley R G，et al. Etanercept treatment for children and adolescents with plaque psoriasis [J]. N Engl J Med，2008，358：241 - 251.

[37] Lovell DJ，Giannini E H，Reiff A，et al. Etanercept in children with polyarticular juvenile rheumatoid arthritis. Pediatric Rheumatology Collaborative Study Group [J]. N Engl J Med，2000，342：763 - 769.

[38] Lovell D J，Giannini E H，Reiff A，et al. Long-term efficacy and safety of etanercept in children with

polyarticular-course juvenile rheumatoid arthritis: interim results from an ongoing multicenter, open-label, extended-treatment trial [J]. Arthritis Rheum, 2003,48:218 - 226.

[39] Lovell D J, Reiff A, Jones O Y, et al. Long-term safety and efficacy of etanercept in children with polyarticular-course juvenile rheumatoid arthritis [J]. Arthritis Rheum, 2006,54:1987 - 1994.

[40] Lovell DJ, Reiff A, Ilowite N T, et al. Safety and efficacy of up to eight years of continuous etanercept therapy in patients with juvenile rheumatoid arthritis [J]. Arthritis Rheum, 2008, 58: 1496 - 1504.

[41] Horneff G, De Bock F, Foeldvari I, et al. Safety and efficacy of combination of etanercept and methotrexate compared to treatment with etanercept only in patients with juvenile idiopathic arthritis (JIA): preliminary data from the German JIA Registry [J]. Ann Rheum Dis, 2009,68:519 - 525.

[42] Prince F H, Twilt M, Ten Cate R, et al. Long-term follow-up on effectiveness and safety of etanercept in JIA: the Dutch national register [J]. Ann Rheum Dis, 2009,68:635 - 641.

[43] Giannini E H, Ilowite N T, Lovell D J, et al. Long-term safety and effectiveness of etanercept in children with selected categories of JIA [J]. Arthritis Rheum, 2009,60:2794 - 2804.

[44] Nielsen S, Ruperto N, Gerloni V, et al. Preliminary evidence that etanercept may reduce radiographic progression in juvenile idiopathic arthritis [J]. Clin Exp Rheumatol, 2008,26:688 - 692.

[45] Tynjala P, Lahdenne P, Vahasalo P, et al. Impact of anti-TNF treatment on growth in severe juvenile idiopathic arthritis [J]. Ann Rheum Dis, 2006,65:1044 - 1049.

[46] Vojvodich P F, Hansen J B, Andersson U, et al. Etanercept treatment improves longitudinal growth in prepubertal children with juvenile idiopathic arthritis [J]. J Rheumatol, 2007,34:2481 - 2485.

[47] Quartier P, Taupin P, Bourdeaut F, et al. Efficacy of etanercept for the treatment of juvenile idiopathic arthritis according to the onsettype [J]. Arthritis Rheum, 2003,48:1093 - 1101

[48] Horneff G, Schmeling H, Biedermann T, et al. The German etanercept registry for treatment of juvenile idiopathic arthritis [J]. Ann Rheum Dis, 2004,63:1638 - 1644.

[49] Kimura Y, Pinho P, Walco G, et al. Etanercept treatment in patients with refractory systemic onset juvenile rheumatoid arthritis [J]. J Rheumatol, 2005,32:935 - 942.

[50] Russo R A, Katsicas M M, Zelazko M. Etanercept in systemic juvenile idiopathic arthritis [J]. Clin Exp Rheumatol, 2002,20:723 - 726.

[51] Russo R A, Katsicas M M. Clinical remission in patients with systemic JIA treated with antiTNF agents [J]. J Rheumatol, 2009,36:1078 - 1082.

[52] Pascual V, Allantaz F, Arce E, et al. Role of interleukin - 1 (IL - 1) in the pathogenesis of systemic onset juvenile idiopathic arthritis and clinical response to IL - 1 blockade [J]. J Exp Med, 2005,201: 1479 - 1486.

[53] Gattorno M, Piccini A, Lasigliè D, et al. The pattern of response to antiIL - 1 treatment distinguishes two subsets of patients with systemic-onset JIA [J]. Arthritis Rheum, 2008,58:1505 - 1515.

[54] Yokota S, Imagawa T, Mori M, et al. Efficacy and safety of tocilizumab in patients with systemiconset juvenile idiopathic arthritis: a randomised, double-blind, placebo-controlled, withdrawal phase III trial [J]. Lancet, 2008,371:998 - 1006.

[55] Reiff A. Long-term outcome of etanercept therapy in children with treatment-refractory uveitis [J]. Arthritis Rheum, 2003,48:2079 - 2080.

[56] Foeldvari I, Nielsen S, Kummerle-Deschner J, et al. Tumour necrosis factor-alpha blocker in treatment of juvenile idiopathic arthritis-associated uveitis refractory to second-line agents: results of a multinational survey [J]. J Rheumatol, 2007,34:1146 - 1150.

[57] Cobo-Ibanez T, del Carmen Ordonez M, Munoz-Fernandez S, et al. Do TNF - blockers reduce or induce uveitis? [J] Rheumatology (Oxford), 2008,47:731 - 732.

[58] Sieper J, Koenig A, Baumgartner S, et al. Analysis of uveitis rates across all etanercept ankylosing spondylitis clinical trials [J]. Ann Rheum Dis, 2010,69:226 - 229.

［59］ Smith J A, Thompson D J, Whitcup S M, et al. A randomised, placebocontrolled, double-masked clinical trial of etanercept for the treatment of uveitis associated with juvenile idiopathic arthritis ［J］. Arthritis Rheum, 2005,53:18 - 23.

［60］ Tynjala P, Lindahl P, Honkanen V, et al. Infliximab and etanercept in the treatment of chronic uveitis associated with refractory juvenile idiopathic arthritis ［J］. Ann Rheum Dis, 2007,66:548 - 50.

［61］ Saurenmann R K, Levin A V, Rose J B, et al. Tumour necrosis factor-a inhibitors in the treatment of childhood uveitis ［J］. Rheumatology (Oxford), 2006,45:982 - 989.

［62］ Guignard S, Gossec L, Salliot C, et al. Efficacy of TNF - blockers in reducing uveitis flares in patients with spondyloarthropathy: a retrospective study ［J］. Ann Rheum Dis, 2006,65:1631 - 1634

［63］ Lovell DJ, Ruperto N, Goodman S, et al. Adalimumab with or without methotrexate in juvenile rheumatoid arthritis ［J］. N Engl J Med, 2008,359:810 - 820.

［64］ Vazquez-Cobian L B, Flynn T, Lehman T. Adalimumab therapy for childhood uveitis ［J］. J Pediatr, 2006,149:572 - 575.

［65］ Tynjala P, Kotaniemi K, Lindahl P. Adalimumab in juvenile idiopathic arthritis-associated chronic anterior uveitis ［J］. Rheumatol, 2008,47:339 - 344.

［66］ Biester S, Deuter C, Michels H, et al. Adalimumab in the therapy of uveitis in childhood ［J］. Br J Ophthalmol, 2007,91:319 - 324.

［67］ Gerloni V, Pontikaki I, Gattinara M, et al. Efficacy of repeated intravenous infusions of an anti Tumour Necrosis Factor-a monoclonal antibody, infliximab, in persistently active, refractory JIA ［J］. Arthritis Rheum, 2005,52:548 - 553.

［68］ European Association for the Study of the Liver. EASL clinical practice guidelines: management of chronic hepatitis B ［J］. J Hepatol, 2009,50:227 - 242.

［69］ Elkayam O, Caspi D, Reitblatt T, et al. The effect of tumour necrosis factor blockade on the response to pneumococcal vaccination in patients with rheumatoid arthritis and ankylosing spondylitis ［J］. Semin Arthritis Rheum, 2004,33:283 - 288.

［70］ Kapetanovic M C, Saxne T, Sjoholm A, et al. Influence of methotrexate, TNF blockers and prednisolone on antibody responses to pneumococcal polysaccharide vaccine in patients with rheumatoid arthritis ［J］. Rheumatology (Oxford), 2006,45:106 - 111.

［71］ Kaine J L, Kivitz A J, Birbara C, et al. Immune responses following administration of influenza and vaccines to patients with rheumatoid arthritis receiving adalimumab ［J］. J Rheumatol, 2007,3:272 - 279.

［72］ Salemi S, Picchianti-Diamanti A, Germano V, et al. Influenza vaccine administration in rheumatoid arthritis patients under treatment with TNFalpha blockers: safety and immunogenicity ［J］. Clin Immunol, 2010,134:113 - 120.

［73］ Visser L G, Huizinga T W, van Hogezand R A, et al. The effect of anti-tumour necrosis factor alpha treatment on the antibody response to influenza vaccination ［J］. Ann Rheum Dis, 2008,67:713 - 716.

［74］ Kapetanovic M C, Saxne T, Nilsson J A, et al. Influenza vaccination as model for testing immune modulation induced by anti-TNF and methotrexate therapy in rheumatoid arthritis patients ［J］. Rheumatology (Oxford), 2007,46:608 - 611.

［75］ Ornetti P, Chevillotte H, Zerrak A, et al. Anti-tumour necrosis factor- therapy for rheumatoid and other inflammatory arthropathies ［J］. Drugs Aging, 2006,23:855 - 860.

［76］ Summary of Product Characteristics for Humira Ⓡ.

［77］ Summary of Product Characteristics for Remicade Ⓡ.

［78］ Summary of Product Characteristics for Simponi Ⓡ.

［79］ Summary of Product Characteristics for Cimzia Ⓡ.

［80］ Filippini M, Bazzani C, Favalli E G, et al. Efficacy and safety of anti-tumour necrosis factor in elderly patients with rheumatoid arthritis: an observational study ［J］. Clin Rev Allergy Immunol, 2010,38:

90 - 96.

[81] Schneeweiss S, Setoguchi S, Weinblatt M E, et al. Anti-tumour necrosis factor α therapy and the risk of serious bacterial infections in elderly patients with rheumatoid arthritis [J]. Arthritis Rheum, 2007,56:1754 - 1764.

[82] Genevay S, Finckh A, Ciurea A, et al. Tolerance and effectiveness of anti-tumour necrosis factor α therapies in elderly patients with rheumatoid arthritis: a population-based cohort study [J]. Arthritis Rheum, 2007,57:679 - 685.

[83] Radivits B J, Kievit W, Fransen J, et al. Influence of age on the outcome of anti-TNF - α therapy in rheumatoid arthritis [J]. Ann Rheum Dis, 2009,68:1470 - 1473.

[84] Cairns A P, Taggart A J. Anti-tumour necrosis factor therapy for severe inflammatory arthritis: two years of experience in Northern Ireland [J]. Ulster Med J, 2002,71:101 - 105.

[85] European Association for the Study of the Liver. EASL clinical practice guidelines: management of chronic hepatitis B [J]. J Hepatol, 2009,50:227 - 242.

[86] Elkayam O, Caspi D, Reitblatt T, et al. The effect of tumour necrosis factor blockade on the response to pneumococcal vaccination in patients with rheumatoid arthritis and ankylosing spondylitis [J]. Semin Arthritis Rheum, 2004,33:283 - 288.

[87] Kapetanovic M C, Saxne T, Sjoholm A, et al. Influence of methotrexate, TNF blockers and prednisolone on antibody responses to pneumococcal polysaccharide vaccine in patients with rheumatoid arthritis [J]. Rheumatology (Oxford), 2006,45:106 - 111.

[88] Kaine J L, Kivitz A J, Birbara C, et al. Immune responses following administration of influenza and vaccines to patients with rheumatoid arthritis receiving adalimumab [J]. J Rheumatol, 2007,3:272 - 279.

[89] Salemi S, Picchianti-Diamanti A, Germano V, et al. Influenza vaccine administration in rheumatoid arthritis patients under treatment with TNFalpha blockers: safety and immunogenicity [J]. Clin Immunol, 2010,134:113 - 120.

[90] Visser L G, Huizinga T W, van Hogezand R A, et al. The effect of anti-tumour necrosis factor alpha treatment on the antibody response to influenza vaccination [J]. Ann Rheum Dis, 2008,67:713 - 716.

[91] Kapetanovic M C, Saxne T, Nilsson J A, et al. Influenza vaccination as model for testing immune modulation induced by anti-TNF and methotrexate therapy in rheumatoid arthritis patients [J]. Rheumatology (Oxford), 2007,46:608 - 611.

TNF‑α 拮抗剂与其他抗风湿药物的同时使用

TNF‑α 拮抗剂与其他抗风湿药物的同时使用在 RA 及其他疾病中均很常见。联合使用其他抗风湿药物有时可以增强或维持 TNF‑α 拮抗剂的疗效,但有时也可能会相互作用而引起不良反应。其他抗风湿药物常在使用 TNF‑α 拮抗剂之前已经被用于患者,但疗效欠佳。那么在使用 TNF‑α 拮抗剂并起效后,这些抗风湿药物还要不要继续使用? 以上有关 TNF‑α 拮抗剂与其他抗风湿药物的同时使用问题已经引起越来越多的重视。本章就经常与 TNF‑α 拮抗剂同时使用的其他抗风湿药物分别做一阐述。

第一节 TNF‑α 拮抗剂与甲氨蝶呤合用

一、类风湿关节炎患者中的研究

早期的临床试验显示联用甲氨蝶呤(MTX)可以增强英夫利昔单抗(IFX)的疗效。以后,英国风湿病协会生物制剂登记系统(British Society for Rheumatology Biologics Register, BSRBR)在 RA 患者中对 MTX 与 IFX 联合使用的问题进行了研究。1 204 例单独使用 IFX 的 RA 患者与128 例联合使用 MTX 及 IFX 的 RA 患者被随访了至少半年,研究结果显示单独使用 IFX 与 IFX 联合 MTX 对 RA 的疗效无统计学显著性差异。

最早的随机对照临床试验结果显示联合使用 MTX 及依那西普(ETN)对 RA 患者的疗效优于两者单独使用,可显著减轻 RA 的临床症状及减缓关节破坏的进程。来自 BSRBR 的研究结果同样提示联合使用 MTX 和 ETN 对 RA 的疗效优于单独使用 ETN。ADORE 临床试验观察了 315 例对单独使用 MTX 疗效反应不好的 RA 患者,这些患者分别改为 MTX 联合使用 ETN,或停用 MTX 而单独使用 ETN,研究结果显示上述两组患者在疗效与安全性上均无统计学显著性差异。

有临床试验结果显示联合使用 MTX 及阿达木单抗(ADA)对 RA 患者的疗效优于两者

单独使用,可显著减轻 RA 的临床症状及减缓关节破坏的进程,这些 RA 患者的病程均在 3 年以内,在之前没有使用过 MTX 治疗。有来自挪威的研究显示联合使用 MTX 及 ADA 对 RA 患者的疗效优于单独使用 ADA,这些 RA 患者的病程比上述研究中更长。

临床试验结果还显示联合使用 MTX 及戈利木单抗对 RA 患者的疗效优于单独使用戈利木单抗,此研究中 RA 患者在使用戈利木单抗之前没有使用过 MTX 治疗。

二、脊柱关节病及其他疾病患者中的研究

研究结果显示联合使用 MTX 及 IFX 对强直性脊柱炎(AS)与银屑病性关节炎(PsA)患者的疗效并不优于单独使用 IFX。但对于 IFX 疗效欠佳的患者,联合使用 MTX 仍值得考虑。

仅有单抗类的 TNF－α 拮抗剂被批准用于治疗克罗恩病。在使用 TNF－α 拮抗剂治疗克罗恩病时,是否还需要同时使用传统维持治疗药物(硫唑嘌呤及 MTX),尚存在争议。

可单独使用单抗类的 TNF－α 拮抗剂治疗银屑病,但对疗效欠佳的患者,联合使用 MTX 仍不失为一个好的尝试。

三、药物代谢动力学方面的研究

有研究显示联合使用 MTX 对 ETN 在 RA 患者中的血药浓度及药物代谢无显著影响,但有研究发现 MTX 可以降低 ADA 在 RA 患者中的药物浓度,明显影响 ADA 的药物代谢。研究显示联合使用 MTX 可使戈利木单抗在 PsA 患者中的血药浓度升高,但 MTX 对戈利木单抗的清除并无显著影响。还有研究发现联合使用 MTX 可以降低克罗恩病患者血中抗 IFX 抗体的产生。

由于 IFX 是人鼠嵌合抗体,因此,在使用 IFX 时,人体会针对 IFX 分子中的鼠源部分产生抗体。这些抗体被称为 HACA(human anti-chimeric antibodies)抗体,也被称为 ATI 抗体,会逐渐减低 IFX 的疗效,还会引起系统性过敏反应。有研究发现联合使用 MTX 或硫唑嘌呤可显著减少 ATI 抗体的产生。即使是阿达木单抗及戈利木单抗这样的全人化单克隆抗体,由于其在本质上仍是蛋白质分子,因此,仍会引起人体产生针对性的抗抗体,这些抗体被称为 HAHA 抗体(human anti-human antibodies)。有研究发现上述抗体在脊柱关节病患者中会导致患者对戈利木单抗的清除增加。

第二节 TNF－α拮抗剂与其他改变病情的抗风湿药物合用

一、类风湿关节炎患者中的研究

有研究发现在 RA 患者对柳氮磺吡啶、来氟米特、硫酸羟基氯喹及注射用金制剂等其他

DMARDs 疗效反应不好时，加用 ETN 可以获得显著的临床疗效，并且耐受性较好。但来自 BSRBR 的研究却发现在调整后分析的结果显示联合使用柳氮磺吡啶、来氟米特、硫酸羟基氯喹、硫唑嘌呤、青霉胺、环孢素 A、米诺环素及注射用金制剂等药物后对 RA 患者的疗效并不优于单独使用 ETN。来自瑞士的研究比较了 ETN 分别联合来氟米特、MTX 及其他 DMARDs 对 RA 患者的疗效与安全性，结果发现 3 组间的疗效与安全性无统计学显著性差异。

有研究显示在 RA 患者中联合使用来氟米特、硫唑嘌呤或环孢素 A 并不增加 IFX 的药物毒性。来自 BSRBR 的研究却发现联合使用柳氮磺吡啶、来氟米特、硫酸羟基氯喹、硫唑嘌呤、青霉胺、环孢素 A、米诺环素及注射用金制剂等药物后对 RA 患者的疗效并不优于单独使用 IFX。

有研究分别比较了 ADA 联合 MTX 及其他 DMARDs（来氟米特、柳氮磺吡啶及硫酸羟基氯喹）对 RA 患者的疗效与安全性，结果发现不同组间的疗效与安全性无统计学显著性差异。

二、脊柱关节病及其他疾病患者中的研究

对 AS 患者，多不主张联合使用 TNF－α 拮抗剂及 DMARDs。对传统 DMARDs 效果不好的 PsA 患者，联合或单独使用 TNF－α 拮抗剂所产生的疗效无统计学显著性差异。有研究观察了 80 例接受 IFX 治疗的克罗恩病患者，这些患者先接受 5 mg/kg 的 IFX 及传统 DMARDs 治疗至少半年，然后随机分为两组，一组患者继续使用 DMARDs，一组患者则停止使用 DMARDs，然后随访 2 年。结果发现停用 DMARDs 的患者 C 反应蛋白与疾病活动度均较高，血中 IFX 浓度下降。

总的来说，已有研究发现，除了 MTX，联合使用其他 DMARDs 并不会增加 TNF－α 拮抗剂的药物毒性。

第三节　TNF－α拮抗剂与抗炎镇痛药、糖皮质激素及其他生物制剂合用

迄今为止，尚未有研究报道联合使用非甾体类抗炎镇痛药及糖皮质激素会增加 TNF－α 拮抗剂的不良反应。

禁止将 TNF－α 拮抗剂与阿那白滞素（anakinra）及阿巴赛普（abatacept）联合使用。有研究报道，上述药物联合使用会引起白细胞减少及严重感染。有研究观察患者在使用利妥昔单抗后改用其他 TNF－α 拮抗剂，结果发现感染概率并未增加。

（李　博　陈小珠）

参 考 文 献

[1] Maini R N, Breedveld F C, Kalden J R, et al. Therapeutic efficacy of multiple intravenous infusions of antitumour necrosis factor alpha monoclonal antibody combined with low-dose weekly methotrexate in rheumatoid arthritis [J]. Arthritis Rheum, 1998, 41: 1552 - 1563.

[2] Hyrich K L, Symmons D P, Watson K D, et al. Comparison of the response to infliximab or etanercept monotherapy with the response to cotherapy with methotrexate or another disease-modifying antirheumatic drug in patients with rheumatoid arthritis: results from the British Society for Rheumatology Biologics Register [J]. Arthritis Rheum, 2006, 54: 1786 - 1794.

[3] van Riel P L, Taggart A J, Sany J, et al. Efficacy and safety of combination etanercept and methotrexate versus etanercept alone in patients with rheumatoid arthritis with an inadequate response to methotrexate: the ADORE study [J]. Ann Rheum Dis, 2006, 65: 1478 - 1483.

[4] Klareskog L, van der Heijde D, de Jager J P, et al. Therapeutic effect of the combination of etanercept and methotrexate compared with each treatment alone in patients with rheumatoid arthritis: double-blind randomised controlled trial [J]. Lancet, 2004, 363: 675 - 681.

[5] Breedveld F C, Weisman M H, Kavanaugh A F, et al. The PREMIER study: A multicenter, randomised, double-blind clinical trial of combination therapy with adalimumab plus methotrexate versus methotrexate alone or adalimumab alone in patients with early, aggressive rheumatoid arthritis who had not had previous methotrexate treatment [J]. Arthritis Rheum, 2006, 54: 26 - 37.

[6] Heiberg M S, Rodevand E, Mikkelsen K, et al. Adalimumab and methotrexate is more effective than adalimumab alone in patients with established rheumatoid arthritis: results from a 6-month longitudinal, observational, multicentre study [J]. Ann Rheum Dis, 2006, 65: 1379 - 1383.

[7] Fleischmann R, Vencovsky J, van Vollenhoven R F, et al. Efficacy and safety of certolizumab pegol monotherapy every 4 weeks in patients with rheumatoid arthritis failing previous disease-modifying antirheumatic therapy: the FAST4WARD study [J]. Ann Rheum Dis, 2009, 68: 805 - 811.

[8] Keystone E, Heijde D, Mason D, Jr. , et al. Certolizumab pegol plus methotrexate is significantly more effective than placebo plus methotrexate in active rheumatoid arthritis: findings of a fifty-two-week, phase Ⅲ, multicenter, randomised, double-blind, placebocontrolled, parallel-group study [J]. Arthritis Rheum, 2008, 58: 3319 29.

[9] Smolen J, Landewe R B, Mease P, et al. Efficacy and safety of certolizumab pegol plus methotrexate in active rheumatoid arthritis: the RAPID 2 study. A randomised controlled trial [J]. Ann Rheum Dis, 2009, 68: 797 - 804.

[10] Emery P. Fleischmann R M, Moreland L W, et al. Golimumab, a human anti-tumour necrosis factor alpha monoclonal antibody, injected subcutaneously every four weeks in methotrexate-naive patients with active rheumatoid arthritis: twenty-four-week results of a phase Ⅲ, multicenter, randomised, double-blind, placebo-controlled study of golimumab before methotrexate as firstline therapy for early-onset rheumatoid arthritis [J]. Arthritis Rheum, 2009, 60: 2272 - 2283.

[11] Breban M, Ravaud P, Claudepierre P, et al. Maintenance of infliximab treatment in ankylosing spondylitis: results of a one-year randomised controlled trial comparing systematic versus on-demand treatment [J]. Arthritis Rheum, 2008, 58: 88 - 97.

[12] Vermeire S, Noman M, Van Assche G, et al. Effectiveness of concomitant immunosuppressive therapy in suppressing the formation of antibodies to infliximab in Crohn's disease [J]. Gut, 2007, 56: 1226 - 1231.

[13] Zhou H, Mayer P R, Wajdula J, et al. Unaltered etanercept pharmacokinetics with concurrent methotrexate in patients with rheumatoid arthritis [J]. J Clin Pharmacol, 2004, 44: 1235 - 1243.

[14] Zhou H, Buckwalter M, Boni J, et al. Population-based pharmacokinetics of the soluble TNFr

etanercept: a clinical study in 43 patients with ankylosing spondylitis compared with post hoc data from patients with rheumatoid arthritis [J]. Int J Clin Pharmacol Therap, 2004,42:267 - 276.

[15] Nestorov I. Clinical pharmacokinetics of tumour necrosis factor antagonists [J]. J Rheumatol, 2005, 74:13 - 18.

[16] Xu Z, Vu T, Lee H, et al. Population pharmacokinetics of golimumab, an anti-tumour necrosis factor-alpha human monoclonal antibody, in patients with psoriatic arthritis [J]. J Clin Pharmacol, 2009,49:1056 - 1070.

[17] Baert F, Noman M, Vermeire S, et al. Influence of immunogenicity on the long-term efficacy of infliximab in Crohn's disease [J]. N Engl J Med, 2003,348:601 - 608.

[18] Xu ZH, Lee H, Vu T, et al. Population pharmacokinetics of golimumab in patients with ankylosing spondylitis: impact of body weight and immunogenicity [J]. Int J Clin Pharmacol Therap, 2010,48: 596 - 607.

[19] Godinho F, Godfrin B, El Mahou S, et al. Safety of leflunomide plus infliximab combination therapy in rheumatoid arthritis [J]. Clin Exp Rheumatol, 2004,22:328 - 330.

[20] Hansen K E, Cush J, Singhal A, et al. The safety and efficacy of leflunomide in combination with infliximab in rheumatoid arthritis [J]. Arthritis Rheum, 2004,51:228 - 232.

[21] Kiely P D, Johnson D M. Infliximab and leflunomide combination therapy in rheumatoid arthritis: an open-label study [J]. Rheumatology (Oxford), 2002,41:631 - 637.

[22] Temekonidis T I, Georgiadis A N, Alamanos Y, et al. Infliximab treatment in combination with cyclosporin A in patients with severe refractory rheumatoid arthritis [J]. Ann Rheum Dis, 2002,61: 822 - 825.

[23] Perdriger A, Mariette X, Kuntz J L, et al. Safety of infliximab used in combination with leflunomide or azathioprine in daily clinical practice [J]. J Rheumatol, 2006,33:865 - 869.

[24] Ochenrider M G, Patterson D J, Aboulafia D M. Hepatosplenic T-cell lymphoma in a young man with Crohn's disease: case report and literature review [J]. Clin Lymph Myeloma Leukemia, 2010, 10: 144 - 148.

[25] Burmester G R, Mariette X, Montecucco C, et al. Adalimumab alone and in combination with disease-mdifying antirheumatic drugs for the treatment of rheumatoid arthritis in clinical practice: the Research in Active Rheumatoid Arthritis (ReAct) trial [J]. Ann Rheum Dis, 2007,66:732 - 739.

[26] O'Dell J R, Petersen K, Leff R, et al. Etanercept in combination with sulfasalazine, hydroxychloroquine, or gold in the treatment of rheumatoid arthritis [J]. J Rheumatol, 2006,33:213 - 218.

[27] Finckh A, Dehler S, Gabay C. The effectiveness of leflunomide as a co-therapy of tumour necrosis factor inhibitors in rheumatoid arthritis: a population-based study [J]. Ann Rheum Dis, 2009,68: 33 - 39.

[28] De Stefano R, Frati E, Nargi F, et al. Comparison of combination therapies in the treatment of rheumatoid arthritis: leflunomideanti-TNF - alpha versus methotrexate-anti-TNF - alpha [J]. Clin Rheumatol, 2010,29:517 - 524.

[29] Antoni C E, Kavanaugh A, Kirkham B, et al. Sustained benefits of infliximab therapy for dermatologic and articular manifestations of psoriatic arthritis: results from the infliximab multinational psoriatic arthritis controlled trial (IMPACT) [J]. Arthritis Rheum, 2005,52:1227 - 1236.

[30] Mease P J, Gladman D D, Ritchlin C T, et al. Adalimumab for the treatment of patients with moderately to severely active psoriatic arthritis: results of a double-blind, randomised, placebo-controlled trial [J]. Arthritis Rheum, 2005,52:3279 - 3289.

[31] Mease P J, Kivitz A J, Burch F X, et al. Etanercept treatment of psoriatic arthritis: safety, efficacy, and effect on disease progression [J]. Arthritis Rheum, 2004,50:2264 - 2272.

[32] Kavanaugh A, McInnes I, Mease P, et al. Golimumab, a new human tumour necrosis factor alpha antibody, administered every four weeks as a subcutaneous injection in psoriatic arthritis: Twenty-

four-week efficacy and safety results of a randomised, placebo-controlled study [J]. Arthritis Rheum, 2009,60:976 - 986.

[33] Van Assche G, Magdelaine-Beuzelin C, D'Haens G, et al. Withdrawal of immunosuppression in Crohn's disease treated with scheduled infliximab maintenance: a randomised trial [J]. Gastroenterology, 2008,134:1861 - 1868.

[34] Genovese M C, Cohen S, Moreland L, et al. Combination therapy with etanercept and anakinra in the treatment of patients with rheumatoid arthritis who have been treated unsuccessfully with methotrexate [J]. Arthritis Rheum, 2004,50:1412 - 1419.

[35] Furst D E, Keystone E C, Fleischmann R, et al. Updated consensus statement on biological agents for the treatment of rheumatic diseases [J]. Ann Rheum Dis, 2009,69(Suppl 1):i2 - 29.

[36] Kremer J M, Dougados M, Emery P, et al. Treatment of rheumatoid arthritis with the selective costimulation modulator abatacept: twelve-month results of a phase iib, double-blind, randomised, placebo-controlled trial [J]. Arthritis Rheum, 2005,52:2263 - 2271.

[37] Genovese M C, Breedveld F C, Emery P, et al. Safety of biological therapies following rituximab treatment in rheumatoid arthritis patients [J]. Ann Rheum Dis, 2009,68:1894 - 1897.

TNF–α 拮抗剂治疗类风湿
关节炎疗效预测指标

第一节 概 述

目前,类风湿关节炎(RA)的治疗在国内外均是一个医学难题。可用来治疗 RA 的传统药物包括非甾体类抗炎镇痛药(NSAIDs)、改善病情的抗风湿药(DMARDs)、糖皮质激素及中药等。但不管是早期的"金字塔形"治疗方案,还是目前普遍使用的"倒金字塔形"治疗方案,都有相当部分的 RA 患者在治疗后,最终还是出现了残疾。肿瘤坏死因子 α(TNF–α)拮抗剂是人类近年来发明的治疗 RA 的新的武器,已被证实十分有效,能迅速改善 RA 的临床症状及实验室炎症活动指标,且对绝大多数使用者是安全的。

在使用 TNF–α 拮抗剂治疗 RA 的过程中存在两个关键的问题。第一个问题是,其价格过于昂贵,一个疗程的用药需要近 10 万元,远远超出了多数患者的承受能力;第二个问题是,并不是所有的 RA 患者都对 TNF–α 拮抗剂有理想的反应,仍有近 1/3 的 RA 患者在使用了足够疗程的 TNF–α 拮抗剂后,病情无显著改善。

那么,如何提前预测 TNF–α 拮抗剂对 RA 患者疗效呢? 这是目前临床工作中存在的一个难题与挑战。如果能够通过某种方法提前预测 TNF–α 拮抗剂的疗效,那么对那些预期疗效欠佳的 RA 患者,就不需要再尝试给他们使用 TNF–α 拮抗剂治疗。这样一来可以减轻患者经济负担,二来也便于及时采取其他治疗措施,避免延误病情。

第二节 TNF–α 拮抗剂治疗 RA 的疗效预测指标

近年来,国外已有大量有关 TNF–α 拮抗剂治疗 RA 的疗效预测指标方面的研究,所涉及的 TNF–α 拮抗剂分别包括了英夫利昔单抗(Infliximab, IFX,商品名为类克)、阿达木单抗(Adalimumab，ADA，商品名为修美乐)与依那西普(Etanercept，ETN，商品名为恩利)这3种目前市场上常用的国外公司的产品。

已经发现的可能的TNF-α拮抗剂治疗RA的疗效预测指标大致可以分为以下4类：临床指标、血液中的生物学指标、遗传学指标、滑膜活检。

一、临床指标

包括起病年龄、病程、性别、吸烟与否、联合用药情况、治疗基线时的DAS28评分、健康评定问卷(HAQ)评分、是否存在类风湿结节及放射学侵蚀改变等。很多研究已发现有多种临床指标可能与TNF-α拮抗剂治疗RA的疗效反应相关。其中，规模最大的研究是Hyrich等在2006年进行的一项针对英国风湿病学会(BSR)数据资料的回顾性研究。该研究对截至2004年10月1日所有使用ETN或IFX并完成至少6个月随访期的2 879例RA患者(1 267例ETN，1 612例IFX)进行了分析。记录患者治疗前和治疗6个月时的疾病活动度DAS28评分，以EULAR改善标准作为疗效评价指标，收集患者治疗前的临床指标并进行多因素Logistic回归分析。结果发现治疗6个月后，治疗反应差与较高的健康评定问卷(HAQ)指数评分有关，而治疗反应好与联合使用NSA IDs和甲氨蝶呤(MTX)有关。吸烟者(特别是IFX治疗者)的有效率较低，而年龄、病程和DMARDs应用史对ETN和IFX的疗效反应均无影响。此外，女性患者较男性患者更难于达到完全缓解。其他基线时的疾病特征对疗效无预测作用。Kristensen等对1999—2006年使用TNF-α拮抗剂的1 565例活动性RA患者的治疗反应进行了前瞻性研究。研究结果显示，性别不能预测TNF-α拮抗剂的治疗反应。联合应用MTX或其他DMARDs均与达到EULAR缓解标准、EULAR改善标准、ACR50和ACR70疗效反应具有相关性。基线时HAQ评分低预示患者的治疗反应好，疾病活动性评分高与ACR50和ACR70疗效反应相关，而DAS28评分高提示EULAR缓解率低。以上结果提示选择不同的疗效判定指标可能会影响基线指标的预测价值。此外，Mattey等的研究证实，有吸烟史的RA患者对TNF-α拮抗剂的治疗反应差。治疗失败与以前吸烟强度高有关，而与开始治疗时是否吸烟无关。另有研究显示，年龄与TNF-α拮抗剂治疗反应相关，老年患者对TNF-α拮抗剂的治疗反应较年轻患者差。

二、血液中的生物学指标

包括C反应蛋白(CRP)、类风湿因子(RF)、抗环瓜氨酸多肽(CCP)抗体、一些细胞因子水平及功能(例如IL-6、IL-10及TNF-α等)、外周血单个核细胞中某些分子的mRNA表达水平等(包括NFKB IA、CCL4、IL-8、IL-1β、TNFAIP3、PDE4B、PPP1R15A和ADM等)。Braun Moscovici等研究了抗CCP抗体与IFX疗效的相关性，结果显示基线水平抗CCP抗体滴度低与临床疗效好密切相关。但Dejaco等的研究提示，TNF-α拮抗剂治疗前后的抗CCP抗体水平无明显变化，抗CCP抗体对TNF-α拮抗剂的临床疗效并无预测价值。此外,还有研究显示,抗 CCP 抗体和 RF 高滴度阳性往往提示 TNF－α 拮抗剂治疗反应差。Hueber 等研究发现共有 24 种生物学标记物(包括粒细胞巨噬细胞集落刺激因子、IL－6、丛生蛋白等)能够预测 TNF－α 拮抗剂的治疗反应,进一步的验证工作正在进行中。Marotte 等分析了血清中 TNF－α 生物活性与临床疗效的关系,发现血清中 TNF－α 生物活性高的 RA 患者对 TNF－α 拮抗剂的治疗反应好。

三、遗传学指标

包括 HLA-DR、TNFRSF1A、TNFRSF1B、FCGR2A、FCGR3A、FCGR3B、TNF－α 及其他一些细胞因子的基因多态性等,其中研究较多并且取得了令人鼓舞成果的是 TNF－α 启动子区的单核苷酸多态性(SNP)与 TNF－α 拮抗剂疗效的相关性。目前利用芯片技术已进行的全基因组相关性研究结果也显示多个 SNPs 位点(其中包括 TNF－α 启动子区的 SNP位点)可能与 TNF－α 拮抗剂疗效相关。但目前对于药物基因组学能否预测 TNF－α 拮抗剂的疗效反应尚无统一观点,还需要大规模、前瞻性、多中心研究进一步确定药物基因组学在 TNF－α 拮抗剂疗效预测中的价值。

四、滑膜活检

主要通过滑膜活检检测一些免疫分子的蛋白或基因在滑膜组织中的表达是否与 TNF－α 拮抗剂疗效相关。有研究对 143 例活动期 RA 患者在用 IFX 治疗前行病变关节滑膜活检,应用免疫组化分析滑膜细胞浸润情况及各种细胞因子、黏附分子和生长因子的表达水平,结果发现对 TNF－α 拮抗剂治疗反应好的患者基线时滑膜中 TNF－α 表达水平、滑膜中巨噬细胞和 T 细胞数量均明显高于治疗反应差的患者,而 IL－1α、IL－6、IL－18、IL－10、细胞间黏附分子(ICAM)-1、血管细胞黏附分子(VCAM)-1、血管内皮生长因子(VEGF)和成纤维细胞生长因子(bFGF)与 TNF－α 拮抗剂的疗效无关。最近还有研究发现,治疗前RA 患者血清中 RANKL 水平低和 RANKL/骨保护素(OPG)比例低往往提示 TNF－α 拮抗剂治疗反应好。

第三节　TNF－α拮抗剂疗效预测研究中存在的问题及原因

总体来说,迄今为止已经进行研究的 TNF－α 拮抗剂治疗 RA 的疗效预测指标多种多样,但以上众多研究均尚未能取得令人信服与满意的结果。这表现为以下几个方面。

(1) 不同研究间存在结果不一致的现象。例如 Hyrich 等研究认为女性患者较男性患者更难于达到完全缓解,而 Kristensen 等研究结果却显示性别不能预测 TNF－α 拮抗剂的治疗反应。另外,即使是某个研究结果中发现的强相关,在别的研究中却被发现变为不相关。以上研究结果间的不一致的可能原因包括:①某些研究的样本数偏小,导致研究的相对低效(underpowering)并影响了研究结果;②人种差异的影响;③遗传标记方面的研究结果受到基因连锁不平衡现象的影响;④选择不同的疗效判定标准可能会影响基线指标的预测价值,即采用EULAR的疗效判定标准与采用ACR的疗效判定标准往往会得出不同的研究结论;⑤TNF-α拮抗剂的疗效可能受到多种因素的影响,单纯一项指标可能很难预测出TNF-α拮抗剂的真正疗效。

(2) 尚未发现对疗效预测具有高特异性的指标或其组合。

(3) 已经进行的疗效预测研究大多数仅设计为相关性研究,未进行相关的可能机制方面的进一步深入研究,并且未对疗效预测的效果进行前瞻性或回顾性的验证。

(4) 迄今为止,尚未见有关国产TNF-α拮抗剂治疗RA的疗效预测方面的研究。

(李 博 钟 勇)

参 考 文 献

[1] Hyrich K L, Watson K D, Silman A J, et al. Predictors of response to anti-TNFalpha therapy among patients with rheumatoid arthritis: results from the British Society for Rheumatology Biologics Register [J]. Rheumatology (Oxford), 2006,45(12):1558-1565.

[2] Kristensen L E, Kapetanovic M C, Gulfe A, et al. Predictors of response to anti-TNF therapy according to ACR and EULAR criteria in patients with established RA: results from the South Swedish Arthritis Treatment Group Register [J]. Rheumatology (Oxford), 2008,47(4):495-499.

[3] Potter C, Hyrich K L, Tracey A, et al. Association of rheumatoid factor and anticyclic citrullinated peptide positivity, but not carriage of shared epitope or PTPN22 susceptibility variants, with anti-tumour necrosis factor response in rheumatoid arthritis [J]. Ann Rheum Dis, 2009,68(1):69-74.

[4] 赵金霞,刘湘源. TNF-α拮抗剂治疗类风湿关节炎疗效预测指标的研究进展[J/OL]. 中华临床医师杂志(电子版),2010, 4(4):447-449.

[5] Marotte H, Arnaud B, Diasparra J, et al. Association between the level of circulating bioactive tumor necrosis factor alpha and the tumor necrosis factor alpha gene polymorphism at -308 in patients with rheumatoid arthritis treated with a tumor necrosis factor alpha inhibitor [J]. Arthritis Rheum, 2008, 58(5):1258-1263.

[6] Hueber W, Tomooka B H, Batliwalla F, et al. Blood autoantibody and cytokine profiles predict response to anti-tumor necrosis factor therapy in rheumatoid arthritis [J]. Arthritis Res Ther, 2009, 11(3):R76.

[7] Lequerre T, Gauthier-Jauneau A C, Bansard C, et al. Gene profiling in white blood cells predicts infliximab responsiveness in rheumatoid arthritis [J]. Arthritis Res Ther, 2006,8(4):R105.

[8] Seitz M, Wirthmuller U, Moller B, et al. The -308 tumour necrosis factor-alpha gene polymorphism predicts therapeutic response to TNFalpha-blockers in rheumatoid arthritis and spondyloarthritis patients [J]. Rheumatology (Oxford), 2007,46(1):93-96.

[9] Chatzikyriakidou A, Georgiou I, Voulgari P V, et al. Combined tumour necrosis factor-alpha and tumour necrosis factor receptor genotypes could predict rheumatoid arthritis patients' response to anti-TNF-alpha therapy and explain controversies of studies based on a single polymorphism [J]. Rheumatology (Oxford), 2007,46(6):1034-1035.

[10] Canete J D, Suarez B, Hernandez M V, et al. Influence of variants of Fc gamma receptors IIA and IIIA on the American College of Rheumatology and European League Against Rheumatism responses

to anti-tumour necrosis factor alpha therapy in rheumatoid arthritis [J]. Ann Rheum Dis, 2009, 68 (10):1547 - 1552.

[11] Liu C, Batliwalla F, Li W, et al. Genome-wide association scan identifies candidate polymorphisms associated with differential response to anti-TNF treatment in rheumatoid arthritis [J]. Mol Med, 2008, 14(9 - 10):575 - 581.

[12] Buch MH, Reece RJ, Quinn MA, et al. The value of synovial cytokine expression in predicting the clinical response to TNF antagonist therapy (infliximab) [J]. Rheumatology (Oxford), 2008, 47(10): 1469 - 1475.

国内外关于 TNF－α 拮抗剂治疗类风湿关节炎指南汇总

类风湿关节炎(RA)发病机制复杂,肿瘤坏死因子(TNF)在疾病发生发展、局部炎症发生和组织损伤中发挥作用,已成为重要治疗靶点。自 20 世纪 90 年代起,国外几种抗 TNF 治疗生物制剂相继研发成功,被批准用于治疗 RA。TNF 既是重要的炎性细胞因子,又是机体维持正常免疫平衡、对抗感染、监视抑制肿瘤生长的生理性细胞因子,如受到过度抑制则可能发生一些与感染、肿瘤相关的不良反应,还可能出现异体蛋白激发的超敏反应等,因此,抗 TNF 治疗的安全性备受关注。近年不断出现大量新的关于生物制剂的信息,各个国家及地区陆续发布了关于 TNF－α 拮抗剂治疗类风湿关节炎的指南及共识,本文将英国、法国、西班牙、香港及国内相关指南性文献进行汇总,旨在为临床医师及科研工作者提供参考。

第一节 英国国家卫生与临床技术优化研究所(NICE)关于类风湿关节炎抗 TNF 治疗指南(2008)

一、简介

生物制剂靶向作用于如 TNF－α 等炎症细胞因子,临床上被批准用于类风湿关节炎等各种炎症性疾病,它们是一类具有严重潜在毒性的昂贵药物,因此,患者的个人选择为决定性因素。目前临床上可用的 TNF－α 拮抗剂有阿达木单抗、依那西普及英夫利昔单抗。

二、药理作用

TNF－α 是一种炎性细胞因子或炎症介质,当浓度过量时可发生病理性炎症如发生于类风湿关节炎的关节软骨及骨质破坏。药物通过抑制 TNF－α 可以起到控制炎症、阻断病情进展的作用。

阿达木单抗是一种重组全人源性 IgG1 型抗 TNF‑α 单克隆抗体。

依那西普是重组人 TNF‑α 受体(p75)-抗体融合蛋白,其作用机制是竞争性抑制 TNF 结合至细胞表面 TNF 受体。

英夫利昔单抗是一种嵌合体的抗 TNF‑α 的单克隆抗体。

三、指南推荐方案

以下方案由英国国家卫生与临床技术优化研究所(NICE)指南及英国风湿病学会(BSR)和英国风湿病卫生专业人员协会(BHPR)联合推荐。

利妥昔单抗联合甲氨蝶呤或阿巴西普联合甲氨蝶呤是对其他 DMARDs 药物(包括至少一种 TNF‑α 拮抗剂)反应不充分或不耐受的严重活动性类风湿关节炎的首选方案。若上述联合方案失败,阿达木单抗、依那西普和英夫利昔单抗可分别与甲氨蝶呤联合使用作为二线方案。

若甲氨蝶呤因禁忌证或不良反应而被撤药时,阿达木单抗和依那西普可用作单药治疗作为二线方案。

四、适应证

1. 阿达木单抗

(1) 可与甲氨蝶呤合用,用于治疗对改变病情抗风湿药(DMARDs),包括甲氨蝶呤疗效不佳的中重度活动性类风湿关节炎患者,若甲氨蝶呤不耐受或存在禁忌证时可单独用药。

(2) 克罗恩病。有时尝试性用于对英夫利昔单抗不耐受的瘘管性克罗恩病患者。

(3) 银屑病关节炎。

2. 依那西普

(1) 类风湿关节炎,尤其是活动期 RA,可单用或联合甲氨蝶呤同时使用。

(2) 银屑病关节炎。

(3) 强直性脊柱炎。

3. 英夫利昔单抗

(1) 与甲氨蝶呤联用,治疗对其他 DMARDs 药物反应不佳的重度活动性类风湿关节炎。

(2) 银屑病。

(3) 银屑病关节炎。

(4) 溃疡性结肠炎。目前尚未被批准,但研究显示其对常规治疗无效的严重暴发型溃疡性结肠炎及与炎症性肠病相关的强直性脊柱炎有效。

五、剂量及用法

（1）根据供应商推荐的剂量表进行临床试验，可视年龄及适应证酌情调整。

（2）阿达木单抗常规推荐每周一次或每隔一周皮下注射。

（3）依那西普常规推荐一周一次或一周两次皮下注射。

（4）英夫利昔单抗常规推荐6～8周静脉注射。

六、注意事项

（1）可能会引起肝、肾功能损害。

（2）轻度心衰，若症状恶化需停止治疗。

（3）感染。

（4）可能引起的脱髓鞘疾病。

（5）治疗期间应避免接种减毒活疫苗。

七、禁忌证

（1）孕妇或哺乳期妇女。

（2）12个月内发生化脓性关节炎的患者。

（3）充血性心力衰竭纽约心脏学会（NYHA）心功能Ⅳ级为英夫利昔单抗的禁忌。

（4）脱髓鞘疾病。

八、不良反应

TNF‐α拮抗剂可引发包括肺结核和败血症在内的严重感染。不良反应包括，恶心、过敏反应、加重心力衰竭以及各种血液系统疾病（贫血，白细胞减少，淋巴瘤，再生障碍性贫血，血小板减少及全血细胞减少）等，均有报道。接受英夫利昔单抗治疗克罗恩病的青少年及成年人亦有过肝脾T细胞淋巴瘤的案例报道，这种罕见的T细胞淋巴瘤通常是致命的。所有T细胞淋巴瘤均发生于接受与硫唑嘌呤或6-巯基嘌呤联合治疗的患者。

九、用药监测

应在风湿免疫科专科医生的指导下密切监测疾病控制情况及药物的不良反应。

对于类风湿关节炎自用药初应持续6个月监测DAS28水平以评估疾病活动指数，若未维持适当的反应，治疗6个月后应终止治疗。

第二节 英国风湿病学会和英国风湿病卫生专业人员协会(BSR/BHPR)关于类风湿关节炎抗 TNF 治疗安全性指南(2010 年)

一、结核

抗 TNF 治疗前,须对患者筛查分枝杆菌感染,活动期 TB 患者应在接受充分抗结核治疗后方可行 TNF 拮抗治疗。有潜在感染的高危人群在进行抗 TNF 治疗前须行预防性的抗结核治疗。

接受 TNF 拮抗治疗者均应监测结核感染或结核活动,定期密切随访直至停药 6 个月后。若出现结核感染症状,应接受正规抗结核化疗。但若临床适应证明确,仍可继续 TNF－α 拮抗剂治疗。

二、病毒性肝炎

开始抗 TNF 治疗前应筛查乙肝感染高危因素,对高危人群行乙肝相关检测,包括乙肝病毒标志物、转氨酶、外周血病毒载量等,对 HBsAg 阳性者应行风险/受益评估,在同时进行抗病毒治疗的前提下,TNF 拮抗治疗可能是安全的。

对于合并 HBV 感染且同时接受 TNF－α 拮抗剂治疗的患者,应同时进行抗病毒治疗,并密切监测血清转氨酶及 HBV－DNA 水平。对于过去曾经感染过,并存在血清学证据的患者,接受抗 TNF 治疗期间应进行血清 HBV 监测。若出现疑似复发征象时,应给予抗病毒治疗。

虽然目前研究数据表明,抗 TNF 治疗对丙肝感染无危害,对于合并 HCV 感染的患者接受抗 TNF 治疗期间仍需谨慎,需密切监测血清转氨酶及 HCV 复制情况。

三、HIV 感染

在开始抗 TNF 治疗前亦应筛查 HIV 感染高危因素,对高危人群行 HIV 检测。对 HIV 阳性者开始抗 TNF 治疗前,须对风险/收益进行评估。当 HIV 感染已控制、无严重免疫系统破坏时可考虑抗 TNF 治疗,但应同时行高强度抗病毒治疗。用药过程中严密监测病毒载量及 CD4 细胞计数,并根据结果适当调整治疗方案。

四、其他感染性疾病

用药前需评估患者的相对风险/收益,并告知患者用药期间存在感染的高危因素。对高感染风险人群,应评价风险收益、慎用抗 TNF 制剂。严重活动性感染患者不应接受抗 TNF 治疗;应用抗 TNF 制剂期间,出现严重感染时应立即停用,感染治愈后可继续用药,并密切关注病情随诊。

接受抗 TNF 治疗者可能发生病毒感染,如水痘、带状疱疹,针对前者可考虑应用免疫球蛋白,而对于后者可采用传统治疗。在治疗过程中,一旦怀疑有非典型和机会感染,应立即停用抗 TNF 制剂,并考虑早期抗特殊细菌或真菌治疗。

对接受 TNF 拮抗治疗的患者应行针对性的食品卫生宣教。

五、手术

对于接受抗 TNF 治疗的 RA 患者,应权衡停用抗 TNF 制剂预防术后感染的收益与停药后围手术期 RA 病情活动的风险。如围手术期须停用抗 TNF 制剂,应在停用药物的 3～5 个半衰期后进行手术。若术后伤口愈合良好且无感染征象时,可考虑重新开始 TNF-α 拮抗剂治疗。

六、疫苗接种

英国风湿病协会不推荐接受抗 TNF 治疗者接种活疫苗。在应用抗 TNF 制剂期间患者可接种流感疫苗、肺炎球菌多糖疫苗、乙肝疫苗,体内可产生相应保护性抗体,但抗体滴度和保护作用可能会减弱(尤其在同时应用甲氨蝶呤时)。开始抗 TNF 治疗前,对于存在感染风险的患者,应考虑接种乙肝疫苗。

七、肿瘤

目前尚不明确是否抗 TNF 治疗可使实体肿瘤及淋巴增殖性疾病发生率升高或使肿瘤复发,但其可能增加皮肤癌风险,因此仍须警惕。应告知患者 TNF-α 拮抗剂可能增加皮肤癌的患病率,可建议患者进行预防性的皮肤保健及监测。若有持续性的皮损,当立即报告医生。

临床需明确是否存在恶性肿瘤的潜在可能,若确诊恶性肿瘤,需停用 TNF-α 拮抗剂,既往存在恶性肿瘤病史的患者,TNF-α 拮抗剂应慎用。抗 TNF 制剂禁用于有淋巴瘤病史者。对有其他实体瘤病史或有肿瘤高风险者,应慎重使用。抗 TNF 治疗对癌前病变的影响尚不明确,对此类患者亦应慎用。

用药期间应密切监测恶性肿瘤相关临床征象。在抗 TNF 治疗中,如临床怀疑肿瘤,应立即停药并行相关检查。

八、神经系统疾病

TNF-α 拮抗剂禁用于有多发性硬化病史患者,如有脱髓鞘疾病患者亦须慎用。治疗期间一旦发生脱髓鞘病变,应停用抗 TNF 制剂,并行专科治疗。

九、心血管疾病

TNF－α 拮抗剂禁用于心功能 Ⅲ～Ⅳ 级患者[纽约心脏学会(NYHA)标准],对心功能 Ⅰ～Ⅱ 级患者亦需慎用。治疗过程中若出现心功能进展或恶化,应停用 TNF－α 拮抗剂。

十、血液系统疾病

所有接受抗 TNF 治疗者应定期监测全血细胞计数,如出现血液系统不良反应,须停药并分析原因。

十一、间质性肺病

患间质性肺病(ILD)患者接受 TNF 拮抗治疗期间应监测肺功能,若病情恶化或出现新发症状,需考虑停止抗 TNF 治疗。

十二、自身免疫性疾病

抗 TNF 治疗期间,如出现狼疮样综合征或新发自身免疫性疾病,应停用抗 TNF 制剂并予适当干预。再次应用抗 TNF 治疗时应慎重。

十三、妊娠及哺乳

建议接受抗 TNF 治疗的男性或女性患者均应采取避孕措施,准备生育者应停用抗 TNF 制剂。在治疗过程中意外妊娠者应停用抗 TNF 制剂。至于接受治疗的哺乳期患者,应基于患者个体化状况,权衡其利弊后决定是否哺乳。

十四、皮肤病及眼病

TNF－α 拮抗剂慎用于既往有葡萄膜炎病史的患者,治疗前应评估现有 TNF－α 拮抗剂的相对风险,选择合理药物。治疗期间若出现银屑病皮疹,应依照常规处理银屑病。若接受专科治疗及终治疗后皮损仍持续存在或进展,须考虑停止 TNF－α 拮抗剂。治疗期间出现葡萄膜炎,可考虑更换生物制剂。

第三节　中国香港风湿病协会关于类风湿关节炎患者管理的共识(2010年)

一、一般原则

早期治疗提高疗效。病情严重和(或)存在不良预后因素的患者主张早期接受积极治疗。

二、患者的评估

抗 CCP 抗体检测,关节超声和 MRI 可用于早期诊断 RA,但不推荐常规使用。

DAS 28 可用于 RA 疾病活动性评估,临床医生应定期进行 DAS28 评分。

RA 预后不良的因素包括吸烟、高滴度的抗 CCP 抗体或 RF、放射学显示骨质侵蚀、阳性家族史、严重的功能障碍,及关节外表现(如类风湿结节)等。

应定期评估患者关节功能状况。

三、治疗

治疗的目标是疾病缓解(即 DAS28 < 2.6)。

确诊后尽快给予 DMARDs 药物治疗,未用过 DMARDs 药物的患者可使用 MTX 单药治疗。对病情严重及存在不良预后因素的患者,可考虑联用 DMARDs 药物,或 MTX 联合使用 TNF-α拮抗剂。

未达标治疗定义为接受最大耐受剂量 MTX 治疗 3 个月后仍未达到临床缓解。此类病人应接受上阶梯治疗,即 MTX 加用另一种药物联合治疗(如 LEF,SSz/羟氯喹,生物制剂)。

MTX 联合生物制剂可选择以下任意方案组合:MTX 联用一种 TNF-α拮抗剂,妥珠单抗、阿巴西普或利妥昔单抗。

TNF-α拮抗剂治疗失败的患者可考虑更换另一种 TNF-α拮抗剂,如妥珠单抗、阿巴西普或利妥昔单抗。

四、安全性考虑

使用生物制剂之前,临床医师应对患者进行活动性或潜伏性结核感染的筛查,活动性肺结核患者应接受标准抗结核治疗后方可考虑生物制剂治疗。对于潜伏性结核感染的患者建议开始生物制剂治疗前应接受 9 个月异烟肼预防性抗结核治疗。

应常规行 HBV 和 HCV 筛查。活动性肝炎患者禁用 TNF‐α 拮抗剂,慢性病毒携带者需定期监测 HBV DNA 及 HCV RNA 水平,并适当使用抗病毒药物治疗。应告知患者接受 TNF‐α 拮抗剂治疗有诱发暴发型肝炎的风险。利妥昔单抗禁用于慢性乙型或丙型肝炎病毒携带者。

患者应定期监测药物的不良反应,定期行胸部 X 片、全血细胞计数、淋巴细胞计数、肝肾功能及血脂检查。

五、心血管疾病的危险因素和骨密度

类风湿关节炎患者应进行心血管疾病的危险因素及骨质疏松症的筛查。若存在相关风险,需进行适当干预。

第四节　法国风湿病协会关于类风湿关节炎抗 TNF 治疗指南(2007)

(1) TNF‐α 拮抗剂治疗类风湿关节炎的建议:适应证,如表 1 所示。

表 1　TNF‐α 拮抗剂治疗类风湿关节炎的建议:适应证

1‐RA 的诊断	明确诊断 RA -符合 1987ACR 标准 -由具备 RA 诊治经验的风湿免疫科专科医师诊断
2‐炎症活动度及进行性骨质侵蚀	活动性或进行性关节破坏的 RA -活动性 RA 持续至少 1 个月,定义为 DAS28>5.1 或 DAS28≥3.2(有糖皮质激素依赖者),炎症存在的客观依据,或体检发现(滑膜炎)或实验室检查(ESR 或 CRP)。 -进行性关节破坏　放射学证实的关节损伤随时间进展和/或加重。
3‐治疗经过	MTX 治疗失败,最佳耐受剂量治疗至少 3 个月(0.3 mg/kg/周～25 mg/周) 如果 MTX 不耐受或使用 MTX 有禁忌证,需证实另一种已知保护关节的 DMARD 治疗无效[来氟米特或柳氮磺胺吡啶,最佳耐受剂量(来氟米特 20 mg/天,柳氮磺胺吡啶 40 mg/kg/天),治疗至少 3 个月]。 未曾用过 DMARD 但有严重关节破坏的早期 RA 患者是特殊情况,可考虑直接用 TNF‐α 拮抗剂。

4-特殊情形或伴随疾病（修改条目）	绝对禁忌证 -急性和慢性感染　由细菌、病毒、真菌或寄生虫所致（最常见的是结核、HIV和慢性乙型肝炎） -实体瘤或血液肿瘤　在5年内诊断，具有潜在恶化可能 -心力衰竭　纽约心脏学会（NYHA）心功能Ⅲ～Ⅳ级 -脱髓鞘疾病 -妊娠或哺乳期妇女 相对禁忌证 存在高感染风险的情形 -皮肤溃疡 -慢性感染 -潜在的未治疗的结核病史 -过去12个月内有假肢关节感染 -留置导尿管 -未经控制的糖尿病，COPD 已经治疗且至少有5年缓解期的肿瘤 癌前病变　结肠或膀胱息肉、宫颈非典型增生、单克隆γ球蛋白血症、骨髓增生异常综合征

（2）TNF-α拮抗剂治疗类风湿关节炎的建议：启动，如表2所示。

表2　TNF-α拮抗剂治疗类风湿关节炎的建议：启动

1-前期准备	须完善的实验室检查 血常规 血清蛋白电泳 转氨酶 HBV、HCV及HIV血清学检测（患者知情同意） 抗核抗体；若阳性，完善抗ds-DNA检查 胸片 结核菌素试验 必要时完善免疫学检查，对于高危患者可予接种流感疫苗或肺炎球菌疫苗。 排查泌尿道、窦道或齿科感染可能。

2-选择TNF-α拮抗剂（修改条目）	不存在最有效的TNF-α拮抗剂 药物选择需考虑患者意见，并参考以下方面： -现有安全资料 3种药物在常规剂量下发生严重感染的风险是相似的。但英夫利昔单抗和阿达木单抗发生结核感染的风险高于依那西普。 -患者特征

3-伴随治疗 （修改条目）	不论选择 TNF‑α 拮抗剂与否,通常推荐联合使用 MTX 的方案 若不能选用 MTX -可选择英夫利昔单抗,联合使用推荐的另一种 DMARDs -可选择阿达木单抗和依那西普,单药治疗或联合使用另一种 DMARDs

4-监测	以下项目需定期监测 -临床:收集需要进行 DAS28 评分的资料 　　　收集 TNF‑α 拮抗剂不良反应的相关资料 -实验室检查: 　　ESR,CRP,血常规,转氨酶 　　合并应用传统 DMARD 时所需的监测项目 -影像学检查: 　　双侧手部、腕部、足部 X 片 　　病变关节的 X 片 临床及实验室监测时间 -英夫利昔单抗:输液时 -依那西普,阿达木单抗:启动治疗后 1 月、3 月,以后每 3 月 1 次。 影像学监测　1 年 1 次,在病程长的患者可适当延长

（3）TNF‑α 拮抗剂治疗类风湿关节炎的建议:调整,如表 3 所示。

表 3　TNF‑α 拮抗剂治疗类风湿关节炎的建议:调整

1-治疗目标 （修改条目）	欧洲抗风湿病联盟建议治疗目标 　　- DAS28<3. 2 　　或当 DAS28 降幅≤1. 2 时 DAS28 应<5. 1 　　如果治疗 12 月后未达到 EULAR 疗效标准,应改变治疗策略 如果放射学证实关节破坏进展（侵蚀或变窄）以及糖皮质激素依赖,也应考虑改变 治疗策略

2-治疗无效	-若 TNF‑α 拮抗剂与传统 DMARD 联用无效　英夫利昔单抗,可缩短用药间隔 （每6～8 周）或增加剂量（3～5 mg/kg） -单用 TNF‑α 拮抗剂治疗无效　应考虑重用以前用过的 DMARD,应优先考虑 MTX,即使它之前疗效不佳 -更换另一种 TNF‑α 拮抗剂

3-不耐受	根据不良反应的种类适当重新引入 TNF-α 拮抗剂或切换至另一种 TNF-α 拮抗剂

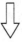

4-患者病情缓解	达到临床及生物学缓解的患者　可考虑减少 TNF-α 拮抗剂剂量,停用 NSAID 药物或激素 达到持续缓解的患者　可考虑减少 TNF-α 拮抗剂剂量,或考虑 DMARDs(MTX 或其他药物)

第五节　西班牙风湿病协会关于生物制剂治疗 RA 的共识修正(TNF-α 拮抗剂部分)(2010 年)

一、现有的 TNF-α 拮抗剂

目前临床用于治疗 RA 的 TNF-α 拮抗剂主要有可溶性受体融合蛋白依那西普(ETN)和两种单克隆抗体英夫利昔单抗(IFX)和阿达木单抗(ADA)。表4总结了这些药物的主要特点。

表4　TNF-α 拮抗剂药品说明书摘要

药品名/商品名	剂量和用法	适应证	禁忌证	不良反应
依那西普(恩利) 25 mg/50 mg	25 mg 每周 2 次(间隔 72~96 h),或 50 mg 每周一次皮下注射	与 MTX 联用治疗对包括 MTX 在内的 DMARDs 药物疗效不佳或不耐受的中度至重度活动性类风湿关节炎 未使用过 MTX 的严重活动性、进展性类风湿关节炎 不推荐与阿那白滞素或阿巴西普联用 尚无足够依据推荐使用利妥昔单抗及妥珠单抗时	对本品或制剂中成分过敏者 存在脓毒血症或败血症风险的患者 活动性感染	常见注射部位局部反应,呼吸道、泌尿系统感染,皮肤及其附件的损害等 常见:过敏,自身抗体 不常见:严重感染,血小板减少症,银屑病 罕见:全血细胞减少,TBC,LES

（续表）

药品名/ 商品名	剂量和用法	适应证	禁忌证	不良反应
阿达木单抗 （修美乐） 40 mg	40 mg 每 2 周 1 次皮下注射,若标准剂量无反应,可增至每周给药 1 次	与 MTX 联用治疗对包括 MTX 在内的 DMARDs 药物疗效不佳或不耐受的中度至重度活动性类风湿关节炎 未使用过 MTX 的严重活动性、进展性类风湿关节炎 不推荐与依那西普、阿那白滞素或阿巴西普联用 尚无足够依据推荐使用利妥昔单抗及妥珠单抗时	对本品或制剂中成分过敏者 严重感染 活动性肺结核 中度到重度的心脏衰竭（NYHA 分级 Ⅲ/Ⅳ）	很频繁:注射部位反应(疼痛,红斑) 频繁:头痛,呼吸道/泌尿道感染,疱疹,腹泻 罕见:SLE,心律失常 肺结核,脓毒血症,血细胞减少 罕见:心力衰竭,多发性硬化,淋巴瘤,和恶性实体肿瘤
英夫利昔单抗 （类克） 100 mg	剂量(按体重计算): 3 mg/kg 用法:静脉输注 2 h 频次:第 1 剂注射后,此后在第 2 周,第 6 周分别行第 2、第 3 次注射。以后每 8 周注射一次 剂量可增加至 7.5 mg/kg/8 周,如无效或复发可缩短间隔至 4～6 周。	与 MTX 联用治疗对包括 MTX 在内的 DMARDs 药物疗效不佳或不耐受的中度至重度活动性类风湿关节炎 未使用过 MTX 的严重活动性、进展性类风湿关节炎 不推荐与依那西普、阿那白滞素联用 尚无足够依据推荐使用利妥昔单抗、阿巴西普及妥珠单抗时	对制剂中活性成分或鼠类蛋白过敏者 严重感染 活动性肺结核 中度到重度的心脏衰竭（NYHA 分级 Ⅲ/Ⅳ）	很常见:静脉滴注反应 频繁:头痛,呼吸道感染,疱疹,腹泻 少见:系统性红斑狼疮,肺结核,脓毒症,血细胞减少 罕见:ICC,多发性硬化,淋巴瘤

二、类风湿关节炎的临床、关节功能及放射学评估

RA 的标准化评估措施包括以下方面(证据等级:1b;推荐强度:A;认同度:86.1%)

1. 活动度

(1) 疼痛(NPJ)及肿胀(NSJ)的关节数目。

(2) 患者及医生对病情的总体评估(分值 0～100)。

(3) 急性时相反应(ESR, CRP)。

2. 结构损伤

开始生物治疗或病程的前 3～4 年,应每年行包括手、足在内的影像学检查。

3. 功能评估

采用 HAQ 39 或其他问卷调查,每年至少一次。

三、类风湿关节炎的治疗目标

治疗目标是达到临床缓解或疾病低活动度。临床缓解定义为达到临床疾病活动度指标如 DAS28<2.6 或 SDAI<5(证据等级:1b;推荐强度:A;认同度:83.1%);低活动度的根据量化指标定义为 DAS28<3.2 或 SDAI<11,并达到炎症持续缓解、重要关节症状改善、关节放射学损伤无进展。(证据等级:1b;推荐强度:A;认同度:93.1%)。

四、类风湿关节炎初始治疗的注意事项

有证据表明早期积极治疗 RA 可改善病程,一旦确诊应及早给予 DMARDs 药物治疗(证据等级:2b;推荐强度:B;认同度:96.2%)。

类风湿关节炎患者初期治疗阶段(NSAID 和(或)类固醇激素联合 DMARDs)可能需要频繁调整,有必要对患者进行密切监测。治疗目标为,尽快达到治疗目标;识别初始治疗药物抵抗患者。

五、生物治疗的适应证

为患者选择合适的生物制剂是主治医师的义务,以下情况可考虑使用生物制剂:①符合药品说明书的适应证;②根据患者的临床表现及患者的一般情况做出决定;③具备临床经验的专科医生的建议。

开始生物治疗前,患者需要接受至少一种 DMARDs 药物治疗,且未达到治疗目标可考虑生物治疗(证据等级:1b;推荐强度:A;认同度:95.3%)。特殊情况下方可考虑选择生物制剂为初治方案(证据等级:1b;推荐强度:A;认同度:95.3%)。

现有证据表明,TNF－α 拮抗剂或 IL－6 受体拮抗剂能够更迅速地抑制炎症,相比 DMARDs 药物,能够更有效地避免结构损伤。专家组认为在考虑使用 TNF－α 拮抗剂(IFX,ETN,ADA)或妥珠单抗(TCZ)前,不论是选择联合应用 MTX 方案或单药治疗,RA 患者病程需在一年以上且临床表现为严重进展,方可考虑用药。

六、治疗评估及方案调整

首次使用生物制剂需在用药后的第 3~4 个月评估治疗反应。若达到治疗目标,需每 3~6 月定期检查;若未达到治疗目标或无反应,专家组建议更换新的治疗方案(证据等级:1b;推荐强度:A;认同度:90.7%)。

1. 以下为生物制剂切换及调整的备选方案

(1) 若 TNF - α 作为单药治疗,切换至另一种生物制剂前可考虑加用 MTX,快速增加药物剂量并评估疗效。

(2) 若原方案为 TNF - α 拮抗剂联合 MTX 且未达到治疗目标,可考虑选择下列方案(无先后顺序)。

① 若患者正接受 IFX 治疗,可考虑增加剂量或缩短治疗间隔(证据等级:4;推荐强度:C)。在对该文档进行编辑审查后,已出版的临床试验并不支持对使用 IFX 常规剂量无效的患者将 IFX 剂量由 3 mg/kg 增加到 5 mg/kg。

② 不管原药物为单克隆抗体或可溶性受体,切换至另一种肿瘤坏死因子拮抗剂。大量观察性研究反复证明有 1/3 的 TNF - α 拮抗剂往往难以取得显著的临床疗效(证据等级:2b;推荐强度:B)。

③ 改变药物作用靶点(RTX，ABA，TCZ)(证据等级:2b;推荐强度:B)。

④ 若患者正接受把 TCZ 作为一线药物的治疗,目前尚缺乏可提供特别建议的资料,尽管关于生物治疗的累积经验并不认为会出现与其他 TNF - α 拮抗剂治疗时所见模式不同的模式(证据等级:5;推荐强度:D)。联合使用本文所提到的生物制剂是禁止的(证据等级:5;推荐强度:D;认同度:88.5%)。

⑤ 类风湿关节炎患者使用生物制剂联合治疗,临床优势并不明显,反而可导致感染风险增加,目前不主张联合使用。

2. 以下为已达到临床缓解的患者可接受的建议(证据等级:5;推荐强度:D;认同度:89.2%)

(1) 维持现有生物治疗方案。

(2) 尝试减少剂量,延长给药间期或暂停生物制剂。

七、生物制剂的前期评估及安全性考虑

患者开始生物治疗前,应考虑存在感染、肿瘤、心力衰竭、血细胞减少、脱髓鞘疾病或其他形式的并发症及禁忌证(证据等级:2b;推荐强度:B;认同度:99.2%)。

活动性、全身性或局部感染为生物制剂的使用禁忌(证据等级:4;推荐强度:C;认同度:94.6%)。

对所有即将接受生物治疗的患者或近期有结核接触史的患者均应常规排除 TB 活动性感染及潜在感染的可能性。因此,提议有接触感染史或近期有结核接触证据的患者应行胸部 X 片和 PPD 检查以发现活动性结核或既往感染的影像学依据,若 PPD 试验<5 mm,应在 1~2 周后重复检查(证据等级:2b;推荐强度:B;认同度:100%)。

开始生物治疗前,下述潜伏性结核感染的情况应进行相应处理:①近期与结核患者接触史;②既往抗结核治疗不充分;③PPD 试验阳性或强阳性;④胸部 X 线提示存在结核残余

病灶。对于结核潜在感染建议给予异烟肼(5 mg/kg/d 增加剂量至最大量 300 mg/d)并加用维生素 B₆辅助治疗 9 个月(证据等级:2b;推荐强度:B;认同度:98.4%)。若患者对异烟肼不耐受,可考虑使用利福平 10 mg/kg/d(最大剂量 600 mg/d)4 个月。

若活动性或潜在性结核病患者近期已接受充分的抗结核治疗,不必要再进行预防接种或结核菌素试验(证据等级:5;推荐强度:D;认同度:93.8%),但应对患者进行严密的追踪随访。

生物治疗前应完善乙型肝炎病毒和丙型肝炎病毒血清学检查(证据等级:4;推荐强度:C;认同度:95.3%)。

建议接受生物治疗的患者进行肺炎球菌疫苗及流感疫苗接种(证据等级:3b;推荐强度:B;认同度:95.3%)。乙肝疫苗亦建议用于即将接受生物治疗的患者(证据等级:3b;推荐强度:B;认同度:83.8%)。

对于治疗期间发生的感染应给予高度重视。基本处理原则是及早诊断并治疗,暂时停用生物制剂。一旦感染得到控制,可重新开始生物制剂治疗(证据等级:5;推荐强度:D;认同度:96.9%)。

若患者即将接受外科手术,如有必要可暂时停用生物制剂(证据等级:4;推荐强度:C;认同度:91.5%)。

若患者存在有肿瘤病史,必须评估肿瘤的生物学行为,肿瘤科医生需同患者讨论肿瘤复发的可能性。若患者接受生物制剂治疗时发现肿瘤,应终止生物治疗(证据等级:4;推荐强度:C;认同度:90%)。

应密切关注接受 TNF－α拮抗剂治疗的中重度心力衰竭的患者,应用药物可能加重心衰(证据等级:2b;推荐强度:B;认同度:94.6%)。

若患者存在可疑脱髓鞘病变或视神经炎进展,应暂停 TNF－α拮抗剂(及妥珠单抗)使用,具有明确病史的患者禁用该类药物(证据等级:5;推荐强度:D;认同度:96.9%)。

若 RA 患者合并存在严重的全血细胞减少,不推荐使用生物制剂。若血细胞减少出现于治疗期间,应终止治疗并寻求原因,归因于生物制剂前,应排查其他原因所致(证据等级:4;推荐强度:C;认同度:87.6%)。

妊娠期及哺乳期不宜接受生物治疗,对于妊娠期间接受生物制剂治疗的患者,联合评估患者的风险/受益后建议停止生物治疗(证据等级:4;推荐强度:C;认同度:90%)。

表5　类风湿关节炎患者使用 TNF－α拮抗剂的安全监测
Ⅰ-治疗前

临床方面	排除: -包括结核在内的活动性感染,肿瘤,心力衰竭,血细胞减少症,脱髓鞘疾病以及重大并发症 -新近与结核患者密切接触史 -避免妊娠

（续表）

实验室检查	完善： -全血细胞计数 -乙型及丙型肝炎病毒血清学检查 -胸片 -结核菌素试验
其他	-肺炎球菌疫苗和流感疫苗接种 -评估是否需乙肝疫苗接种 -避免接种活疫苗或减毒活疫苗

Ⅱ-治疗中

临床方面	-出现包括结核在内的感染,严重的血细胞减少、脱髓鞘性视神经炎、恶性肿瘤 -新发或加重的心力衰竭
实验室检查	-全血细胞计数及生化常规检查(前 3 个月每月检查,之后 3～4 个月检查一次)
其他	-视患者病情转归酌情处理

Ⅲ-终止治疗

-出现肿瘤或脱髓鞘性视神经炎
-严重的全血细胞减少或严重药物不良反应
-存在感染或大型择期手术围手术期需考虑暂停治疗
-妊娠期或哺乳期

第六节　国内关于依那西普治疗类风湿关节炎的专家建议(2010 年)

一、依那西普在类风湿关节炎的临床应用

1. 依那西普的适应证

患者应符合 1987 年美国风湿病学会(ACR)颁布的成人 RA 分类标准,或欧洲抗风湿病联盟(EULAR)与 ACR 联合制订的新版成人 RA 分类标准,而且,病情为中度或高度活动。在常规诊疗条件下评估病情时,我们建议除了检查肿胀关节数、压痛关节数和 CRP/红细胞沉降率,还应尽可能平行采用多种复合型评估指标(例如 DAS44、DAS28、SDAI、CDAI等)。患者还应同时符合以下至少一种条件。

(1) 传统 DMARDs 治疗失败:即至少一种传统 DMARDs 充分治疗,但无效或患者不耐受。充分治疗的定义是,传统 DMARDs 以标准目标剂量治疗至少 3 个月,起始剂量可以因人而异。如不能耐受标准目标剂量,则以治疗剂量持续治疗至少 3 个月。基于欧美人群的循证医学建议,甲氨蝶呤起始剂量(即治疗剂量)定为 10～15 mg/周,根据临床应答和耐受性,每 2～4 周增加 5 mg 直至标准目标剂量即 20～30 mg/周。

（2）初治的早期RA：我们建议将早期RA的病程界定为病程≤12个月。有不良预后因素者，例如，病程早期有影像学证实的关节破坏、高滴度（≥3倍正常值）的抗环瓜氨酸肽抗体和/或类风湿因子、病情中高度活动。女性患者，初始治疗可以使用依那西普。

2. 疗程

按依那西普标准剂量（50 mg/周）持续治疗，直至达到临床缓解或病情低活动度，接着再巩固至少6个月，之后有经济条件的可以继续用标准剂量治疗，也可以逐渐减量直至停用依那西普，并改用传统DMARDs维持治疗。根据已发表的多个随机对照临床试验的数据，依那西普单用或联合传统DMARDs，大多数患者可以在3~6个月实现临床缓解或低活动度。如果3个月内未能达到临床缓解或低活动度，但已经获得其他改变（如可以减少糖皮质激素用量，或DAS28评分自基线降幅大于0.6等），再延长依那西普标准剂量（50 mg/周）治疗3个月。如连续治疗6个月仍未实现临床缓解或低度活动，则可以判为治疗无效而停用依那西普。

3. 评估疗效

应定期检查的项目包括肿胀关节数、压痛关节数、医生和患者对疾病的总体评估。辅助检查包括ESR、CRP、血常规、肝肾功能，以及联用传统DMARDs时所需的检查项目；双手、双腕以及其他有症状关节的影像学检查（X线、核磁共振和超声等）。

4. 停药标准

出现药物相关严重不良反应，如包括活动性结核病在内的严重感染、狼疮样综合征、心力衰竭、肿瘤和脱髓鞘综合征等不良反应；妊娠；治疗失败（参见本节"疗程"中的相关描述）。

5. 随访频率

在尚未达到临床缓解或病情低度活动之前，应每月至少随访一次，病情稳定后，至少每3个月随访一次。放射学摄片应一年一次。

二、依那西普的治疗剂量及合并用药

依那西普治疗成年人RA和AS的标准剂量为25 mg/次，皮下注射，每周2次。根据国内外已发表文献，也可以采用每周1次50 mg皮下注射。治疗RA时，推荐依那西普与MTX联合应用，当MTX有禁忌或两者联合疗效欠佳，也可以选用其他传统DMARDs。

三、依那西普的禁忌证

（1）活动性感染（包括活动性结核病、肝炎病毒感染高度活动期、其他病毒感染的活动期、细菌感染等）以及结核潜伏感染。

（2）纽约心功能分级（NYHA）为Ⅲ或Ⅳ级的充血性心衰。

（3）恶性肿瘤，除外皮肤基底细胞癌、已经治疗且至少有10年缓解期的肿瘤。

（4）既往有脱髓鞘综合征病史或多发性硬化症病史。

四、注意事项

1. 注射部位反应

是依那西普最常见不良反应,发生率为 16%～37%。大多为轻到中度、无须特殊处理。极个别病人可能需要停药处理。

2. 结核感染

1) 筛查

在应用依那西普治疗之前,为排除活动性结核病(包括肺结核和肺外结核)及结核潜伏感染者,所有患者必须检查 X 线胸片,应仔细体检和详细询问结核既往史、家族史以及近期与结核患者接触史。如果胸片结果不确定,还可以进行 CT 检查,以排除可疑。可用的辅助诊断工具还有结核菌素皮肤试验(PPD)。有条件并积累一定经验的地方可以考虑选用结核抗原特异性干扰素-α 释放试验(IGRA),适用人群是 PPD 皮试阳性或临床不能排除活动性结核病的患者。

尽管 PPD 皮试有较多局限性,但是对于强阳性(伴有肺部活动病灶)及新近转阳的患者,均应提高警惕。PPD 阳性的标准多采用 PPD 硬结直径≥10 mm,强阳性为 PPD 硬结直径≥20 mm 或虽<20 mm 但局部出现水泡和淋巴管炎。

干扰素-α 释放试验(IGRA)的敏感性和特异性很高,而且不受卡介苗接种的影响,阳性检测结果支持活动性结核病或结核潜伏感染,但是阴性结果也不能排除结核感染。IGRA 检测结果为阳性者,应高度怀疑为潜伏 TB 感染,应先行抗结核治疗。

2) 防治结核的建议

(1) 活动性结核病患者,应首先接受标准抗结核方案充分治疗,之后根据结核病情控制情况与结核病专科医生的评估意见,并结合风湿性疾病病情需要,仔细权衡利弊,谨慎使用依那西普。

(2) 如临床急需治疗,应在结核标准治疗或预防性治疗启动 1～2 个月后,并征得结核病专科医生的同意和建议,才可考虑应用依那西普治疗。

(3) 既往有结核病史,已经接受标准抗结核治疗,目前没有结核活动的风湿病患者,无须再进行预防性抗结核治疗,可应用依那西普,但须临床密切随访。

(4) 既往结核未经足量治疗或临床高度怀疑结核潜伏感染或低度活动的患者,建议进行预防性抗结核治疗。

(5) 结核标准治疗方案和预防性治疗方案应遵循当地结核病专科医生的建议。潜伏感染的治疗主要针对高危人群,即青少年、有密切结核病接触史、新近 PPD 转阳以及 HIV 患者、IGRA 阳性者,而不是所有 PPD 皮试强阳性者均需要预防性治疗。以往预防性化疗方案是单用异烟肼,由于耐药菌株的增多及避免诱导产生耐药性,目前采用两联或三联抗结核治疗(异烟肼、利福平和乙胺丁醇)。在给予抗结核药物治疗前,应检查肝肾功能、血尿常规,用药后 2 周、4 周各查 1 次,以后每 4 周复查 1 次。

（6）对于没有预防性化疗的结核感染高危人群,应该定期随访(每3～6个月查1次胸片)。

（7）依那西普使用过程中发生结核病,应立即停用依那西普并启动抗结核标准治疗。

（8）依那西普治疗过程中以及停用之后6～12个月内,应每3个月1次进行随访,随访时须询问结核特征性症状,建议定期行X线胸片检查。

3. 肝炎病毒感染

对于乙型和丙型肝炎病毒慢性感染患者,目前还没有依那西普长期安全性数据。已有观察性研究提示,依那西普应该禁用于活动性乙肝;对于非活动性HBsAg携带者以及隐匿性HBV携带者,应用依那西普之前或应用过程中,加用抗乙肝病毒治疗能有效预防和治疗HBV复制和再激活;合并HCV感染患者接受依那西普相对于HBV要安全些,而且能协同干扰素抗病毒。

建议:

（1）应用依那西普治疗前,应明确HBV和HCV的感染状态和肝功能,对于肝炎病毒携带者,还应检查外周血病毒负荷水平。

（2）依那西普禁用于急性病毒性肝炎患者。

（3）HBsAg阳性,而且乙肝病毒复制或肝功能异常(ALT或AST水平升高超过正常上限≥2倍)的患者,不宜使用依那西普。

（4）HBsAg阳性、肝功能正常但乙肝病毒复制,应用依那西普的同时应加用抗乙肝病毒治疗。

（5）HBsAg阳性、乙肝病毒无复制且肝功能正常,可以应用依那西普。

（6）依那西普用于HBsAg阳性患者时,应每1～3个月监测肝功能和外周血乙肝病毒DNA拷贝数。

4. 其他感染的防治

1）细菌感染

有报道称TNF‐α拮抗剂治疗时严重细菌性感染,发生率为0.07～0.09/患者·年,传统DMARDs对照人群的发生率为0.01～0.06/患者·年。

2）除外结核的机会性感染

TNF‐α拮抗剂可引发机会性感染,如李斯特菌病、球孢子菌病或组织胞浆菌病,但发生率极低。

对于发生严重细菌感染以及机会性感染的患者,应立即停用TNF‐α拮抗剂,在抗感染治疗成功后再继续使用。

5. 恶性肿瘤

与健康人群相比,慢性炎性疾病患者(高度活动性RA、AS)本身的淋巴瘤发病率是增加的。目前的资料显示使用TNF‐α拮抗剂的RA患者发生淋巴瘤(尤其是非霍奇金淋巴瘤)的风险比总人群增加2倍以上,这可能是由于应用这些制剂的患者病情较重、病程较长,有较高的淋巴瘤发生危险。FDA于2009年发布48例儿童和青春期前少年接受TNF‐α拮抗剂后发生淋巴瘤以及包括成人在内的 147 例白血病的分析报告。由于这些癌症相对罕见,TNF-α 拮抗剂治疗的儿童患者数量有限,以及同时使用其他免疫抑制剂(88%),目前 FDA 还不能完全确定 TNF-α 拮抗剂与肿瘤发生之间相关性的强度。

虽有针对随机对照试验患者人群的荟萃分析显示 TNF-α 拮抗剂(英夫利昔和阿达木) 治疗患者发生实体瘤的风险比大于 1,但迄今最大规模的一项前瞻性观察研究(6 604 例瑞典 RA 患者接受抗 TNF-α 治疗)以及其他大型观察研究并未证实 TNF-α 拮抗剂治疗会增加 实体瘤发生风险。最近发表的纳入 5 120 例 RA＝患者的德国生物制剂注册研究未发现 TNF-α 拮抗剂会增加有肿瘤既往史的 RA 患者($n = 122$)的肿瘤复发风险。

建议:TNF-α 拮抗剂禁用于有淋巴瘤既往史患者,有肿瘤前期病变者慎用。对于那些 有肿瘤发生高风险及有实体瘤既往史患者,在抗 TNF-α 治疗过程中,应密切监察恶性肿瘤 的相关临床征象。

6. 妊娠

目前有关妊娠安全性的研究数据很少。已有的大多数观察性数据显示 TNF-α 拮抗剂 使用者意外怀孕(多为怀孕头 3 个月)之后,应及时停药并继续妊娠,则绝大多数患者能正常 妊娠与分娩。

建议:正在使用依那西普的女性患者应避孕,也不宜哺乳。准备怀孕者,应停用依那西 普至少 5 个半衰期,即停用依那西普 15～30 天。使用依那西普过程中意外怀孕,建议立即 停止用药。

7. 心血管疾病

RA 患者本身发生心脑血管病及心血管事件死亡的相对风险就较正常人群增高。有多 项研究提示,依那西普能降低 RA 患者的心血管事件发生风险(心肌梗死、脑卒中或短暂心 肌缺血)。

建议:依那西普禁用于心功能分级Ⅲ或Ⅳ级的充血性心衰(CHF)患者。对于心功能Ⅰ 或Ⅱ级的 CHF 患者,应用依那西普之前应权衡利益与风险。

8. 血液学

有个别病例发生全血细胞减少和再生障碍性贫血的报告。建议:如出现血液系统的不 良反应,应停用依那西普,并应对其原因进行分析。

9. 自身免疫样综合征

依那西普在应用过程中可出现新发自身抗体,没有证据表明治疗过程中新发的抗核抗 体、抗 DNA 抗体或抗心磷脂抗体会增加狼疮样综合征的发生风险。依那西普发生狼疮样综 合征的病例很少,症状通常在停药 6 周至 14 个月内消失。

建议:如果在依那西普治疗过程中出现狼疮样综合征症状,应当停止使用依那西普,并 对出现的临床症状和体征进行适当的治疗。

10. 神经系统疾病

罕有报道应用依那西普发生脱髓鞘样综合征、视神经炎、横断性脊髓炎、多发性硬化症 及脑白质病变,停用依那西普后症状可改善或消失。

建议:有明确脱髓鞘样综合征或多发性硬化既往史者禁用依那西普。依那西普在使用中如出现以上神经系统不良反应,应立即停止用药并对症治疗。

11. 外科手术

在围手术前 2~4 周,应停用依那西普。术后如果没有发生感染,并伤口愈合良好,则术后可重新使用依那西普。

12. 疫苗接种

依那西普一般不影响人体产生针对流感病毒疫苗或肺炎球菌多糖疫苗的保护性抗体,但相应的抗体滴度和保护力度可能会有小幅度下降,尤其是与甲氨蝶呤联用时。

建议:对于正在接受依那西普治疗的患者,一般不建议接种疫苗。接种疫苗后如果出现原有风湿性疾病病情复发或加重,这时可以使用依那西普。如需要接种活疫苗,接种时间最好在开始依那西普治疗前的 4 周,或在停药 2~3 周之后。

小结

依那西普是一类靶向性药物,特异性拮抗 TNF-α,具有作用机制明确、临床效果明显、不良反应低等特点。但由于在我国临床应用时间不长,还需要对其疗效和安全性作长期的观察。在临床中应该结合患者的具体特点,有的放矢的应用。

(佘若男　张　利)

参 考 文 献

[1] David L Scott, Sophia Steer. NICE guidelines on anti-tumor necrosis factor therapy forRA [EB/OL]. 2009[2008-12-2]. www. nature. com/clinicalpractice/rheum.

[2] Ding T, Ledingham J. BSR and BHPR rheumatoid arthritis guidelines on safety of anti-TNF therapies [J]. Rheumatology, 2010,49(September):2217-2219.

[3] Mok C C. Management of rheumatoid arthritis: consensus recommendations from the Hong Kong Society of Rheumatology [J]. Clin Rheumatol, 2011,30(November):303-312.

[4] Fautrel B. Recommendations of the French Society for Rheumatology regarding TNF-α antagonist therapy in patients with rheumatoid arthritis [J]. Joint Bone Spine, 2007(74):627-637.

[5] Jesús Tornero Molina. Update of the Consensus Statement of the Spanish Society of Rheumatology on the management of biologic therapies in rheumatoid arthritis [J]. Reumatol Clin, 2010(6):23-36.

[6] 鲍春德,黄烽.依那西普治疗类风湿关节炎和强直性脊柱炎的专家建议[J].中华内科杂志,2010,49(6):546-549.

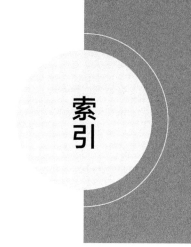

索引